STUDY

スタディ
生 化 学

渡邊敏明
編著

長井　薫・榎原周平・奥　和之・倉貫早智・小嶋文博
小林謙一・根來宗孝・宮越雄一・九十九伸一
共著
(執筆順)

建帛社
KENPAKUSHA

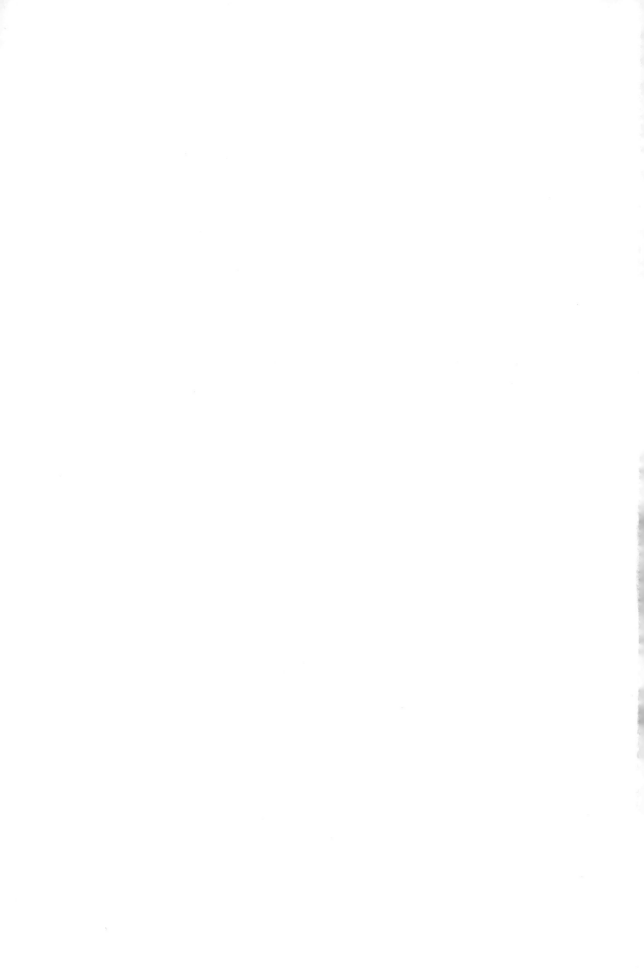

は じ め に

　生化学は，生体における基本物質の動きから，生体の構造および機能を解明し，生命現象を解明しようとする学問である。

　既刊の生化学テキストの多くは，生体の基本単位である細胞や基本物質について記述し，次にこれらがどのように生体の構造を維持しているのか，どのように代謝を調節しているか，さらに疾病や健康障害の誘発とどのようにかかわっているのか解説している。

　本書においては，学生が生化学に興味をもてることを第一に考え，新しい視点から企画を試みた。各章（講義）において，できるだけ身近な疾病や健康障害を例示して，これらの発症と生体の基本物質との関連について概説した。さらに疾患の発症にどのように生体が関わっているのか，そして基本物質の代謝にどのような変化が起きているのかなどを解説した。これらを一つずつ理解することにより，生化学の知識を少しだけ深めことができるように工夫した。

　近年，パソコンを活用することにより，図・表が簡単に作れるようになった。プレゼン用の資料も格段に進歩している。このようなことから本書では，図・表，イラストや模式化したチャートを利用して，基本物質の構造・機能や代謝のプロセスを順を追って説明した。さらに臨床的な記述を増やすことによって，生化学がすべての学問の基礎にあり，生化学を少しでも身近な学問として感じられるようにした。章末の重要項目チェックリストは，これまでに出題された管理栄養士国家試験問題の正文化を主としてまとめたものである。各章の基本的な知識のまとめとして記載した。

　本書を分担執筆していただいた各著者は，管理栄養士養成課程などにおいて長年講義を担当してこられ，生化学の教え方や学び方について熟知している。これまでの経験を基に，ご専門分野の内容をできるだけわかりやすく記述した。

　本書の対象は，管理栄養士課程の学生のみでなく，看護師をはじめとした生化学を必要としているコメディカル養成課程の学生も考慮して編集した。このため，日常生活においてときどき耳にする疾病やよく知られた健康障害などの話題を中心に記述し，あらゆる分野において生化学の知識の必要性について認識できることを期待している。生化学の講義内容は広範で多様である。現在新型コロナウイルス対応で遠隔授業が増えているが，本書はリモート学習においても30回の講義で理解できるように構成した。

　一読して生化学を理解することは難しいかもしれないが，本書を繰り返し利用し，本書が専門基礎科目のテキストとして一助となることを期待している。

　　2021年7月

編著者　　渡邊　敏明

目　　次

第13章　ビタミンの基礎　127

第14章　ビタミンの代謝と応用　144

第15章　代謝の臓器間のつながり　151

第16章　核酸の基礎と代謝　157

第17章　遺伝子の発現　167

第18章　遺伝子の応用　175

第1章 生化学とは何か

　私たちの大きな命題は，やはり健康である。健康で長生きするためにはどのようにすればよいか。第1に，細胞や組織など生体の構造（仕組み）を知ることである。これは健康を維持する方法や病気にかからない方法を見出すための手がかりとなる。例えば，体はどのような構造をしているのか，どのような物質からつくられているのかを考える必要がある。第2に，生体の機能を知ることも必要である。**体のバランス**はどのように保たれているのか，食事ができないと体はどのようになるのか，体はどうして動かすことができるのか。このような生体の構造と機能について，生体の基本物質の代謝を中心に考えていくのが生化学である。つまり，**図1-1**に示すように，生化学の知識と技術が蓄積し，生体の理解が進めば健康の維持・増進とともに，病気の発症を解明でき，疾病の診断や予防をすることが可能となる。

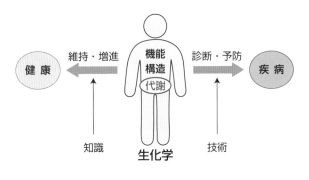

図1-1　生化学と健康

1. 生命と生化学

　生化学は，英語ではBiochemistryである。では一体何を研究しているのか。そしてどのような勉強をするのか。これまでにいわれていることをまとめると，「生命，つまり生体の基礎となっている細胞・組織の構造および機能について，最新の化学の知識と分析スキルを使って解明しようとする研究分野である」，ということができる。換言すると，**生体をつくっている基本物質**が，生体のどこに存在しているのか，どのような役割をもっているのか，どのように合成され，どのように利用され，どのように分解されているのかを解明しようとしている学問である。同義語で生物化学Biological Chemistryともいわれているように，化学や生理学の知識とスキルを使って生命現象を解析しようとする研究分野であるともいえる。

　生化学を理解するためには，関連分野である栄養学や食品学についての基礎知識も不可欠であるといえる。生化学で対象としているのは，生体をつくっている基本物質である水，糖質，タンパク質，脂質，核酸，ビタミン，ホルモンおよびミネラル（無機質）などである（p.6参照）。生体を理解するための基礎知識として，それらに加えてここでは，生体の基本構造と機能として生体膜，エネルギー産生および酵

素反応などについて**表1-1**に概要を示した。

2. 生化学の始まり―酵素の発見

　ドイツ人のノイベルグは，「生化学」という用語を提唱し，「生化学の父」とよばれている。生化学の1つの出発点は，約200年前に行われていた「発酵」と「発酵素」の研究にある。当時，シュワンらは，アルコール発酵は微生物によるものであると主張していたが，リービッヒは単純な化学反応であり，生物によるものではないと否定していた。最終的にパスツールが「酵母」を見出し，アルコール発酵は酸素のない状態でおこることを証明した。

　その後，ペイアンとペルソは，麦芽の抽出液によりデンプン粒を液状にできることを発見し，麦芽液中にある発酵素を**ジアスターゼ（アミラーゼ）**と名づけた。その後，ペプシン，トリプシン，リパーゼが発見された。発酵素は，すべての現象に対応できるように酵母の中に含まれるものとして「酵素」と名づけられ，今日に至っている。つまり，酵素の語源は，「酵母の中」にある物質という意味である。酵素は生体内での化学反応を維持・促進するタンパク質で，生体触媒といわれている。

3. 生化学の役割

　病気を引きおこす原因が病因である。病因は2つに大別することができ，体内にもっている病気にかかりやすい因子と，外から体内に侵入して病気を引きおこす因子がある。前者を内因，後者を外因とよんでいる。一般的に疾病は内因と外因の相互作用によって引きおこされると考えられている。**表1-2**に示すように，内因には素因や遺伝因子などがあり，外因としては栄養障害などがある。

3.1　内因による健康障害

　遺伝子は染色体上の塩基の配列によって規定されている。染色体は父親由来と母親由来の2本が一対となっている。このため1個体に同じ遺伝子が2個存在している。これらの遺伝子に変異があるとその個体に特有な形質（異常）を発現する。1個に遺伝子の変異によって形質に異常が現れる場合が顕性遺伝（優性遺伝），一対の遺伝子の変異によって異常が現れる場合が潜性遺伝（劣性遺伝）である。

　先天性代謝異常症は，常染色体性潜性（劣性）の遺伝子病である。この疾患は1個の遺伝子に変異があるために酵素がつくられず，代謝に障害が生じる。例えば，健常者においては，化合物Aは生体内において中間代謝物B，Cを経て，最終生成物Dに代謝される。しかし遺伝子病の患者で遺伝子*C3*に変異があると，酵素*C3*が産生されないのでCからDへの代謝が行われない。このため生体内にはdが蓄積されることになる（**図1-2**）。アミノ酸やグルコースは生体内において複雑な代謝を受けてエネルギー産生やほかの多様な生理活性物質に代謝される。

優性，劣性
　学習指導要領の改訂により優性は「顕性」に，劣性は「潜性」に表記変更された（中学校は2021年度より，高等学校は2022年度より）。

表1-1　生体の主な基本構造と機能

酵　素：酵素は，潜在酵素（体内酵素）と食物酵素（体外酵素）に大別される。潜在酵素は内部酵素ともよばれ，体内で生合成され，食物の消化・吸収に関わっている消化酵素と生体の機能を維持するために不可欠な代謝酵素に分けられる。食物酵素は食物に豊富に含まれ，食物そのものを分解する。酵素は生体内の代謝と密接に関わっており，触媒作用により活性化エネルギーを低下させ，化学反応を促進させる。これまでに約4,000種の酵素が見出されている。これらは6つのクラスに分類され，それぞれが反応特異性をもっている。生体における化学反応において酵素は重要な役割を果たしている。酵素が1つでも欠損したり，その一部が変異すると代謝のバランスが乱れる。この結果として健康障害や疾病を誘発することになる。

代　謝：酵素を触媒とした生体内での物質の化学変化を代謝という。代謝は，合成（同化）と分解（異化）に大別できる。同化とは，食物から取り込んだ簡単な構造の物質を生体に必要な物質へ合成する化学反応である。代謝により生命活動に必要なエネルギーを得ることができる。異化とは，体内にある構造が複雑な物質を簡単な物質へ分解する化学反応である。

生体膜の構造と機能：細胞は生体膜（細胞膜）で囲まれている。生体膜の構成成分はリン脂質，タンパク質，コレステロールであり，基本構造はリン脂質が二重層を形成している。リン脂質は，親水性の部分（リン酸基）と疎水性の部分（炭化水素部）からできている。疎水性の部分は生体膜の内部に収められ，極性をもつ部分は生体膜の表面に位置している。生体膜にはところどころにタンパク質やコレステロールも存在し，膜の機能のほとんどは膜タンパク質が担っている。タンパク質としては，基質に対していろいろな触媒作用をしている酵素タンパク質，栄養素の取り込み，老廃物の排出，外界からのシグナルに対する応答などの役割をしている輸送体（トランスポーター）や受容体（レセプター）などが存在している。またコレステロールも，正常な動物細胞の細胞膜に含まれており，膜の安定化に関与している。生体膜には流動性があり，生体膜中の多価不飽和脂肪酸には流動性を調節する役割がある。多価不飽和脂肪酸が多くなると膜の流動性が増す。なお，生体膜への浸透は，膜の基本構造から，水溶性物質よりも脂溶性物質のほうが容易である。

細胞小器官の種類と役割：細胞内では，細胞質ゾル（サイトゾル）の中に細胞小器官とよばれる細胞核，ミトコンドリア，小胞体，リボソーム，ゴルジ体，リソソームなどが存在し，それぞれが特徴的な機能を担っている。これらの小器官に付随して核小体や染色体が存在している。核およびミトコンドリアは，生体膜と共通の基本構造である脂質二重膜で覆われ，それぞれ遺伝情報の保存やエネルギー産生など重要な役割を果たしている。

エネルギー産生：生体において最も重要なことは，生命を維持するためにエネルギーをつくらなければならないことである。これはすべての生物において共通する。エネルギーを貯蔵し，利用するための最も効率的な物質が糖質である。動物と植物ではエネルギーの獲得方法が異なっている。植物は生産者として光エネルギーを利用して有機物を生合成できる。この有機物を利用して化学エネルギーとして利用できるシステムがつくられている。一方，動物では，有機物を摂取して，消化・吸収してそれぞれの組織においてエネルギーを獲得したり，生体物質を合成する必要がある。

エネルギーの相互変換：エネルギー代謝において，基本物質である糖質，タンパク質，脂質が中心である。これらの物質の構成単位はそれぞれ単糖，アミノ酸，脂肪酸，グリセロールである。これらが酸化的分解を受け，ピルビン酸やアセチルCoAとなり，ミトコンドリアのマトリックスにあるクエン酸回路（TCA回路）を中心に結びついている。さらにエネルギー（ATP）を取り出すために，ミトコンドリア内膜にある電子伝達系（呼吸鎖）が重要な役割を果たしている。

表1-2 病因の分類

内因	素因 遺伝	身体的特性 生物学的特性 　遺伝子：潜性（劣性）遺伝子病など 　染色体：染色体数の異常など
	内分泌異常 免疫異常 心因性疾患	内分泌腺の機能障害 免疫応答の障害 心理的要因
外因	栄養障害	五大栄養素，エネルギー，水 　欠乏症，過剰症
	物理的因子 化学的因子 生物的因子 その他	温熱因子など 化学物質など 病原微生物，感染症 医原病，公害病

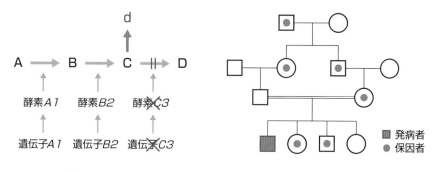

図1-2 遺伝子の発現と化学反応　　図1-3 近親婚における常染色体
遺伝様式（潜性遺伝子病）

　フェニルケトン尿症は先天性のアミノ酸代謝異常症である。必須アミノ酸である
フェニルアラニンの代謝異常によって，精神発達が阻害される疾患である。フェニ
ルアラニン水酸化酵素を欠失しているため，フェニルアラニンからチロシンへの代
謝が行われず，体内にフェニルケトン体が蓄積することで知能の発達が障害され
る。**図1-3**に示したとおり，共通の祖先をもつ者同士の近親婚（いとこ婚など）に
よって発症率が高くなることが知られている。最近は新生児マススクリーニングに
よって早期に診断することができ，特殊ミルクの利用によって発症を防ぐことがで
きる。これは生化学の知識や技術によって遺伝性疾患の予防や治療が可能になった
一例である。

　尿が黒くなる。これは古くから知られている先天性代謝異常症の1つである。ア
ルカプトン尿症とよばれ，チロシンの代謝経路にある1つの酵素の活性が先天的に
低下している疾患である。このため，尿中に排泄された大量の中間代謝物であるホ
モゲンチジン酸が酸化されて黒色になる。尿だけでなく成人になると組織に黒色色
素の沈着がおこる。予防法は見出されていないが，生化学の知識によってさらなる
遺伝性疾患の解明が期待される。

3.2　外因による健康障害

　外因性の疾患として**栄養障害**がある。栄養素には五大栄養素のほかに，水を含めることがある。これらの栄養素が1つでも不足したり，過剰に摂取されると体内の代謝が乱れ，生体にそれぞれ特有の影響が現れる。典型的な例として，ビタミン欠乏症がある。

　15世紀半ばから始まったヨーロッパ人による大航海時代には，多くの船員が出血性の疾患である**壊血病**で死亡した（**図1-4**）。この当時，病気の原因はわかっていなかったが，18世紀半ばになってオレンジやレモンなどの柑橘類を食べることで壊血病を予防できることが見出された。今日，発症要因として皮膚や血管外皮などの結合組織を構成している糖タンパク質であるコラーゲンが関わっていることが明らかにされている。つまりコラーゲンの生合成にはビタミンCが不可欠で，不足するとコラーゲンが合成できない。このため，歯肉の腫れ，歯茎や粘膜からの出血など壊血病が発症する。このように生化学の知識は多くの病気の解明や予防に結びついている。

　真夏の屋外でスポーツ活動をしているときにおこる熱中症がある。通気性が悪い室内においても，高齢者が熱中症にかかることが報道されている。皮膚には汗を蒸発させたりして体温を調整する機能が備わっている。しかし，高温・高湿の環境下で水分が十分に補給されないと**脱水状態**となり，熱中症を発症する。熱中症の病態としては，熱失神，熱けいれん，熱疲労，熱射病などに分けられるが，基本的には脱水，脱塩，体温調節中枢の障害による。予防法の1つとして，電解質を含んだ水分の補給が有効である。このように，生化学における体液の組成や水分の機能についての理解が熱中症の予防につながる。

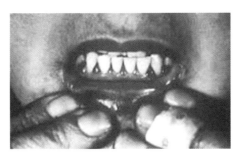

図1-4　壊血病（歯肉に充血が見られる）
（Wikipediaより）

4. 生体の構成物質

4.1　水分と電解質

　生体は多様な物質で構築されているとともに，生体内には生命活動を維持するために多種類の物質が含まれている。生体の構成物質の中で最も多く含まれているのが水である（**図1-5**）。**表1-3**に示すとおり，成人男性では体重の約60％，成人女性では約50％であるのに比べ，新生児では約75％，乳児では約70％と高くなっている。一方，高齢者では男性約50％，女性約45％と低下している。脂肪組織では，ほかの組織に比べ水分量が少ないので，体脂肪率が高い女性では低くなっている。このように生体の水分量は，性，年齢，体型（肥満度）によって異なる。

　生体に含まれる液体成分を総称して**体液**という（**表1-4**）。体液は**細胞内液**と**細胞外液**に分けることができ，水と**電解質**で組成されている。細胞内液は細胞内に含まれ細胞の機能を維持している。成人では，細胞内液は体重の約40％，細胞外液は約20％ある。つまり体液の2/3は細胞内液で，残り1/3が細胞外液である。細胞外液では，組織の間に存在する組織液が最も多く，消化液と合わせて体重の約15％を占める。このほかに血液（血漿），リンパ液，脳脊髄液が体重の約5％ある。

　体液には電解質が溶けており，細胞内では物質の合成や分解などの代謝や化学反応が行われている。また，血液などにおいては組織への必要な物質の輸送や老廃物の排泄を行っている。体液中の電解質の組成は組織によって著しく異なり，細胞内外でも異なっている。細胞内液にはK^+（カリウムイオン），Mg^{2+}（マグネシウムイオン），HPO_4^{2-}（リン酸水素イオン）が，細胞外液にはNa^+（ナトリウムイオン），Ca^{2+}（カルシウムイオン），Cl^-（塩化物イオン）が多く含まれている。

電解質
　電解質とは水の溶けている伝導性をもつミネラルイオンである。

4.2　生体を構成する基本物質

　生体をつくる元素は36種類が知られている。水，タンパク質，脂質，糖質の構成元素として，最も多いのが酸素（O）61％，次いで炭素（C）23％，水素（H）10％，窒素（N）2.6％である（**表1-5**）。これらの4元素を主要元素とよび，生体を構成する元素の約96％を占める。残りは**ミネラル**（無機質）で生体の約4％を占めている。生体を構成する生体高分子としては糖質，タンパク質，脂質，核酸がある。これらの構成要素は，単糖，アミノ酸，グリセロール，脂肪酸，ヌクレオチドであり，水素，酸素，炭素，窒素，リン（P），硫黄（S）の6元素からできている。

　生体は，糖質，タンパク質，脂質，核酸，ビタミン，ホルモンなどの生体高分子およびミネラルといった基本物質から構成される。**表1-6**，**表1-7**に生体の基本物質の特徴および役割を示す。基本物質のうち食物として摂取しなければならない化学物質が栄養素で，ヒトでは，エネルギー源として重要な糖質，タンパク質，脂質を三大栄養素，これにミネラルとビタミンを加えて五大栄養素とよんでいる（**図1-6**）。

生体内のミネラル
　カルシウム，リン，硫黄，カリウム，ナトリウムの順に多い。

表1-3　生体の水分量

体重に対する割合（％）

ライフステージ		水分量
胎　児		90
新生児		75
乳　児		70
幼　児		65
成　人	男性	60
	女性	50
高齢者	男性	50
	女性	45

表1-4　人体の構成成分

体重に対する割合（％）

成　分	乳児	成　人		高齢者
		男性	女性	
脂　質	15	15	25	30
タンパク質	11	17	15	12
ミネラル（無機質）	4	6	4	5
体　液	70	62	56	53
細胞内液	40	42	37	33
細胞外液	30	20	19	20
（組織液，消化液）		(15)		
（血漿，リンパ液）		(5)		

表1-5　生体を構成している元素

分　類	元　素	元素記号	比体重(%)[1]	分　類	元　素	元素記号	比体重(%)[1]
主要元素	酸素	O	61		硫黄	S	0.2
	炭素	C	23		カリウム	K	0.2
	水素	H	10		ナトリウム	Na	0.14
	窒素	N	2.6		塩素	Cl	0.12
多量元素	カルシウム	Ca	1.4		マグネシウム	Mg	0.027
	リン	P	1.1	微量元素	ケイ素	Si	0.026

[1]体重に対する割合

（IAEA, 1972改変）

表1-6　生体を構成する基本物質の種類および機能

基本物質	構成要素	構成元素	機　能
糖質	単糖（六炭糖）	C，H，O	エネルギー源
タンパク質	アミノ酸	C，H，O，N，S	体の構成成分 エネルギー源 代謝の維持，促進
脂質	グリセロール 脂肪酸	C，H，O，P	エネルギー源 細胞の構成成分
核酸	ヌクレオチド：単糖（五炭糖） 塩基，リン酸	C，H，O，N，P	遺伝情報の保存，伝達 エネルギーの貯蔵，放出
ビタミン			代謝の補助，調節 機能の維持
ミネラル（無機質）[1]	元素		体の構成成分 代謝の補助，調節
ホルモン	ペプチド・タンパク質 アミノ酸誘導体 ステロイド		恒常性の維持

[1]食事摂取基準が策定されているミネラル

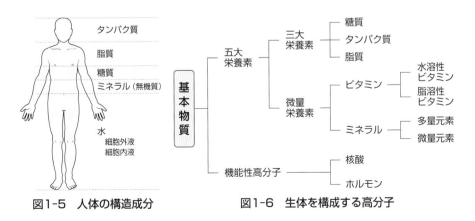

図1-5　人体の構造成分　　　　図1-6　生体を構成する高分子

表1-7　生体の基本物質の特徴と役割

糖　質：糖質は食物繊維と合わせて炭水化物と総称される。植物ではデンプンやセルロースとして含まれている。動物では筋肉や肝臓にグリコーゲンあるいは血液にグルコース（血糖）として存在し，エネルギー代謝において重要な役割を担っている。糖質の構成単位は単糖（六炭糖）である。ミトコンドリアで行われる好気的解糖では，最終的にグルコースを二酸化炭素と水に分解する異化である。

タンパク質：タンパク質は体の約15％を占める重要な物質である。筋肉や組織の構造および代謝における酵素やホルモンとして重要な役割を果たしている。エネルギー源として不可欠な栄養素である。タンパク質の構成単位はアミノ酸である。タンパク質は約10万個がデータバンクに登録されている。生体のタンパク質は20種類のアミノ酸によって構成されている。このうち11種類のアミノ酸は，ほかのアミノ酸や中間代謝物から生合成することができるが，残り9種類のアミノ酸は必須アミノ酸とよばれ食物から摂取する必要がある。必須アミノ酸は，1つでも不足すると正常な機能や発育を保つことができない。動物性タンパク質と植物性タンパク質では栄養バランス，つまりアミノ酸スコアが異なっている。動物性タンパク質は9種類の必須アミノ酸を含み，体内の吸収率は97％である。一方，植物性タンパク質では一部のアミノ酸が不足しているものがあり，体内の吸収率は84％である。

脂　質：脂質とは，水にはほとんど溶けないが，有機溶媒に可溶な有機化合物である。効率のよいエネルギー源として体内に貯蔵されている。脂質は構成成分から単純脂質，複合脂質，誘導脂質に分けられる。単純脂質である中性脂肪（トリアシルグリセロール）は，1分子のグリセロールと3分子の長鎖脂肪酸のエステルである。血液中ではタンパク質と結合して複合脂質を形成して移動する。ステロイド骨格をもつ脂質をステロイドとよぶ。胆汁酸，ステロイドホルモンやプロビタミンDはステロイドからの誘導脂質である。

核　酸：核酸は，単糖（五炭糖），リン酸および塩基からなるヌクレオチドである。糖にはリボースとデオキシリボースの2種類があり，それぞれリボ核酸（RNA）およびデオキシリボ核酸（DNA）を構成している。塩基には，プリン塩基とピリミジン塩基の2種類があり，プリン塩基にはアデニン，グアニン，ピリミジン塩基にはウラシル，シトシン，チミンがある。DNAは，核内にある巨大高分子であり，2本のポリヌクレオチド鎖が反対方向に向かい合って塩基同士が水素結合し，二重らせん構造をなしている。遺伝情報の保存や複製に不可欠である。RNAは一本鎖の核酸で，mRNA（メッセンジャーRNA，伝令RNA），rRNA（リボソームRNA），tRNA（トランスファーRNA，転移RNA）などがあり，遺伝情報の転写や伝達などの役割を担っている。

ビタミン：ビタミンは，必要量は微量であるが，正常な代謝を維持するために不可欠な有機化合物である。体内で生合成することができないため，食物から摂取しなければならない。脂溶性ビタミン4種類と水溶性ビタミン9種類に分けられる。脂溶性ビタミンはそれぞれが固有の機能をもっているが，水溶性ビタミンは補酵素として代謝の維持に不可欠である。このため，摂取量が不足するとそれぞれ特徴的な欠乏症がおこる。

ホルモン：ホルモンは，微量であるが不可欠な有機物である。化学構造からタンパク質（ペプチド）ホルモン，アミノ酸誘導ホルモン，ステロイドホルモンに分類される。体内で生合成され，内分泌腺から分泌され，血液によって標的細胞に運搬される。情報伝達物質として細胞間のネットワークを維持するために不可欠である。標的細胞の膜表面あるいは核内（細胞質内）にある受容体と結合して複合体を形成し，酵素の活性化や酵素タンパク質の合成を促進する。最近，血液細胞や脂肪細胞から分泌されるアディポサイトカインや分泌された局所で作用する局所ホルモン（オータコイド）が見出されている。

ミネラル：ミネラル（無機質）は，体内に体重の3～5％含まれており，多量元素と微量元素に分けられる。必要量は微量であるが，体内で合成できないので，食べ物から栄養素として摂取しなければならない。多量元素であるカルシウム，リン，硫黄，カリウム，ナトリウム，塩素，マグネシウムの7種類は，生体に多量に含まれている。これらは骨や歯の硬組織の構成成分や酵素の活性化とともに，浸透圧の調節やシグナル伝達など重要な役割を担っている。

人体は，細胞を基本単位として構成されるさまざまな組織・器官が分業することで生命を維持している。また，細胞内ではさまざまな細胞小器官が分業して機能を維持している。

1. 細　　胞

細胞は身体を構成する基本単位であり，人体は約60兆個の細胞から構成されている。細胞の基本構造は図2-1のように，身体の部位や役割によってさまざまな形態や機能を有している。組織・臓器が機能を発揮するためは，適材適所の形態や機能をもつ細胞が，ほかの細胞との結合や相互作用，細胞間の物質のやりとりを行うことが重要である。

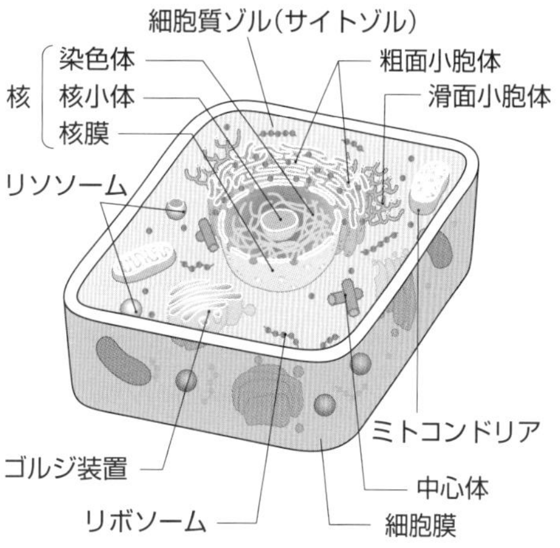

1.1 細胞小器官

細胞内ではさまざまな反応がおこって生命を維持している。それは，さまざまな機能を担う**細胞小器官**がそれぞれの役割をこなすことで達成されている。

（1）核

ヒトの細胞には核膜に包まれた核が存在する（図2-2）。**核**には遺伝子が存在している。核内では遺伝子DNAの配列情報に基づいてメッセンジャーRNA（mRNA）の生合成（転写）が行われている。また，核小体ではリボソームRNA（rRNA）の合成が行われている。核膜には多数の核膜孔が開いている。これを通して核酸等が核内に取り込まれる。また，反対にRNA等は核外へ輸送され，核外でタンパク質が合成（翻訳）される。

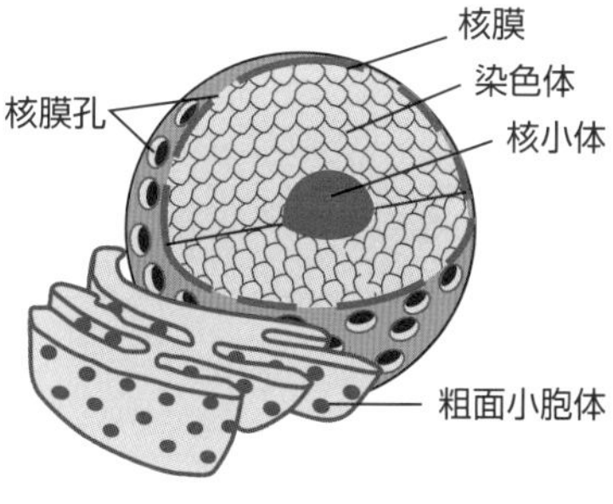

（2）リボソーム

リボソームはrRNAとタンパク質から構成され，大小2つの粒子から形成されている。核内で合成されたmRNAと結合し，mRNAの情報をもとにタンパク質の生合成（翻訳）を行う場である（図2-3）。

図2-1　一般的な動物細胞[1)]

核膜　染色体　核小体　核膜孔　粗面小胞体

細胞質ゾル（サイトゾル）　粗面小胞体　滑面小胞体　ミトコンドリア　中心体　細胞膜　リボソーム　ゴルジ装置　リソソーム　染色体　核小体　核膜　核

図2-2　細胞の核

細胞小器官
細胞膜と同構造の膜に囲まれている。

細胞
多くの生物は，核を有する真核細胞から構成される。一方，細菌類などの原核細胞は，DNAは核膜に包まれずに細胞質ゾル内に存在する。

遺伝子
DNAからなる遺伝情報が書き込まれたもの。染色体という形態で存在する。

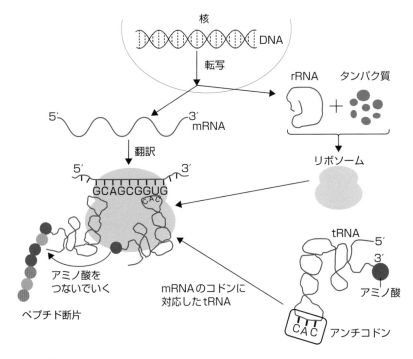

図2-3　リボソームとタンパク質の生合成

（3）小 胞 体

　小胞体は核の周囲に存在し，核膜とつながる部分があり，扁平な層が重なったような構造をしている。表面にリボソームが結合している**粗面小胞体**（そめん）と，リボソームが結合していない**滑面小胞体**（かつめん）がある。粗面小胞体の表面にリボソームが結合しているのは，表面でタンパク質の生合成（翻訳）が行われるからである。小胞体で合成されたタンパク質は，小胞体で正しい立体構造の形成がおこり，また，ポリペプチド鎖への糖鎖の付加などの修飾も行われる。その後，必要に応じてゴルジ体に輸送される。一方，滑面小胞体は，主に脂質の代謝と生合成に働いている（図2-4）。

（4）ゴルジ体

　ゴルジ体は扁平な袋状の膜構造が4～6層重なっている。小胞体から輸送されてきたタンパク質を受け取り，小胞体で付加された糖鎖の少糖部分の構造修飾が行われる。その後，必要に応じて小胞輸送によりタンパク質を細胞膜に送り，タンパク質の分泌や細胞表面での発現が行われる（図2-4）。

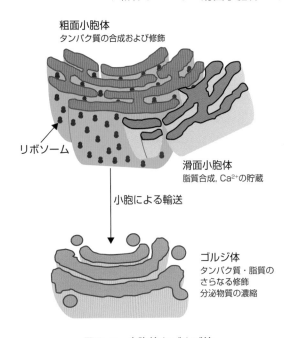

図2-4　小胞体とゴルジ体

（5）リソソーム

　膜で包まれた小さな顆粒状であり，内部は酸性である。タンパク質や脂質，炭水化物，核酸を分解する消化酵素が存在している。これらの消化酵素の作用により，細胞内での老廃物だけではなく，細胞外から食作用で取り込んだ物質の分解にも働いている。分解により生じた物質は，細胞内で再利用されたり，細胞から排出されたりする。

（6）ミトコンドリア

　内外二重の膜によって形成されている楕円状で，主に細胞内でエネルギーをつくる役割を担っている。内膜は**クリステ**とよばれるひだ状の構造を形成することで表面積を大きくしている。内膜の内側は**マトリックス**とよばれ，ここでクエン酸回路（TCA回路）などの代謝が行われている。内膜には電子伝達系複合体やATP（アデノシン三リン酸）合成酵素が存在し，ここでATPの産生が行われている（図2-5）。

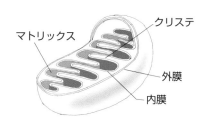

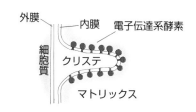

図2-5　ミトコンドリア[2]

　ミトコンドリアは，独自のミトコンドリアDNA（mtDNA）をもち，ミトコンドリアのタンパク質の一部を合成している。mtDNAは環状で核タンパク質であるヒストンと結合していない。ミトコンドリアが分裂する際にmtDNAは複製される。また，細胞（宿主）と共生関係にあり，細胞のエネルギーを産生するとともに，細胞内でのみ増殖している。

（7）中　心　体

　チューブリンが重合することで構成されている。細胞分裂時に染色体の分配に働く。

ミトコンドリア病
　ミトコンドリアの機能が低下することによって，エネルギーを多く必要とする脳や筋肉などに起こる多様な症状。脳卒中様発作症候群（メラス），リー脳症など。

1.2　細胞骨格

　細胞はリン脂質二重層の膜に覆われたものなので，何も力がかからなければ球状になる。しかし，実際には細胞は，そのそれぞれの機能を発揮するためにさまざま

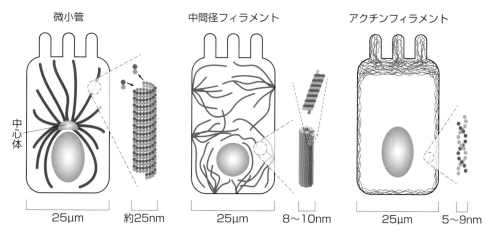

図2-6　細胞骨格

な形状をとっている。このような細胞形態の形成には細胞骨格タンパク質が重要である。主な細胞骨格タンパク質には以下のようなものがある（**図2-6**）。

（1）微　小　管

　構成タンパク質はチューブリンである。チューブリンが重合して直径約25 nmの管状の繊維を形成する。細胞分裂時には核分裂時の紡錘糸として働き，細胞内の物質輸送時にはレールとしても機能する。

（2）中間径フィラメント

　線維状タンパク質が直径8〜10 nm程度のロープのようになった構造をしている。構成タンパク質は，ケラチン，ビメンチン，ニューロフィラメントなど組織に特有のタンパク質である。

（3）アクチンフィラメント

　球状のアクチンが結合した繊維2本が撚り合わさった直径5〜9 nm程度の繊維状構造をとっている。細胞接着や細胞の突起の形成, 細胞運動などに重要な役割を果たす。

1.3　膜　輸　送

　生体を維持するためには細胞膜を通過させる物質輸送が重要な役割を果たしている。膜輸送とは細胞膜を通った内外の物質輸送のことである。細胞膜は脂質二重層で構成されているので，通過する物質の大きさや性質から選択性がある。膜輸送は大きく分けると受動輸送と能動輸送に分けられる。

（1）受　動　輸　送

　受動輸送は，濃度勾配にしたがって膜の内外へとエネルギーを使わずに物質が輸送されることである。例えばコーヒーに入れた角砂糖が溶ける場合，濃いところから薄いところに溶けた砂糖（溶質）が分散することを拡散という（**図2-7**）。

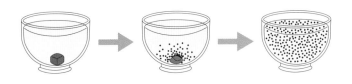

図2-7　濃度勾配による拡散

　細胞膜は，輸送の障壁となるが，脂質にも溶解する物質や通過するのに十分小さな物質などは，細胞膜を自由に通過し拡散できる。このような膜輸送を単純拡散という。膜を通過するのに十分小さくなく，脂溶性も示さない物質は，膜タンパク質の働きを介して輸送される。これを促進拡散という（**図2-8**）。

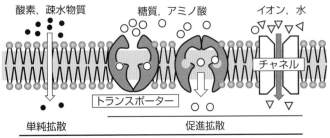

図2-8　受動輸送[3]

（2）能　動　輸　送

　能動輸送はATPのエネルギーを利用するものである。一般に濃度勾配に逆らって輸

送されるものが多い。膜タンパク質がATPの加水分解エネルギーを利用して，膜を通過させる（図2-9）。

（3）膜 動 輸 送

膜動輸送もATPの加水分解エネルギーを利用する。膜動輸送では小胞が形成され，その小胞が細胞膜に送られることで輸送される。細胞内から細胞表面に送られ，物質を細胞外へ放出する膜動輸送を**エキソサイトーシス**，細胞外の物質を細胞膜から形成される小胞に閉じ込め細胞内へ輸送する膜動輸送を**エンドサイトーシス**という（図2-10）。

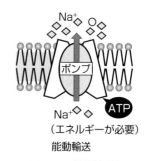

図2-9　能動輸送[3]

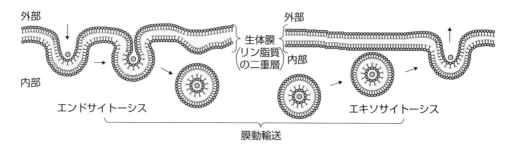

図2-10　膜動輸送（エンドサイトーシス，エキソサイトーシス）[4]

2. 人体の階層構造

人体の組織・器官のすべては細胞が集まってできている。それぞれの組織・器官には独自の役割や機能があり，細胞もそれに合わせた形態と機能をもつように分化している（図2-11）。

2.1　組　　　織

細胞が機能的に集まることで特徴のある形態をとり，何らかの役割を果たす構造を組織という。動物の組織は大きく以下の4つの基本組織に分類される。

（1）上 皮 組 織

上皮組織は，身体の表面や内腔の表面を覆う層状の組織である。上皮の一般的な役割は保護，吸収，濾過，分泌である。

（2）支 持 組 織

支持組織は，身体を支えたり，組織や器官を結合したりする組織のことであり，軟骨・骨組織と結合組織，血液，リンパを含む。

結合組織には，線維や細胞外基質などの細胞間質が豊富に存在する。代表的な線維は，コラーゲンにより形成される膠原線維である。膠原線維は白色であり，伸長性は低いが張力に対する耐性は高く，骨や軟骨などに多く含まれる。

細胞外基質は細胞外マトリックスともよばれ，コラーゲンやフィブロネクチンのようなタンパク質，ヒアルロン酸やプロテオグリカンなどの糖を含むものなどによ

コラーゲン
　タンパク質の1つで総量は全タンパク質の25%を占める。

膠原線維
　ペプチド鎖が3本集まって右巻きのらせん構造をとっている。

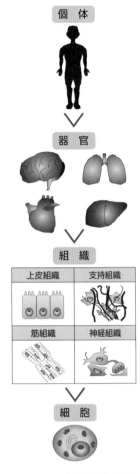

個 体

器 官

組 織

上皮組織	支持組織
筋組織	神経組織

細 胞

図2-11　身体の階層構造

り構成されている。また，上皮細胞層と間質細胞層の間に存在する，薄い層状の細胞外基質は基底膜とよばれる。

（3）筋　組　織

筋肉を形成する組織を筋組織という。筋組織は収縮することによって身体の器官を動かす役割を果たす。筋の収縮はアクチンフィラメント（アクチンを主成分とする細いフィラメント）とミオシンフィラメント（ミオシンを主成分とする太いフィラメント）がATPのエネルギーを利用しながら滑走することによりおこる。筋組織には，**骨格筋，心筋，平滑筋**の3種類がある。骨格筋は末端が骨に結合しており，主に随意運動を制御している。平滑筋は胃や腸，膀胱や子宮の壁，あるいは血管壁に分布し，器官を動かす役割を果たす。心筋は心臓にのみ存在する（図2-12）。

（4）神　経　組　織

神経組織は，情報を伝達するニューロン（神経細胞）とニューロンの支持や保護をしている**グリア**（神経膠）細胞からなる。ニューロンは，放射状に延びた樹状突起と軸索突起からなる。軸索突起にはミエリン鞘（髄鞘）に包まれているものと包まれていないものがある。ニューロンは，脳から脊髄を経由して，感覚器官，運動器官，内臓へとネットワークを形成している。神経組織は，外部からの感覚の入力，運動の制御や内臓機能の調節などさまざまな機能を制御している。（図2-13）。

2.2　器　　　官

複数種の組織が特徴的な構造で集合し，その全体として何らかの機能を担う構造のことを器官という。器官は臓器ともよばれる。また，口腔，食道から胃，腸，それに肝臓や膵臓の役割が加わって食品の摂取から消化，栄養素の吸収というような一連の機能を総合的に果たすために複数の器官が集まったものを器官系という（図2-14）。

骨格筋
組織学的には横紋筋であり，細長い筋繊維と結合組織からできている。筋繊維はそれぞれが1個の筋細胞で多数の核をもっている多核細胞である。破骨細胞も多核細胞である。

グリア（神経膠）細胞
脳に分布するグリア細胞は，アストロサイト，オリゴデンドロサイトおよびミクログリアの3種類に分類される。

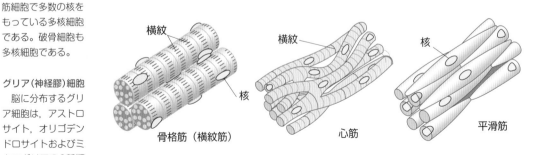

横紋　核　骨格筋（横紋筋）　横紋　心筋　核　平滑筋

図2-12　筋組織の分類[5]

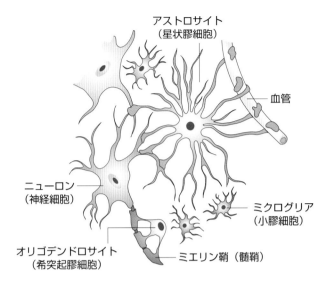

図2-13　神経組織と構成細胞[6]

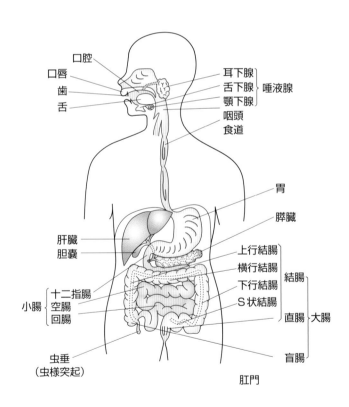

図2-14　ヒトの消化器官系[7]

引用文献

1 ）志村二三夫，石田均編著：カレント 人体の構造と機能及び疾病の成り立ち1─生化学─，建帛社，p.4, 2016
2 ）木元幸一，後藤潔，大西淳之編著：Nブックス 四訂 生化学，建帛社，p.8, 2021
3 ）岡純ほか編著：Nブックス 生化学の基礎，建帛社，p.11, 2020
4 ）前掲書3），p.12
5 ）前掲書1），p.10
6 ）前掲書1），p.11
7 ）荒木英爾，藤田守編著：Nブックス 改訂 人体の構造と機能：解剖生理学，建帛社，p.23, 2017

■ 細胞　重要項目チェックリスト

　以下の項目について，あらためて確認し，その構造，機構，作用等をまとめてみよう。

☐ 粗面小胞体では，タンパク質の合成が行われる。

☐ 滑面小胞体では，脂質の代謝が行われる。

☐ 滑面小胞体は，細胞内のカルシウムイオン濃度の調整に関わる。

☐ ゴルジ体では，タンパク質への糖鎖修飾が行われる。

☐ ゴルジ装置は，分泌タンパク質の合成を行う。

☐ ミトコンドリアの内膜は，クリステとよばれる特殊なひだ構造をしている。

☐ ミトコンドリアのクリステに電子伝達系が存在する。

☐ ミトコンドリアは，ATPの合成を行う。

☐ 細胞膜は，リン脂質の二重層を形成している。

☐ 膠原線維は，コラーゲンから構成される。

第3章 代謝の全体像（エネルギー，異化，同化）

1. 代謝とは

　糖質，脂質，タンパク質は三大栄養素といわれ，エネルギーを産生するために必要な栄養素である。これらは，消化・吸収された後，さまざまな化学反応の過程で，主にATP（アデノシン三リン酸）として，私たちが利用できるエネルギーに変換される（図3-1）。ATPは高エネルギーリン酸化合物であり，必要に応じて分解され，エネルギーが放出される。ATPは，生体成分の合成，細胞増殖，体温の維持，筋肉の運動，神経の伝達などさまざまな生命活動に利用される（図3-2）。

　生体内でおこる分解と合成の一連の反応のことを代謝という。代謝とは，エネルギーを利用可能な形に変換し，生体成分をつくり出す化学反応のことである。

2. 異化と同化

　代謝はその反応過程により大きく異化と同化に分けられる（図3-3）。異化とは，糖質，脂質，タンパク質を分解し，生体内で利用可能なエネルギーに変換する過程のことである。同化とは，異化により生成した中間代謝物とエネルギーを使って，生体に必要な物質を合成する過程のことである。

ATP（アデノシン三リン酸）
　分子内に高エネルギーリン酸結合が2個含まれている。生体におけるエネルギーの伝達体として重要な役割を果たしている。

高エネルギーリン酸化合物
　生体内で加水分解され，大きな自由エネルギーを放出する化合物。ATPやクレアチンリン酸など。

高エネルギーリン酸結合

糖（リボース）　塩基（アデニン）

AMP（アデノシン一リン酸）

ADP（アデノシン二リン酸）

ATP（アデノシン三リン酸）

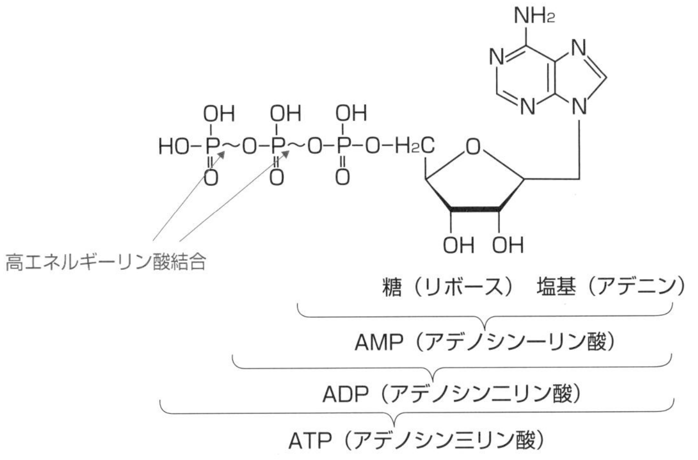

図3-1　ATPの構造

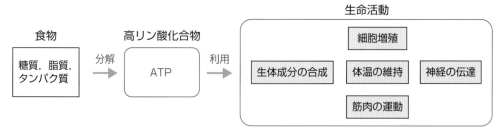

図3-2　ATPの生命活動への利用

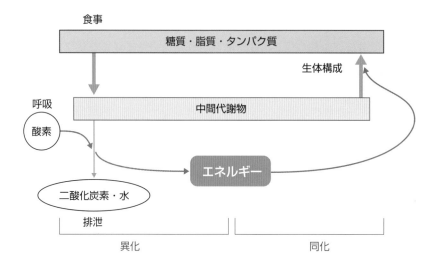

図3-3　異化と同化

3.　代謝の調節

　私たちの体は，昨日と今日で見かけ上変化がないようにみえる。しかし体内では分解（異化）と合成（同化）が常に繰り返され，体の構成成分は置き換わっている。これを代謝回転という。

　私たちの体は通常，異化と同化のバランスがとれている。しかし，同化に傾くと肥満となり，異化に傾くとやせにつながる。私たちの体はこのバランスを維持する（恒常性（ホメオスタシス））ために，ホルモンなどの調節を受けている。

恒常性（ホメオスタシス）
　生物が自己の内部環境をほぼ一定に保つ現象のこと。血糖値や体温の維持などがその例である。

■ 代謝・恒常性（ホメオスタシス） 重要項目チェックリスト

　以下の項目について，あらためて確認し，その構造，機構，作用等をまとめてみよう。

☐ ATPは，高エネルギーリン酸化合物である。

☐ ATPの産生は，グルコースの異化の過程で起こる。

☐ 代謝で大きな分子を小さな分子に変える反応は，異化という。

〈恒常性（ホメオスタシス）に関連して〉

☐ 体温調節の中枢は，視床下部にある。

☐ 血液のpHが低下すると，呼吸反応は促進される。

☐ 直腸温は，腋窩（腋下）温よりも高い。

第4章 糖質の基礎

糖質（saccharide）を多く含む食品は植物性食品に多く，米飯などのデンプン食品をはじめ，いも類，果実類や菓子類など甘味を呈する食品に代表される。また，キャベツや海藻類などはヒトの消化酵素で消化されない食物繊維を含んでいる。動物性食品の，牛乳（ラクトース），カキ，レバー（グリコーゲン）は糖質を含んでいるが，牛乳以外にはごくわずかしか含まれていない。このため糖質を供給する食品の多くは植物性食品である。日本食品標準成分表では，炭水化物のうち，ヒトの消化酵素で消化されるものを糖質として分類している（図4-1）。ヒトは，さまざまな糖を摂取し，利用している。ここでは，ヒトの消化酵素で消化・吸収される糖質を中心に示す。

炭水化物は，炭素と水分子が結合したつくりになっている

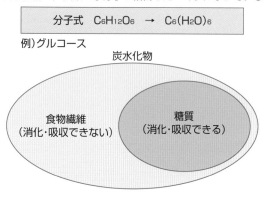

分子式 $C_6H_{12}O_6 \rightarrow C_6(H_2O)_6$

例）グルコース

図4-1　炭水化物と糖質

1. 糖質の化学

糖質とは，炭素が3個以上で，2個以上のヒドロキシ基（-OH）を含む多価アルコールで，アルデヒド基（-CHO）またはケトン基（>C＝O）をもつ化合物と，その誘導体およびそれらが重合したものの総称である。糖質の分子式は $C_m(H_2O)_n$ で表されるものが多く，炭水化物ともよばれる。単糖は官能基の違いにより，アルデヒド基をもつアルドースと，ケトン基をもつケトースに分類される。これらの官能基による還元性を示す。

炭素原子3個からなる最も簡単なアルドースはグリセルアルデヒド，ケトースはジヒドロキシアセトンであり，分子内官能基の立体的な配置構造の異なる異性体を**立体異性体**（stereoisomer）という。不斉炭素を1個もつ分子は2種類の立体異性体をもち，互いに**鏡像異性体**（enantiomer）といい，あるいは偏光性の違いをもつため**光学異性体**（optical isomer）ともよばれ，D型とL型に区別される（**図4-2**）。生体にとって

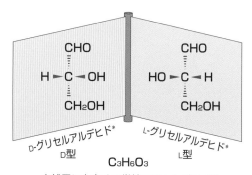

C₃H₆O₃ → $C_3H_6O_3$

自然界に存在する単糖のほとんどはD型

＊：グリセルアルデヒドは最も簡単な構造の糖質

図4-2　糖の鏡像異性体

重要な糖質はD型で，自然界ではD型がほとんどである。

2. 糖質の分類と特徴

糖質は，大きく単糖類，少糖類および多糖類に分けられる。糖質の分類と主な糖を**表4-1**に示す。

表4-1　糖質の分類

分類	小分類	主な糖
単糖	三炭糖（トリオース）	グリセルアルデヒド ジヒドロキシアセトン
	四炭糖（テトロース）	エリトロース
	五炭糖（ペントース）	リボース（Rib），キシロース（Xul），デオキシリボース（dRib）
	六炭糖（ヘキソース）	グルコース（ブドウ糖 glucose, Glc）
		ガラクトース（脳糖 galactose, Gal）
		フルクトース（果糖 fructose, Fru）
		マンノース（mannose, Man）
少糖 （オリゴ糖）	二糖	スクロース（ショ糖 sucrose, Glc-Fru）
		マルトース（麦芽糖 maltose, Glc-Glc）
		ラクトース（乳糖 lactose, Gal-Glc）
	三糖	ラフィノース（Gal-Glc-Fru）
	四糖	スタキオース（Gal-Gal-Glc-Fru）
	その他のオリゴ糖	フルクトオリゴ糖
		ガラクトオリゴ糖
多糖	単純多糖	グリコーゲン，デンプン，セルロース
	複合多糖	寒天，イヌリン，ペクチン
誘導糖質	糖アルコール	ソルビトール，キシリトール
	酸性糖	グルクロン酸（ウロン酸），ガラクツロン酸，糖酸
	アミノ糖	グルコサミン（GlcN），ガラクトサミン（GalN），アセチルグルコサミン
	デオキシ糖	デオキシリボース（dRib）

2.1 単 糖 類

（1）単糖類の種類

単糖類とは，糖質を構成する最小単位の糖である。糖を構成する炭素の数により，三炭糖（トリオース），四炭糖（テトロース），五炭糖（ペントース），六炭糖（ヘキソース）に分類される。生体成分として特に重要な単糖は五炭糖と六炭糖である。代表的な単糖類を**図4-3**に示す。D型のアルドースは五炭糖では4種類，六炭糖では8種類存在する。D-グルコースとD-ガラクトースのように，炭素1個（4番目の炭素）の立体配置のみが異なる糖同士を**エピマー**（epimer）という。

五炭糖および六炭糖は，通常直鎖構造よりも環状構造として存在しており，グルコースの場合は，C1位のアルデヒド基とC5位のヒドロキシ基が反応して**ヘミア**

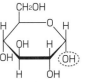

α-D-グルコース

ヘミアセタール構造
環状構造は六員環を形成し，ピラノースとよばれる。

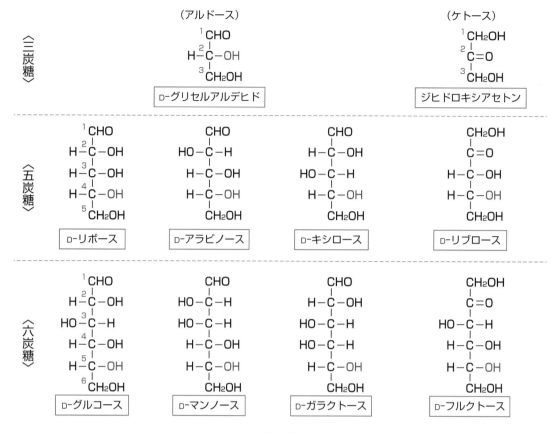

図4-3　主な単糖の構造

セタール（hemiacetal）構造を形成する。フルクトースの場合には，C2位のケトン基とC5位のヒドロキシ基が反応して**ヘミケタール**（hemiketal）構造を形成する。

ヘミアセタール，ヘミケタールのカルボニル炭素はアノマー炭素（anomeric carbon）とよばれる新しい**不斉炭素（キラル中心）**となる。そのため，環状構造の単糖はヒドロキシ基の立体配置により，αアノマー型とβアノマー型に区別される。また，これらのヒドロキシ基は還元力をもち，ほかのヒドロキシ基と区別される。グルコースは六員環のピランに似たグルコピラノースを形成しやすく，フルクトースは五員環のフランに似たフルクトフラノースを形成しやすい（**図4-4**）。

（2）単糖の誘導体

単糖類では，グルコースやガラクトースなどの六炭糖には各種の誘導体が存在する（**図4-5**）。D-グルコースのアルデヒド炭素（C1）が酸化されカルボン酸になるとD-グルコン酸となり，C6炭素のアルコールがカルボン酸になるとD-グルクロン酸となる。五炭糖のリボースのC2炭素のヒドロキシ基（-OH）が還元されるとデオキシリボース（-H）となり，デオキシリボ核酸（DNA）の構成糖質となる。糖のカルボニル基，ヒドロキシ基に還元されるとポリヒドロキシアルコールの一種の糖アルコールになる。

ヘミケタール構造
環状構造は五員環を形成し，フラノースとよばれる。

不斉炭素（キラル中心）
互いに異なる4個の原子あるいは置換基（原子団）と共有結合している炭素原子で，アスタリスク（＊）をつけて表す（C＊）。

　　CHO
H－C＊－OH
　　CH2OH

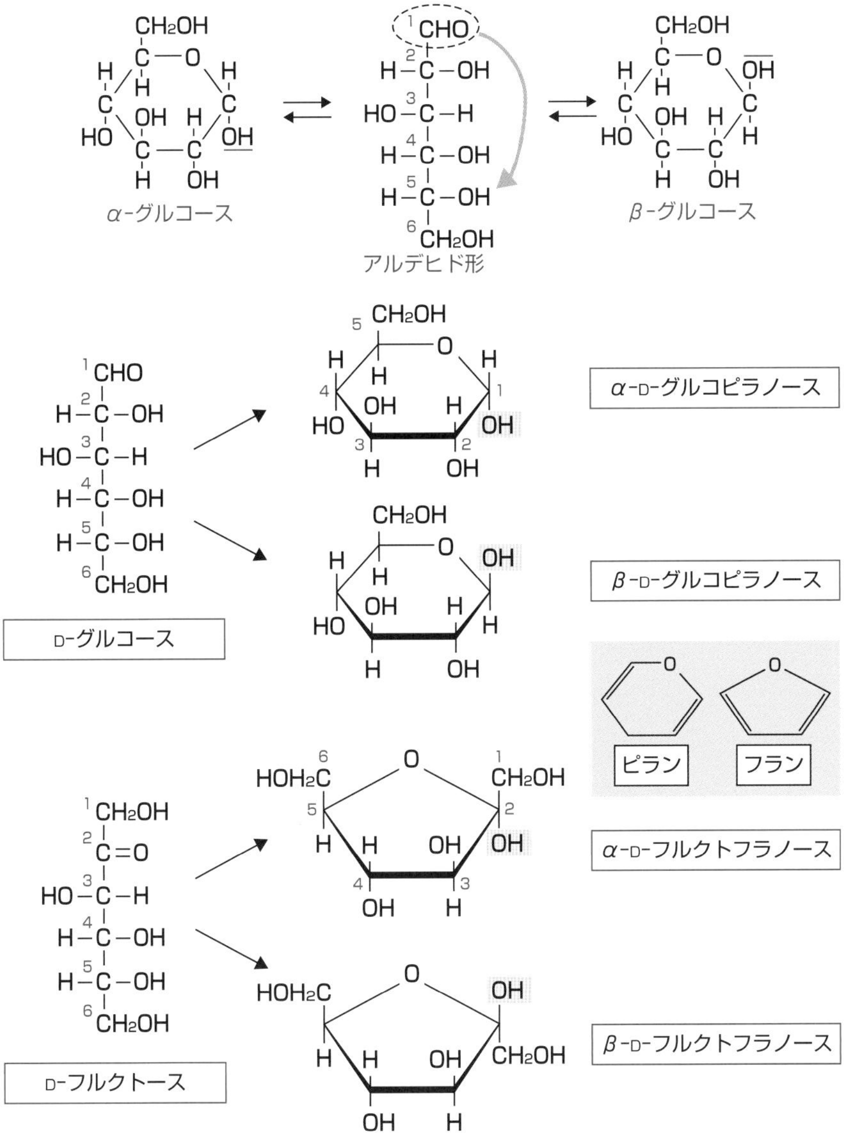

図4-4　糖の環状構造，アノマー

　グルコースやガラクトースなどの六炭糖のC2炭素のヒドロキシ基がアミノ基に置換されてグルコサミンやガラクトサミンなどのアミノ糖となる。アミノ基がさらにアセチル化されてN-アセチルグルコサミンなどになり，多糖類の構成糖となる。

2.2　少糖類（オリゴ糖）

　少糖類とは，単糖が2〜10個程度**グリコシド結合**したものである。グリコシド結合は，ヘミアセタールまたはヘミケタールのアノマー炭素のヒドロキシ基と別の糖のヒドロキシ基が脱水縮合により，炭素−酸素−炭素の形で共有結合したもので

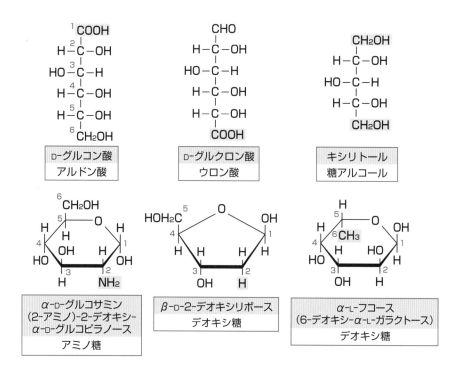

図4-5　単糖の誘導（糖の酸化・還元）

ある（O-グリコシド結合という。図4-6）。グリコシド結合には，O-グリコシド結合のほかに，ヌクレオチドのペントースのC1アノマー炭素のヒドロキシ基が核酸塩基の窒素と共有結合したものや，単糖のアノマー炭素とタンパク質のアミド基の窒素とが脱水縮合により炭素－窒素－炭素の共有結合したN-グリコシド結合がある。

代表的な二糖類には，スクロース，マルトース，イソマルトース，ラクトース，セロビオースなどがある。構造式と構成糖および結合様式を図4-7に示す。

（1）スクロース

スクロース（ショ糖）は，α-D-グルコースとβ-D-フルクトースの反応性のあるアノマー炭素同士がα-1,2グリコシド結合している非還元性糖質である。そのためスクロースは安定性があり，長期間保存しても変化しないことから，甘味料の標準物質として用いられる。スクロースを加水分解すると，D-グルコースとD-フルクトースを生じる。これを転化糖という。

（2）マルトース，イソマルトース

マルトース（麦芽糖）は，デンプンがアミラーゼにより分解されて生成する糖質で，2分子のD-グルコースがα-1,4結合した還元性二糖である。甘味度は砂糖の約60％程度である。イソマルトースは，デンプンの枝分かれ構造（α-1,6結合）と同じで，マルトースと同じ2分子のD-グルコースからなる還元性二糖である。

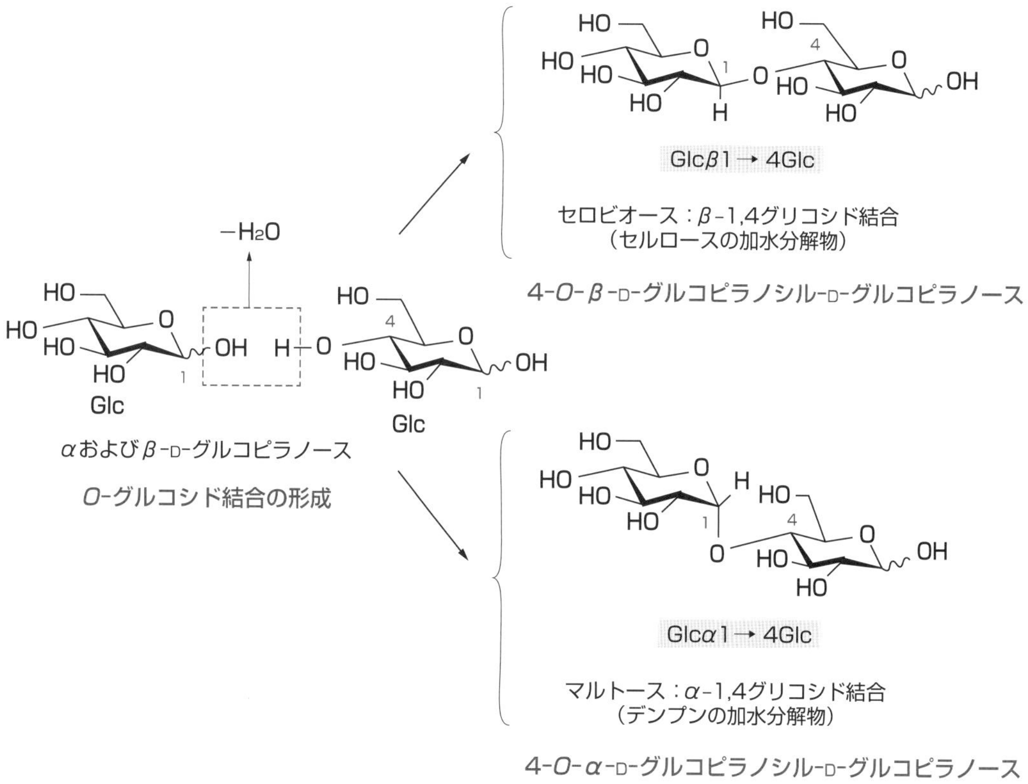

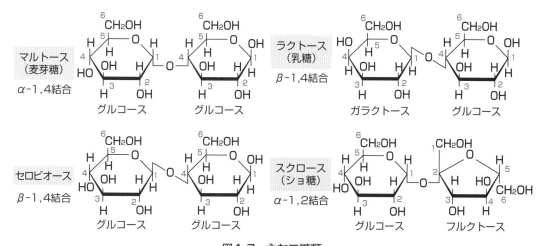

図4-6　糖の結合（グルコシド結合）と二糖類

図4-7　主な二糖類

（3）ラクトース

　ラクトース（乳糖）は，D-グルコースとD-ガラクトースがβ-1,4結合した還元
性二糖である。母乳や粉乳中に含まれる。ラクトースの生合成は，授乳中の乳腺で
ガラクトシルトランスフェラーゼとα-ラクトアルブミンの2種類の酵素により行
われる。

（4）その他のオリゴ糖

　天然に存在する三糖類のパノース（還元性），ラフィノース（非還元性），ケストース（非還元性），四糖類のスタキオース（非還元性），ニストース（非還元性）などがある。また。フラクトオリゴ糖やガラクトオリゴ糖，キシロオリゴ糖などが生物工学的に開発され，消化酵素では消化されず，大腸でビフィズス菌を増殖させるなど**プレバイオティクス**として働くオリゴ糖もある。

2.3　多　糖　類

　多糖類とは，単糖類が多数グリコシド結合したものであり，同一種類の単糖のみで構成されたホモ多糖（ホモグリカン，単純多糖）と2種類以上の単糖類，あるいはその誘導体から構成されているヘテロ多糖（ヘテログリカン，複合多糖）からなる。

（1）デンプン，グリコーゲン

　グルコースのみから構成されるホモ多糖として，植物性多糖の**デンプン**，セルロースと動物性多糖の**グリコーゲン**がある（**図4-8**）。デンプンやグリコーゲンは直鎖構造のα-1,4グリコシド結合と，所々に分岐（分枝）構造のあるα-1,6グリコシド結合からなる。いずれも貯蔵糖質として機能する。デンプンのうち，ほぼ直鎖構造のみのアミロースと分岐構造をもつアミロペクチンが存在する。グリコーゲンはアミロペクチンより分岐構造が多く（約25残基に10残基），網目構造をとる。

（2）セルロース

　植物の主要な構成多糖である**セルロース**は，グルコースがβ-1,4グリコシド結合した構造であり，ヒトの消化酵素では消化されない。

（3）キ　チ　ン

　キチン（chitin）はN-アセチルグルコサミンがβ-1,4グリコシド結合した直鎖の

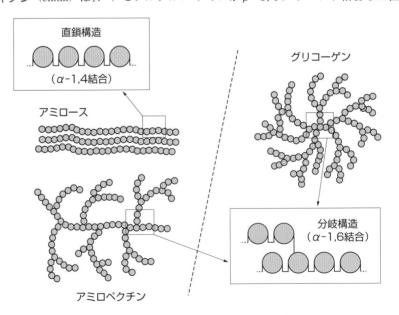

図4-8　デンプンおよびグリコーゲン

プレバイオティクス
　大腸に共生する有益な細菌の選択的な栄養源となり，それらの増殖を促進し，腸内細菌叢の健康的なバランスを改善し，維持する食品成分。食物繊維，オリゴ糖，レジスタントスターチなど（Gibsonの提唱）。

レジスタントスターチ
　アミラーゼによって加水分解されにくいデンプンをレジスタントスターチ（難消化性デンプン）とよんでいる。食物繊維と似た生理機能をもつ。

プロバイオティクス
　腸内細菌叢のバランスを改善することによりヒトに有益な作用をもたらす生きた微生物。ビフィズス菌，乳酸菌，納豆菌など（Fullerの定義）。

ホモ多糖であり，セルロースと同様ヒトの消化酵素では消化されない。またキチンは，各分子が水素結合して安定な構造をとるため，機械的に強く，昆虫，カニ，エビなどの無脊椎動物の外骨格の構成多糖である。

（4）ペクチン

　ペクチンは，細胞壁の構成成分の1つであり，果実や野菜に含まれる。ヘテロ多糖類の1つでD-ガラクツロン酸とメチルエステル化D-ガラクツロン酸から構成され，これらがα-1,4グリコシド結合で直鎖状に結合したものである（図4-9）。ヒトの消化酵素では分解されない。未熟な果実に含まれる不溶性ペクチンは，果実が熟成するにつれ水溶性ペクチンに変わる。水溶性ペクチンは，ゲル化する性質を利用して食品加工（ゼリー，ジャムなど）に利用されている。

（5）ヘテロ多糖

　主なヘテロ多糖を図4-10に示す。微生物や海藻類，植物の細胞壁や細胞質にはセルロースのほかに，一般的に食物繊維といわれるガラクトースとアンヒドロガラクトースが交互に連なるアガロース（中性多糖）70％とアガロペクチン（酸性多糖）30％からなるガラクタン（寒天の主成分），グルコースとマンノースからなるグルコマンナン（こんにゃくの主成分）などの多種のヘテロ多糖が存在する。細菌細胞壁には，N-アセチル-D-グルコサミンと，N-アセチルノイラミン酸がβ-1,4グリコシド結合した二糖の繰り返し構造をもつ。そのほか，アミノ糖とウロン酸からなるヘテロ多

ゲル化
　メチルエステル化の割合でゲル化の特性が異なる。メチルエステル化度が50％以上のものがHM（ハイメチルエステル化）ペクチンである。

ガラクタン
　ガラクトースが多類・多数つながった多糖類。

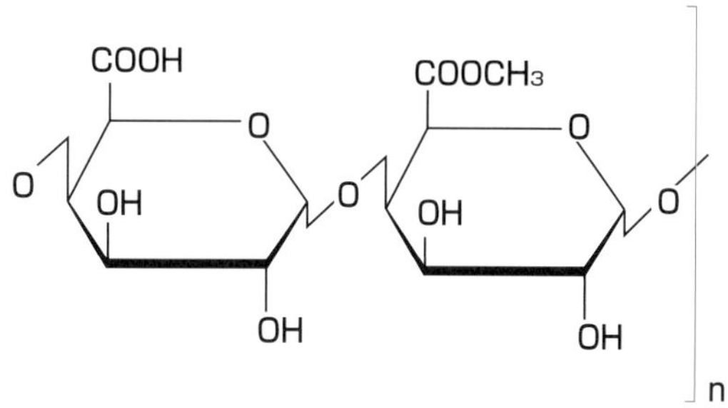

メチルエステル化D-ガラクツロン酸：6位のカルボキシ基がメチル化

図4-9　ペクチンの化学構造

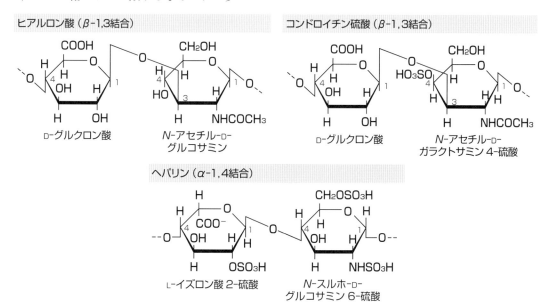

図4-10　ヘテロ多糖の種類と構造

糖として，ヒアルロン酸やコンドロイチン硫酸，ヘパリンなどの機能性多糖がある。これらは，タンパク質としてプロテオグリカンを形成している。

2.4　食物繊維

食物繊維
　近年食物繊維がもつ働きが明らかになるにつれて，第六の栄養素としてその生理学的重要性が認められている。

　繊維質とは，自然に放置しても分解されにくく，動物によっても消化されにくい成分を指す。**食物繊維**は多糖類の1つで，日本食品標準成分表では「ヒトの消化酵素で消化されない食物中の難消化性成分の総体」と定義されている。一般的な生理機能として，①水を吸収して容積が増す，②栄養成分を吸着する，③水に溶けるとゲル化する，などがある。また，④消化されにくい食物繊維は，大腸で腸内細菌によって嫌気的発酵を受け，短鎖脂肪酸が生成される。その大部分は大腸粘膜から吸収され種々の組織でエネルギー源として利用される。

　食物繊維は，その性質から**水溶性食物繊維**と**不溶性食物繊維**の2種類に大きく分けられる。

（1）水溶性食物繊維

　水溶性食物繊維（**表4-2**）の一般的特徴としては，水分保持能が強く粘り気がある。小腸でゆっくりと移動するため，栄養素の消化・吸収を抑えて遅らせる。このため血糖値の上昇抑制効果がある。また，水溶性食物繊維には吸着性があり，コレステロール，胆汁酸や有害物質を吸着して体外へ運び出す。このほか腸内細菌叢の改善効果（**プレバイオティクス**）や大腸がんの発生抑制効果が知られている。

表4-2　水溶性食物繊維

種　類	構成成分	結合様式	主な食品	その他
ペクチン	(D-ガラクツロン酸) n	α-1,4	果実類，いも類，野菜類	カルボキシ基の一部がメチルエステル化
アルギン酸	(β-D-マンヌロン酸 + α-L-グルロン酸) n	β-1,4 α-1,4	褐藻類	
ガム質	(ガラクトース+マンノース) n		麦類，豆類（グアーの種子）	グアーガム　粘質物，分泌物
グルコマンナン	(グルコース+マンノース) n	β-1,4	コンニャク	グルコース：マンノース=2：3直鎖状

（2）不溶性食物繊維

　不溶性食物繊維（**表4-3**）の特徴としては，水に溶けずに水分を吸収して，容積を増加させることによって腸の動きを刺激し，排便を促進する。つまり腸の蠕動運動を盛んにし，消化管の通過時間を短縮する。さらに，乳酸菌やビフィズス菌などを増やしておなかの調子を整える。

表4-3　不溶性食物繊維

種　類	構成成分	結合様式	主な食品	その他
セルロース	（グルコース）n	β-1,4	穀類，豆類	細胞壁構成成分
ヘミセルロース			穀類，豆類	細胞壁構成成分
リグニン	フェノール性化合物		穀類，豆類，野菜類，ココア	細胞壁構成成分
キチン	アセチルグルコサミン	β-1,4	甲殻類	
ペクチン※（不溶性）	（D-ガラクツロン酸）n	α-1,4	果実類，野菜類	カルボキシ基の一部がメチルエステル化
寒天	（β-D-ガラクトース＋3,6アンヒドロα-L-ガラクトース）n	β-1,4＋α-1,3	紅藻類	アガロース：アガロペクチン＝7：3

※果実や野菜が未熟なときはエステル化が高く不溶性であるが，熟するに従い，エステル結合が一部切れてカルボキシ基が生じて水溶性となり組織が柔らかくなる。

2.5　複合糖質

　オリゴ糖ならびに多糖は，貯蔵糖質，構造糖質に加えて，多くの情報を伝える情報糖質としても機能している。これらはタンパク質や脂質と結合して生体活性を有しており，**複合糖質**とよばれる。複合糖質には，糖タンパク質，プロテオグリカン，糖脂質があり，生体分子相互の認識，細胞間認識，免疫応答情報などに糖鎖部分が機能している。プロテオグリカンは，複数の硫酸化グリコサミノグリカンが1本のコアタンパク質に共有結合している膜タンパク質や分泌タンパク質で，高分子の細胞外マトリックスの主成分である。

第 5 章

糖質の代謝と応用

　ヒトはエネルギーの約60％を糖質から得ており，その大部分はデンプンに依存している。体内に取り込まれた糖質は，細胞内で酸化分解され，生命活動に必要なエネルギーに変換される。特に脳や神経細胞，赤血球は，通常グルコースのみを利用する。一方，血糖値を一定に保つために，グルコースの重合体であるグリコーゲンを肝臓や筋肉に貯蔵し，さらに，過剰なグルコースを肝臓などで中性脂肪に変換して貯蔵する。グルコースは，核酸の生合成に必要なリボースの生成や，脂肪酸合成に必要なNADPH（還元型ニコチンアミドアデニンジオヌクレオチドリン酸）など，細胞の構成要素の生成にも利用される。糖質代謝は，脂質代謝やアミノ酸代謝とともにヌクレオチド代謝にも密接に関連する。

1. 糖質の消化と吸収

1.1 糖質の消化

　ヒトが食物として摂取する主なる糖質は，デンプン，スクロース（ショ糖），ラクトース（乳糖）である。これらの糖質は，小腸粘膜で単糖（グルコース，フルクトース，ガラクトース）にまで加水分解されると同時に吸収され，門脈を経て肝臓に送られる。また，必要に応じて循環血に入り，各組織に運搬されて利用される。糖質の消化過程を図5-1に示す。

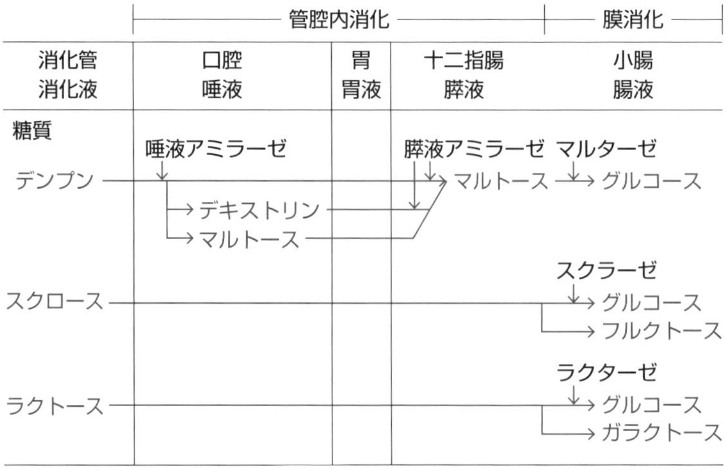

	管腔内消化			膜消化
消化管 消化液	口腔 唾液	胃 胃液	十二指腸 膵液	小腸 腸液
糖質 デンプン	唾液アミラーゼ ↓ →デキストリン →マルトース		膵液アミラーゼ ↓→マルトース	マルターゼ ↓→グルコース
スクロース				スクラーゼ ↓→グルコース →フルクトース
ラクトース				ラクターゼ ↓→グルコース →ガラクトース

図5-1　主な糖質の消化過程

　消化は，**管腔内消化**と**膜消化**に大別される。管腔内消化は，食物が口腔から大腸に到達するまでの間に，消化管内に外分泌された消化酵素により小分子に分解されることである。一方膜消化は，小腸粘膜上皮細胞の微 絨 毛膜において行われる消化の最終段階で，消化と吸収がほぼ同時に行われる。

　糖質は，食品中にデンプンやグリコーゲンなどの多糖類，スクロース，マルトース，ラクトース，トレハロースなどの二糖類，グルコースやフルクトースの単糖およびオリゴ糖として存在する。

　デンプンは，**唾液アミラーゼ**により部分的に消化されるが，大部分は膵臓から十二指腸に分泌される**膵液アミラーゼ**によってマルトースになる。マルトースは小腸粘膜上皮細胞の微絨毛膜に局在するマルターゼによりグルコースに消化され吸収される。デンプン（アミロペクチン）やグリコーゲン中の分岐構造（α-1,6 グリコシド結合）は，小腸粘膜上皮細胞の微絨毛膜に存在するイソマルターゼ（α-1,6 グリコシド結合のイソマルトースを加水分解する酵素）により消化される。スクロースは，同様に微絨毛膜に局在するスクラーゼによりグルコースとフルクトースに消化される。またラクトースは，ほかの二糖類と同様に，微絨毛膜のラクターゼによりグルコースとガラクトースに消化される。トレハロース（α-1,1 グリコシド結合）を加水分解する酵素トレハラーゼは，十二指腸，腎臓に存在する。

　デンプンやグリコーゲンを消化するアミラーゼは，α-アミラーゼ（α-1,4 グリコシド結合を加水分解するエンド型酵素），β-アミラーゼ（デンプンの非還元末端からマルトース単位でα-1,4 グリコシド結合を加水分解するエキソ型酵素，主に麦芽糖水あめなどの製造に用いられる），グルコアミラーゼ（非還元性末端からグルコース単位でα-1,4 グリコシド結合とα-1,6 グリコシド結合を加水分解するエキソ型酵素）などに分けられる。α-アミラーゼには前述した唾液アミラーゼ（S型）と膵液アミラーゼ（P型）のアイソザイム（p.124参照）があり，臨床検査項目としても使用される。

1.2　細胞内への単糖の吸収

　炭水化物は単糖に分解された後，小腸から吸収される。単糖の細胞内への吸収や移動は細胞膜上に存在する2種類の**輸送体**（輸送担体，トランスポーター）によって行われる（**図5-2**）。

　グルコースとガラクトースは，小腸上皮細胞膜のナトリウム依存性グルコース輸送体-1（sodium-dependent glucose transporter 1：ＳＧＬＴ１）によって，管腔側から細胞内へのナトリウムイオン（Na^+）の流入とともに取り込まれる（Na共輸送系）。フルクトースはナトリウム非依存性グルコース輸送体-5（glucose transporter 5：ＧＬＵＴ５）によって濃度勾配にしたがって輸送される。吸収された単糖は，GLUT2によって上皮細胞から排泄され，毛細血管に入り門脈を経て肝臓に運ばれる。血液中から細胞へのグルコースの取り込みはGLUTによって行われており，グルコースによる親和性やインスリンに対する感受性などの違いから，複数のアイソフォーム（p.124参照）が存在する（**表5-1**）。

アミラーゼのS型，P型

　アミラーゼにはS型とP型のアイソザイムが存在する。S型は唾液のほかに小腸，肝臓などに存在する。P型は膵臓にきわめて特異的に存在する（p.118，p.125参照）。

・ナトリウム依存性グルコース
　輸送担体（SGLT）
　　・・・Na共輸送系

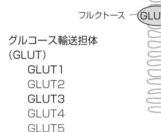

刷子縁膜

基底膜

図5-2　単糖の吸収上皮細胞内への吸収過程

グルコース輸送担体
（GLUT）
　　GLUT1
　　GLUT2
　　GLUT3
　　GLUT4
　　GLUT5
　　GLUT7

表5-1　グルコース輸送体（glucose transporter：GLUT）

GLUT1	脳の主要なトランスポーターである。腎臓や赤血球にも発現する。
GLUT2	高濃度のグルコースに対応し，インスリン非依存性で膵臓β細胞ではインスリン分泌刺激を促進する。肝臓で主要な働きをする。
GLUT3	肝臓，小腸，脂肪細胞，脳，胎盤などほぼ全身の組織に発現し，グルコースの取り込みに関与する。
GLUT4	インスリン感受性で，インスリン刺激によって，細胞質ゾルから，細胞膜へトランスロケーションして，血糖値を速やかに低下させる。脂肪組織や筋肉へのグルコースの取り込みに関与する。
GLUT5	小腸や精子に存在して，フルクトースの取り込みに関与する。
GLUT7	肝細胞のミクロソームに存在し，ミクロソーム内への糖の取り込みに関与する。

2.　糖質の代謝

2.1　糖質代謝の概略

　細胞内に取り込まれたグルコースは，ヘキソキナーゼ（肝臓ではグルコキナーゼ）の作用によってリン酸化され，グルコース6-リン酸になった後に，次の主なる経路により代謝される。

（1）解糖系とクエン酸回路（TCA回路）

　細胞の活動に必要なエネルギーをつくり出すために，グルコース（炭素数6個）は解糖系で炭素数3個のピルビン酸2分子に分解される。次いで**クエン酸回路**（TCA回路）で代謝され，電子伝達系の酸化的リン酸化により，高エネルギーリン酸化合物であるアデノシン三リン酸（ATP）を生成する。

（2）ペントースリン酸経路

　ペントースリン酸経路（ペントースリン酸回路）では，核酸の合成に必要なリボース5-リン酸と NADPHが生成する。NADPHは脂肪酸やコレステロールの生合成の際に還元型補酵素として用いられる。

（3）グリコーゲン合成

　グリコーゲンの合成では，グルコース6-リン酸にホスホグリコムターゼが作用して，グルコース1-リン酸が生成する。グルコース1-リン酸はウリジン三リン酸（UTP）と反応してウリジン二リン酸（UDP）-グルコースとなる。UDP-グルコースのグルコース残基は，グリコーゲンシンターゼによって，既存のグリコーゲン分子に1つずつ重合されて伸長する（後述）。

（4）グルクロン酸経路

　UDP-グルコースは，グルクロン酸合成にも用いられる。グルクロン酸は肝臓における有害物質の解毒に用いられる。

2.2　解　糖　系

　血液中のグルコースは血糖として肝臓や筋肉などの細胞に運ばれてグリコーゲンとして貯蔵される。酸素がある場合（好気的条件），全身の細胞に運ばれ，**解糖系**により素早く高エネルギーリン酸化合物であるATPを生成し，ピルビン酸まで分解される。しかし，激しい運動によって酸素が不足している場合（嫌気的条件）の筋肉やミトコンドリアのない赤血球では，ATPを生成するものの，ピルビン酸は乳酸まで分解される。解糖系は，細胞に取り込まれた1分子のグルコースが2分子の**ピルビン酸**または**乳酸**になるまでの経路である。

　この代謝経路は酸素を必要とせず，11段階の酵素反応（解糖系の反応。**図5-3**）はすべて細胞質ゾルで行われる。

① グルコースからグルコース6-リン酸になる反応で，ヘキソキナーゼ（肝臓ではグルコキナーゼ）の作用により，1分子のATPを使用する不可逆的反応である。

② グルコース6-リン酸が，グルコース6-リン酸イソメラーゼ（ホスホグルコースイソメラーゼ）の作用により，フルクトース6-リン酸に異性化される。

③ フルクトース6-リン酸は，ATP1分子を消費し，ホスホフルクトキナーゼの作用によって，フルクトース1,6-ビスリン酸になる。この反応も不可逆的反応である。

④ 炭素数6個のフルクトース1,6-ビスリン酸は，アルドラーゼの作用により炭素数3個のジヒドロキシアセトンリン酸とグリセルアルデヒドリン酸を生じる。

イソメラーゼ(isomerase)は，異性化酵素と訳される。

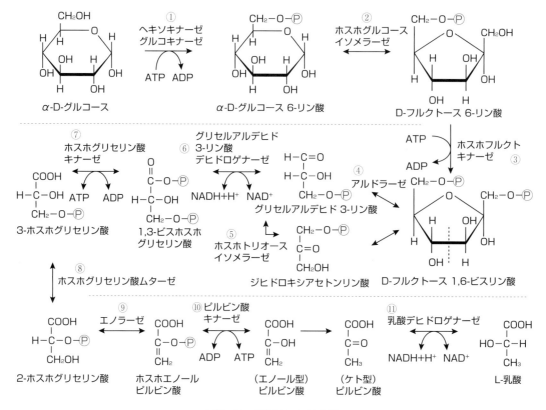

図5-3　解糖系の反応経路

⑤　ホスホトリオースイソメラーゼの異性化反応により，ジヒドロキシアセトンリン酸がグリセルアルデヒド3-リン酸に変換され，グルコース1分子から2分子のグリセルアルデヒド3-リン酸が生成する。

⑥　グリセルアルデヒド3-リン酸は，グリセルアルデヒド3-リン酸デヒドロゲナーゼの作用により，1,3-ビスホスホグリセリン酸になる。このとき，NAD^+（ニコチンアミドアデニンジヌクレオチド）は水素を受け取り，NADH（還元型ニコチンアミドアデニンジヌクレオチド）$+ H^+$（水素イオン）を生成する。このNADH $+ H^+$は，好気的条件の場合，ミトコンドリア内膜に存在する電子伝達系（呼吸鎖）に送られて，酸化的リン酸化を受ける。嫌気的条件の場合，NADH $+ H^+$は⑪の反応で使われる。

デヒドロゲナーゼ (dehydrogenase) は，脱水素酵素と訳される。

⑦　1,3-ビスホスホグリセリン酸は，3-ホスホグリセリン酸になる。このとき，ホスホグリセリン酸キナーゼによって1,3-ビスホスホグリセリン酸からはずされたリン酸基をアデノシン二リン酸（ADP）が受け取ってATPを2分子生成する（基質レベルのリン酸化）。

⑧　3-ホスホグリセリン酸は，3-ホスホグリセリン酸ムターゼにより2-ホスホグリセリン酸になる。

⑨　2-ホスホグリセリン酸は，エノラーゼの作用により，ホスホエノールピルビン酸になる。

⑩　ホスホエノールピルビン酸はピルビン酸になる。このとき，ピルビン酸キナーゼによってホスホエノールピルビン酸からはずされたリン酸基をADPが受け取ってATPを2分子生成する（基質レベルのリン酸化）。エノール型ピルビン酸から非酵素的にケト型ピルビン酸に異性化する反応は不可逆反応である。

⑪　ピルビン酸は乳酸デヒドロゲナーゼの作用により乳酸になるが，この反応は嫌気的条件でおこる。このとき，⑥で生成された$NADH + H^+$が酸化され，NAD^+が生成し解糖系が進む（NAD^+のリサイクル）。

解糖系をまとめると，

・好気的条件：グルコース──→2ピルビン酸 + 2ATP + NADH + H⁺

・嫌気的条件：グルコース──→2乳酸 + 2ATP

酸素不足の筋繊維細胞やミトコンドリアのない赤血球では，⑪の反応で生成した乳酸は肝臓に運ばれ，再びグルコースに合成される。これを**コリ回路**という。

2.3 解糖系からクエン酸回路（TCA回路）への導入

解糖系で生じたピルビン酸は，好気的条件下では，ピルビン酸 + H⁺共輸送体により，水素イオン（プロトン）とともに細胞質ゾルからミトコンドリアのマトリックス内に輸送される。ピルビン酸は以下の酸化的脱炭酸反応により酸化的に脱炭酸され，CoA-SH（補酵素A）と結合してクエン酸回路（TCA回路）導入に必要なアセチルCoAを生成する（図5-4）。このとき，CO_2が遊離する。

> CoAは，補酵素A（coenzyme A）の略号。

ピルビン酸 + NAD⁺ + CoA-SH→アセチルCoA + NADH + H⁺ + CO₂

この反応を触媒するピルビン酸デヒドロゲナーゼ複合体は，ピルビン酸デヒドロゲナーゼ，ジヒドロリポイルトランスアセチラーゼ，ジヒドロリポイルデヒドロゲナーゼの異なる3つの活性をもつ複合体である。最初に，ピルビン酸が脱炭酸されて生じたアセチル基がヒドロキシエチル基となってチアミン二リン酸（TDP：ビタミンB_1の補酵素としての代謝物）に結合する。ビタミンB_1の不足は糖代謝に支障を

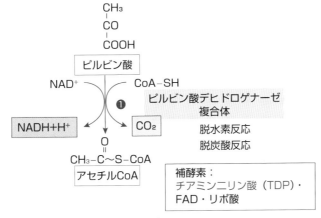

FAD：フラビンアデニンジヌクレオチド

図5-4　ピルビン酸からのアセチルCoA生成（ミトコンドリア内）

きたすことになる。この反応で生成したNADH + H⁺は，電子伝達系における
ATP合成に利用される。ピルビン酸からアセチルCoAへの変換は不可逆的反応で
ある。このため，脂肪代謝（β酸化）で生じたアセチルCoAはピルビン酸に変換さ
れないことから，糖新生に入ってグルコースを合成しない。

2.4 クエン酸回路（TCA回路）

好気的条件下，解糖系で生成したピルビン酸はミトコンドリアに入るとアセチル
CoAになり**クエン酸回路（TCA回路）**に入る（図5-5）。クエン酸回路で生成され
たNADH + H⁺とFADH₂（還元型フラビンアデニンジヌクレオチド）の還元当量は，
ミトコンドリアの内膜に存在する電子伝達系（呼吸鎖）でそれぞれ2.5分子と1.5
分子のATPを生成し，最終的に二酸化炭素と水に分解される。

解糖系で生じたピルビン酸は，好気的条件下でミトコンドリア内膜を通過して，
炭酸と水素が取られてアセチルCoAになる。このとき，1分子のNADH + H⁺を生
じ，ミトコンドリアの電子伝達系（呼吸鎖）で酸化的リン酸化によりATPを生成す
る。クエン酸回路は電子伝達系と連動して，酸素を利用してピルビン酸を最終的に
CO_2とH_2Oに分解し，ATPの合成（酸化的リン酸化）に必要なNADH + H⁺と
FADH₂を供給する。

① アセチルCoAは，クエン酸シンターゼによりオキサロ酢酸と結合してクエン
酸を生成する。

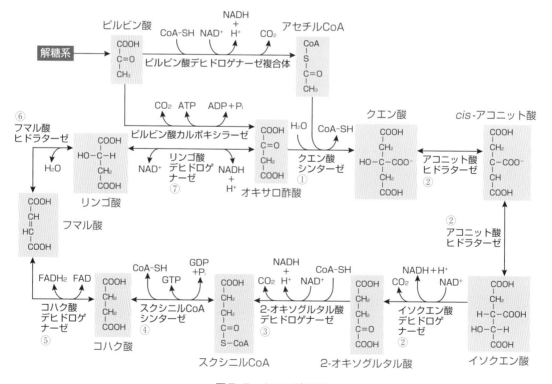

図5-5 クエン酸回路

② クエン酸は，アコニターゼ（アコニット酸ヒドラターゼ）によりイソクエン酸になる。イソクエン酸は，イソクエン酸デヒドロゲナーゼの作用により 2-オキソグルタル酸（α-ケトグルタル酸）になる。このとき CO_2 と $NADH + H^+$ を生じる。

③ 2-オキソグルタル酸は，2-オキソグルタル酸デヒドロゲナーゼ複合体の作用によりスクシニル CoA になる。このとき CO_2 と $NADH + H^+$ を生じる。

④ スクシニル CoA は，スクシニル CoA シンターゼの作用によりコハク酸になる。このとき，高エネルギーリン酸化合物であるグアノシン二リン酸（GTP）が生じ，GTP から ATP が生じる（基質レベルのリン酸化）。

⑤ コハク酸は，コハク酸デヒドロゲナーゼの作用によりフマル酸になる。このとき $FADH_2$ が生じる。

⑥ フマル酸は，フマラーゼ（フマル酸ヒドラターゼ）の作用によりリンゴ酸になる。

⑦ リンゴ酸は，リンゴ酸デヒドロゲナーゼの作用によりオキサロ酢酸になる。このとき $NADH + H^+$ を生成する。このオキサロ酢酸はクエン酸合成の材料となる。

2.5 電子伝達系（呼吸鎖）と酸化的リン酸化

好気的条件下，解糖系やクエン酸回路で生成した $NADH + H^+$ や $FADH_2$ は，ミトコンドリア内膜で**ATP**を合成する。この経路は，ミトコンドリア内膜に存在する異なったタンパク質複合体の間を，$NADH + H^+$ や $FADH_2$ の放出した電子（e^-）が伝達されていくため，**電子伝達系**とよばれる。最終的に電子（e^-）は水素イオン（H^+）や酸素と結びついて水になる。また，電子伝達系は生物が酸素呼吸を行う反応（解糖系，クエン酸回路，電子伝達系）の最終段階であり，酸素を必要とするため呼吸鎖ともよばれている。

（1） 還元当量の移動

解糖系では，2分子のグリセルアルデヒド 3-リン酸が脱水するときに2分子の $NADH + H^+$ が生成する。嫌気的条件下では，乳酸デヒドロゲナーゼの作用により2分子の $NADH + H^+$ が消費されるが，好気的条件ではミトコンドリア内に輸送されて ATP 合成に使用される。通常，$NADH + H^+$ はミトコンドリア内膜を通過できないため，シャトル機構を利用して還元当量を移動させる。その輸送には，**グリセロールリン酸シャトルとリンゴ酸-アスパラギン酸シャトルの2種類ある（図5-6）**。

（2） ATP 合成の収支

グルコースは，解糖系によりピルビン酸を生成し，好気的条件下でさらにクエン酸回路と電子伝達系で完全酸化される。このプロセスを通じて，基質レベルのリン酸化や酸化的リン酸化により ATP を生成する。電子伝達系では，$NADH+H^+$ と共役して平均3分子の ATP が，$FADH_2$ から平均2分子の ATP が合成される。さらに，解糖系で生じた還元当量の輸送の違いにより，生成する ATP 量が異なる。還元当量を輸送するシャトルは臓器ごとに異なり，リンゴ酸-アスパラギン酸シャト

実際の細胞では，ATP合成のため H^+ が消費されるため，$NADH + H^+$ 1分子あたり ATP2.5分子，$FADH_2$ 1分子あたり ATP1.5分子が合成される。

この結果，グルコース1分子あたりの ATP 生成量は肝臓などでは32分子，骨格筋などでは30分子である。

①グリセロールリン酸シャトル

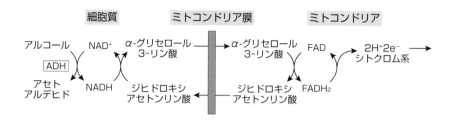

②リンゴ酸-アスパラギン酸シャトル

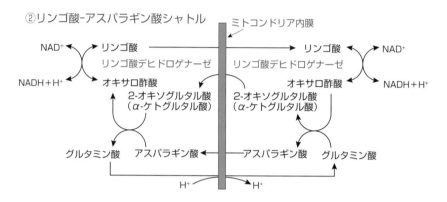

図5-6 解糖系で生成した還元当量のミトコンドリア内への移行

ルを使用する肝臓，腎臓，心臓では38分子のATPが，グリセロールリン酸シャトルを使用する骨格筋，脳では36分子のATPが生成される。

3. 糖 新 生

血糖値が低下すると，脳に深刻なダメージを与える。脳には血液脳関門があるため，脂肪酸は通過できない。このため，グルコースが重要なエネルギー源となる。肝臓に蓄積されているグリコーゲンは，食事よって十分な糖質が供給できない状況下では半日〜1日で枯渇する。このため，グルコースを供給する糖質以外の物質をグルコースに変換する**糖新生**が必要となる。糖新生に必要となる原材料には，ピルビン酸（乳酸），筋肉のタンパク質分解で生じたアミノ酸，脂肪細胞のトリアシルグリセロールの分解で生じたグリセロールなどがある。糖新生は主に肝臓で行われ，大量の高エネルギーリン酸化合物（ATPやGTP）が消費される。

3.1 糖新生の反応経路

糖新生は，解糖系のほぼ逆反応で進行する。しかし，解糖系には3か所の不可逆的反応，ホスホエノールピルビン酸からピルビン酸（ケト型）が生成する反応（図5-3⑩），フルクトース6-リン酸からフルクトース1,6-ビスリン酸を生成する反応（図5-3③），グルコースからグルコース6-リン酸を生成する反応がある（図

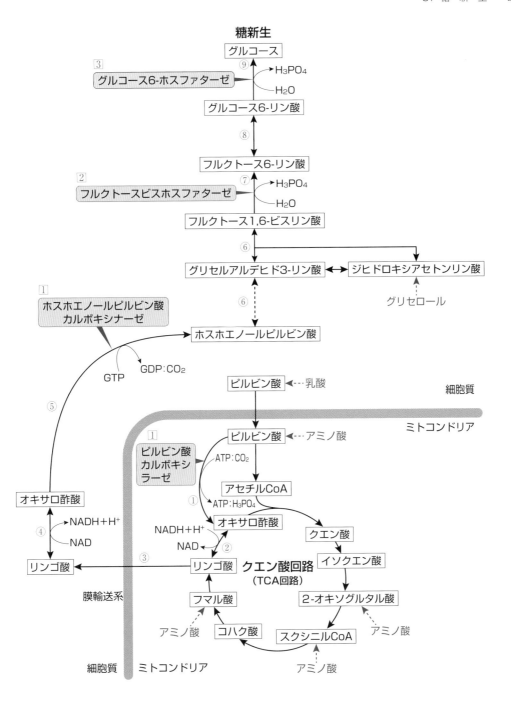

① ピルビン酸キナーゼの迂回経路
② ホスホフルクトキナーゼの迂回経路
③ ヘキソキナーゼの迂回経路

図5-7　ピルビン酸からの糖新生

5-3①）。このため，糖新生ではこの３か所の逆反応は，解糖系と異なる反応経路または異なる酵素反応により進行する（**図5-7**①②③）。

（1）ピルビン酸からホスホエノールピルビン酸の生成

　解糖系において，ホスホエノールピルビン酸からピルビン酸を生成する反応を触媒する酵素ピルビン酸キナーゼは，逆反応を触媒しない。また，この逆反応を触媒する酵素が存在しない。そのため糖新生系では，以下のようになる。

① ミトコンドリア内のピルビン酸にピルビン酸カルボキシラーゼが作用することにより，ATPを消費してCO_2を付加してオキサロ酢酸を生成する。

② オキサロ酢酸はミトコンドリア内膜を通過できないため，クエン酸回路の酵素であるリンゴ酸デヒドロゲナーゼの作用により$NADH + H^+$を消費してリンゴ酸に変換する。

③ リンゴ酸はリンゴ酸-アスパラギン酸シャトルを経由して，ミトコンドリア膜を通過し細胞質内に移行する。

④ 細胞質にでたリンゴ酸は，リンゴ酸デヒドロゲナーゼの作用により脱水素されオキサロ酢酸になる。

⑤ オキサロ酢酸は，ホスホエノールピルビン酸カルボキシキナーゼの作用により，脱炭酸とGTP消費によるリン酸化により，ホスホエノールピルビン酸になる。

⑥ 生成したホスホエノールピルビン酸は，解糖系の逆反応を経てフルクトース1,6-ビスリン酸になる。

（2）フルクトース1,6-ビスリン酸からフルクトース6-リン酸の生成

　この反応を触媒する酵素は，フルクトース1,6-ビスホスファターゼであり，⑦フルクトース1,6-ビスリン酸は加水分解され，フルクトース6-リン酸となる。⑧フルクトース6-リン酸は解糖系の逆反応によりグルコース6-リン酸になる。

（3）グルコース6-リン酸からグルコースの生成

　この反応を触媒する酵素はグルコース6-ホスファターゼであり，⑨グルコース6-リン酸を加水分解してグルコースを生成する。この酵素は肝臓，腎臓には存在するが，筋肉や脂肪には存在しない。これが，肝臓が糖新生を行う主臓器であることを示している。

3.2　糖新生の原材料

　糖新生に利用される主な材料は，以下の３つである。
① 筋肉タンパク質の分解により供給されるアミノ酸（糖原性アミノ酸）
② 脂肪細胞の中性脂肪の分解により生じたグリセロール
③ 嫌気的解糖により生じた乳酸

（1）糖原性アミノ酸

　肝臓に蓄積されていたグリコーゲンが枯渇した飢餓状態では，筋肉のタンパク質の分解で得られたアミノ酸のうち，糖に変換可能である**糖原性アミノ酸**をクエン酸

回路の後半に合流させて，ピルビン酸を合成させる。続いて細胞内では，アラニンアミノトランスフェラーゼ（ALT）の作用によりアミノ基が転移されてアラニンになる（図5-8）。アラニンは血中に放出されて，肝臓に運ばれ再びピルビン酸に変換され，糖新生の過程でグルコースになる（**グルコース-アラニン回路**，図5-8）。

（2）グリセロール

　脂肪細胞に蓄積されていた中性脂肪が，ホルモン感受性リパーゼの作用により加水分解されて生成した**グリセロール**は，グリセロールキナーゼによりグリセロール3-リン酸に変換されて利用される。しかし，脂肪細胞ではグリセロール3-リン酸は代謝されない。そのため，生成したグリセロールは血中に放出されて肝臓に運ばれ，グリセロール3-リン酸を経てジヒドロキシアセトンリン酸に代謝され，糖新生系に合流してグルコースに変換される。

（3）乳　　酸

　筋肉運動の初期や酸素の供給が不十分な激しい運動の場合，筋肉では嫌気的な解糖により大量の**乳酸**が生じる。この際，細胞内pH（水素イオン濃度指数）が低下するなどして，筋肉疲労の原因となる。また，ミトコンドリアをもたない赤血球や，嫌気的な条件下にある網膜細胞や骨髄の髄質細胞では，クエン酸回路が十分に機能しないため，産生された乳酸は血中に放出される。血中に多量の乳酸が存在すると血液中のpHが低下する場合がある（乳酸アシドーシス）。血中に放出された乳酸は肝臓に運ばれて，乳酸デヒドロゲナーゼによりピルビン酸に変換されたのち，糖新生によってグルコースとなり，筋肉運動などに供給される。この一連の反応を**コリ回路**という（図5-8）。

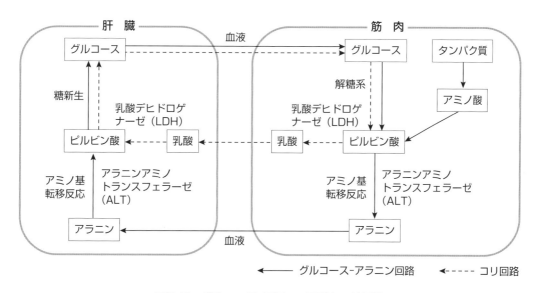

図5-8　グルコース-アラニン回路とコリ回路

4. 糖の相互変換経路（解糖系の側路）

4.1 グリコーゲンの合成と分解

グリコーゲンは脳や赤血球を除く細胞内での動物性貯蔵多糖である。特に肝臓ではその重量の約5％（約250 g），筋肉には1％（約100 g）が存在する。

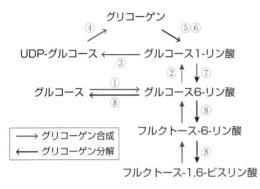

図5-9　グリコーゲンの合成と分解

（1）グリコーゲンの合成

グリコーゲンは，グルコースがグリコシド結合で重合した多糖類である。このグリコシド結合には，高エネルギーリン酸結合からのエネルギー供給が必要であり，この際ウリジン三リン酸（UTP）が利用される。**グリコーゲンの合成，鎖長の伸長は，すでに存在するグリコーゲン分子の非還元末端にグルコースが結合する。**

グルコースからのグリコーゲン合成は次のステップを経て行われる（図5-9）。

① グルコキナーゼ（ヘキソキナーゼ）の作用により　グルコースがグルコース6-リン酸に変換される。

② 細胞内での代謝のバランスにより細胞内のグルコース6-リン酸濃度が高まると，ホスホグルコムターゼの作用により，6位のリン酸基が1位に分子内転移されグルコース1-リン酸に変換される。

③ グルコース1-リン酸は，グルコース1-リン酸ウリジントランスフェラーゼの作用により，UTPがリン酸基と置換されUDP-グルコースとなる。このとき生成したピロリン酸（高エネルギーリン酸化合物）はただちに加水分解されるため，この反応の逆反応は進行しない。

④ UDP-グルコースのグルコース残基は，グリコーゲンシンターゼ（グリコーゲン合成酵素）の作用により，グルコース4残基以上のグリコーゲン（プライマーグリコーゲン）の非還元末端グルコース残基の4位にα-1,4グリコシド結合して鎖長を伸長させる。グリコーゲンシンターゼの作用により鎖長がグルコース11分子まで伸びると，アミロ1,4→1,6トランスグルコシダーゼ（分岐酵素）の作用により，直鎖（α-1,4グリコシド結合）の一部に分岐構造（α-1,6グリコシド結合）を形成し，グリコーゲンを高分子化（網目構造化）する。

（2）グリコーゲンの分解

グリコーゲンの分解は，合成と同様，非還元末端より起こる（図5-9）。

⑤ グリコーゲンホスホリラーゼの作用により，無機リン酸を利用してグリコーゲンの非還元末端のα-1,4グリコシド結合を加リン酸分解してグルコース1-リン酸を生成する。このグリコーゲンホスホリラーゼは，グリコーゲン分解の律速酵

素である。

⑥　分岐構造（α-1,6グリコシド結合）は，分岐点のグルコース4分子前まで分解
　　されると，4α-D-グルカノトランスフェラーゼ（枝切り酵素）の作用によって
　　α-1,6グリコシド結合が切断され，上記と同じ酵素によりグルコース1-リン酸
　　に切り出される。

⑦　グルコース1-リン酸は，ホスホグルコムターゼによりグルコース6-リン酸と
　　なる。

⑧　肝臓や腎臓では，グルコース6-ホスファターゼによりグルコース6-リン酸の
　　リン酸基が脱リン酸化されグルコースが生成され，血中に放出されて血糖の保持
　　に関与する。筋肉ではグルコース6-ホスファターゼが存在しないため，グルコ
　　ース6-リン酸は解糖系に入りエネルギー生成に利用される。

4.2　エネルギーを生成しない代謝経路

　　グルコースの代謝には，高エネルギーリン酸化合物であるATPを生成する解糖
系やクエン酸回路とATPを生成しないペントースリン酸経路とグルクロン酸経路
がある（図5-10）。ペントースリン酸経路は，DNAなどの核酸の構成糖質であるリ
ボース5-リン酸の供給と脂肪酸合成などに必要なNADPH＋H^+の生成のため，ま
た，グルクロン酸経路は，ステロイドホルモン，ビリルビン，薬物などの体外排泄
に必要な役割を果たすUDP-グルクロン酸の生成のための重要な代謝経路である。

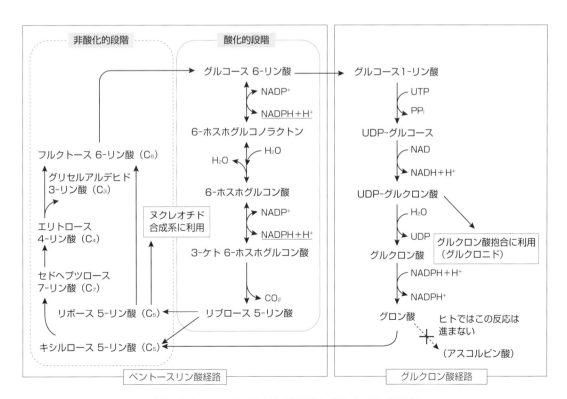

図5-10　ペントースリン酸経路とグルクロン酸経路

（1）ペントースリン酸経路（五単糖リン酸経路）

　ペントースリン酸経路は，細胞質ゾルで行われるATPを産生しないグルコースの代謝経路であり，六炭糖（ヘキソース）から五炭糖（ペントース）のリボース5-リン酸を生成する経路である。生成したリボース5-リン酸は，ヌクレオチドや核酸の合成に用いられる。また，グルコース6-リン酸からリブロース5-リン酸への反応過程で生成される$NADPH+H^+$は，脂肪酸やステロイド合成に必要な還元剤として供給される。食物中のペントースを変換して解糖系に送り込む働きも有している。ペントースリン酸経路は，肝臓，脂肪組織，副腎，赤血球，乳腺などに存在している。

（2）グルクロン酸経路

　グルクロン酸経路は，ペントースリン酸経路と同様にATPを生成しないグルコースの代謝経路であり，グルコースからグルコース1-リン酸，UDP-グルクロン酸を経て，グルクロン酸，グロン酸，キシルロース5-リン酸を生成する。この経路の主な役割は，体内の解毒機能であるグルクロン酸抱合に必要なUDP-グルクロン酸を供給することである。この経路の中間生成物であるグルクロン酸は，結合組織であるヒアルロン酸やコンドロイチン硫酸の材料となる。

　ヒト，サル，モルモット以外の動物はグロン酸からアスコルビン酸を合成することができるが，ヒト，サル，モルモットはL-グロノラクトンオキシダーゼの遺伝子が欠損しているため，アスコルビン酸（ビタミンC）が合成できない。このため，アスコルビン酸を食事から摂取する必要がある。

4.3　その他の単糖（フルクトースやガラクトース）の代謝

（1）フルクトースの代謝

　フルクトース（果糖）はさまざまな食品に含まれる単糖であり，グルコースとともにスクロースの構成糖である。フルクトースの代謝は肝臓と筋肉で異なるが，その多くは肝臓で行われる（図5-11）。肝臓では，フルクトース→フルクトース1-リン酸→ジヒドロキシアセトンリン酸→グリセルアルデヒド→グリセルアルデヒド3-リン酸→解糖系に入り代謝される。筋肉では，フルクトースはフルクトース6-リン酸に変換され解糖系に入り代謝される。

（2）ガラクトースの代謝

　ガラクトースは，母乳に含まれるラクトース（乳糖）にラクターゼが働いて生じる。小腸から吸収され，肝臓で代謝されグルコースに変換される。まずガラクトキナーゼによってリン酸化されガラクトース1-リン酸となる。ガラクトース1-リン酸は，UDP-グルコースとの転移反応によってUDP-ガラクトースとグルコース1-リン酸になる。UDP-ガラクトースはエピメラーゼによって異性化されUDP-グルコースとなる。UDP-グルコースは，グルコース1-リン酸およびグルコース6-リン酸を経て解糖経路に入る（図5-11）。

　ラクトースの合成は哺乳類の乳腺の腺細胞で行われる。グルコース1-リン酸か

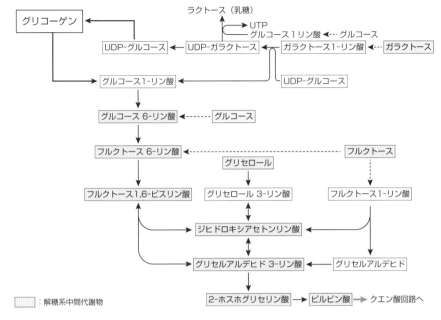

図5-11　単糖の代謝

ら生じたUDP-グルコースがエピメラーゼの作用により，UDP-ガラクトースに変換される。UDP-ガラクトースにグルコース 1-リン酸が縮合してラクトースが生合成される。

5.　血糖値の調節

　ヒトの空腹時血糖値は，80～100mg/dLの範囲内で維持されている。食事摂取後30分までに血糖値は120～130mg/dLに上昇するが，3時間後には空腹時血糖値

アドレナリン（エピネフリン）
　2006年の第十五改正日本薬局方で，アドレナリンが正式名称として採用された。

表5-2　ホルモンによる肝臓での酵素活性調節　　↑：増加，亢進　↓：減少

糖質代謝酵素	ホルモン	活性	結　果	
グリコーゲンシンターゼ	インスリン	↑	グリコーゲン合成	↑
	グルカゴン，アドレナリン	↓		↓
グリコーゲンホスホリラーゼ	インスリン	↓	グリコーゲン分解	↓
	グルカゴン，アドレナリン	↑		↑
ホスホフルクトキナーゼ-1	インスリン	↑	グルコース利用	↑
	グルカゴン，アドレナリン	↓		↓
ホスホフルクトキナーゼ-2	インスリン	↑	フルクトース 2,6-ビスリン酸	↑
	グルカゴン，アドレナリン	↓		↓
フルクトース 1,6-ビスホスファターゼ	インスリン	↓	糖新生	↓
	グルカゴン，アドレナリン	↑		↑
ピルビン酸キナーゼ	インスリン	↑	グルコース利用	↑
	グルカゴン，アドレナリン	↓		↓
グルコキナーゼ	インスリン	↑	グルコース利用	↑
	グルカゴン，アドレナリン	↓	グルコース吸収	↓

にまで低下する。さらに絶食状態では，血糖値が60〜70mg/dLまで低下する。

　血糖値を一定に保つ機能として，

①　細胞内での糖代謝（グリコーゲンの合成と分解，解糖系と糖新生など）による調節

②　輸送体などを介した組織内への糖の取り込みの調節

③　代謝や輸送体の機能・調節に関するホルモンの作用

がある。血糖値に関わるホルモンとして，血糖値を低下させるホルモンがインスリンのみであるのに対し，血糖値を上げるホルモンとして，グルカゴン，アドレナリン（エピネフリン），成長ホルモン，副腎皮質刺激ホルモンなどがある（表5-2）。

6. 糖質の応用（糖代謝に関する疾病：糖尿病）

　糖尿病は，インスリン作用不足による慢性の高血糖状態を主徴とする代謝疾患群である。近年では，過食，運動不足，肥満，ストレスなど生活習慣が原因となる生活習慣病としての糖尿病が問題となっている。健常者では，空腹時の血糖値（血液中のグルコースの濃度）は110mg/dL以下であり，食事をして血糖値が上昇しても，膵臓β細胞からインスリンが分泌され2時間もすると空腹時のレベルに戻る。インスリン分泌低下あるいは**インスリン抵抗性**をきたすと，食後の血糖値が上昇し，次第に空腹時の血糖値も上昇していく。

インスリン抵抗性
インスリンの働きや効果が十分でない状態。

6.1 糖尿病の分類（表5-3）

（1）1型糖尿病

　1型糖尿病は，自己免疫異常により，インスリンを合成する膵β細胞が破壊され，インスリンが絶対的に欠乏し，高血糖になる。遺伝様式は不明だが，白血球の組織適合抗原のタイプにより発症の危険率が高まる。8〜12歳の思春期に発症が多く，最近では成人にも発症がみられる。日本の有病率は1万人に約1人である。

（2）2型糖尿病

　2型糖尿病は，糖尿病の98%以上を占め，40歳以降におこりやすいタイプである。インスリン分泌の低下あるいはインスリン抵抗性によって骨格筋などでの糖の利用が悪くなると高血糖をきたす。2型糖尿病は**多因子遺伝**で，家族性におこる。日本での患者数は急激に増加し，最近では50歳以上の人の

表5-3　糖尿病の種類と成因分類

I　1型糖尿病（膵β細胞の破壊）
A　自己免疫性
B　特発性
II　2型糖尿病（インスリン分泌低下を主体とするものとインスリン抵抗性が主体で，それにインスリンの相対的不足が伴うもの）
III　その他の特定の機序，疾患に伴うもの
A　遺伝因子として遺伝子異常が同定されたもの
1）膵β細胞機能に係る遺伝子異常
2）インスリン作用の情報伝達機構に係る遺伝子異常
B　他の疾患，条件に伴うもの
1）膵外分泌疾患
2）内分泌疾患
3）肝疾患
4）薬剤や化学物質によるもの
5）感染性
6）免疫機序による稀な疾患
7）その他の遺伝的疾患
IV　妊娠糖尿病

約10%が2型糖尿病である。

（3）その他の疾患に伴う糖尿病

　遺伝子異常が突き止められた糖尿病（MODY，ミトコンドリア糖尿病）や，糖尿病がほかの疾患や条件（内分泌疾患，膵疾患，肝疾患，ステロイド薬服用）に伴って発症することもある。内分泌疾患では，糖質ステロイドが過剰になるクッシング病やクッシング症候群，成長ホルモンが過剰になる先端巨大症，副腎髄質の腫瘍からカテコールアミンが過剰に分泌される褐色細胞腫などが代表的である。膵疾患では，アルコールの過剰摂取などで膵臓が破壊され（膵炎），インスリンの分泌が枯渇し，結果的には1型糖尿病と同じく，インスリン治療が必要になる。

（4）妊娠糖尿病（GDM）

　妊娠中には女性ホルモンなどの影響で耐糖能が悪化し，糖尿病になることがある。多くは出産後正常に戻るが，**妊娠糖尿病**になった女性は将来糖尿病を発症しやすいので，注意が必要である。

6.2　一般的な症状

　1型糖尿病と2型糖尿病の病型の特徴を**表5-4**に示した。1型糖尿病は急激に発症し，ケトアシドーシスになりやすいタイプである。一方，2型糖尿病はゆっくりと発症し，いつから糖尿病になったのかわからないこともある。高血糖による症状としては，口渇，多飲，多尿，多食，体重減少，体力低下，易疲労感，易感染などがある。ケトアシドーシスでは，著しい口渇，多尿，体重減少，倦怠感，意識障害などのほかに，消化器症状（悪心，嘔吐，腹痛）が特徴的である。高血糖高浸透圧症候群では，著しい口渇，倦怠感を訴え，著しい脱水，ショックのほか，神経症状（けいれん，躁症状，振戦など）などがみられ，最終的には昏睡をきたす。

多因子遺伝
　遺伝要因と環境要因との相互作用によって発症する疾患。2型糖尿病，高血圧，冠動脈疾患など。

耐糖能
　血糖値を正常に保つためのグルコースの処理能力のこと。インスリンの働きや分泌が悪くなると耐糖能が低下する。

表5-4　糖尿病病型の特徴

	1型糖尿病	2型糖尿病
家族歴	家系内の糖尿病は2型より少ない	家系内血縁者にしばしば糖尿病患者がいる
発症年齢	小児から思春期に多い 中高年でもみられる	40歳以上に多い，若年者増加傾向あり
発症様式	多くは急性，亜急性	緩慢，しばし無症状
肥満度	関係ない	肥満または肥満の既往が多い
膵島自己抗体	陽性率が高い	陰性
血糖値	高い，不安定	比較的安定している
ケトン体	蓄積することが多い	増加するがわずかである
ケトーシス傾向	おこりやすい	少ない
インスリン分泌能	きわめて低い	正常〜低い
治療	1. 強化インスリン療法 2. 食事療法 3. 運動療法	1. 食事療法 2. 運動療法 3. 経口薬またはインスリン療法

6.3 血糖値を反映する指標

（1）HbA1c（グリコヘモグロビン）

HbA1c（グリコヘモグロビン）は，赤血球のヘモグロビンに血液中のグルコースが結合したもので，血糖値の上昇とともに，HbA1c値も上昇する。HbA1cは，採血時から過去1〜2か月間の平均血糖値を反映し，糖尿病の診断として用いられるとともに，血糖コントロール状態の指標ともなる。耐糖能正常者のHbA1c値は4.3〜5.8％である。

（2）グリコアルブミン（GA）

グリコアルブミンは，アルブミンにグルコースが結合したもので，血糖値の上昇とともに，血中グリコアルブミン濃度も上昇する。グリコアルブミンは，採血時から過去約2週間の平均血糖値を反映するので，HbA1cより短期の血糖コントロール状態の診断として用いられる。基準値は16％未満である。

（3）1,5-アンヒドログルシトール（1,5AG）

ポリオール
多価アルコールのこと。複数のアルコール性水酸基(-OH)をもつ化合物。

1,5-アンヒドログルシトールは，構造がグルコースによく似た**ポリオール**で，尿細管での再吸収がグルコースと競合して行われる。このため血糖値が上昇してグルコースが尿中に排泄されると，1,5-アンヒドログルシトールの再吸収が抑制され，尿中排泄量が増加し，血中濃度が低下する。基準値は$14.0 \mu g/mL$以上である。

■ 糖質 重要項目チェックリスト

以下の項目について，あらためて確認し，その構造，機構，作用等をまとめてみよう。

☐ デオキシリボースは，ペントースである。
☐ ガラクトースは，六炭糖のアルドースである。
☐ デオキシリボースは，5個の炭素原子をもつ。
☐ グルコースは，アルデヒド基をもつ。
☐ リボースは，RNAの構成糖である。
☐ グリコーゲンは，分岐鎖（分枝）構造をもつ。
☐ 乳糖は，グルコースとガラクトースからなる。
☐ セルロースは，グルコースがβ-1,4結合で直線状につながったものである。
☐ 水溶性食物繊維には，血清コレステロールの低下作用がある。
☐ 不溶性食物繊維には，便量を増加させる作用がある。
☐ 肝臓のグリコーゲンは，血糖値の維持に利用される。
☐ 脂肪組織は，グルコースをトリアシルグリセロールに変換して貯蔵する。
☐ 食後には，肝臓におけるグルコースの利用が増大する。
☐ 難消化性糖質は，発酵を受けて代謝される。
☐ インスリンは，血中グルコースの脂肪組織への取り込みを促進する。
☐ グルコースの筋肉組織への取り込みは，インスリンにより促進される。
☐ 肝臓では，グルコース6-リン酸からグルコースが生成される。

- [ ] 脂肪組織では，グルコースの取り込みが促進される。
- [ ] ヘキソキナーゼは，解糖系の律速酵素である。
- [ ] ペントースリン酸回路は，リボース 5-リン酸を生成する。
- [ ] ペントースリン酸回路は，脂質合成のためのNADPHを供給する。
- [ ] ピルビン酸からアセチルCoAへの代謝において，二酸化炭素が生成する。
- [ ] 血中の乳酸は，肝臓でグルコースに変換される。
- [ ] 腎臓は，糖新生を行う。
- [ ] 乳酸は，グルコースの合成材料になる。
- [ ] 脳は，飢餓のときにケトン体を利用する。
- [ ] 肝臓では，アミノ酸からのグルコースの産生が抑制される。
- [ ] 肝臓には，グルコース 6-ホスファターゼが存在する。
- [ ] 急激な運動時には，グルコースから乳酸が生成される。
- [ ] 空腹時には，糖原性アミノ酸からグルコースが産生される。
- [ ] 赤血球では，グルコースから乳酸が生成する。
- [ ] 絶食時には，肝臓ではアミノ酸がグルコースに変換される。
- [ ] アドレナリンは，肝臓グリコーゲンの分解を促進する。
- [ ] グリコーゲンは，加リン酸分解されるとグルコース 1-リン酸を生じる。
- [ ] グリコーゲンホスホリラーゼは，グリコーゲン分解を促進する。
- [ ] グルカゴンは，肝臓のグリコーゲン分解を促進する。
- [ ] 糖新生は，インスリンによって抑制される。

第6章 脂質の基礎

1. 脂質とは

1.1 脂質の種類

脂質（lipid）は，ベンゼン，エーテル，クロロホルムなどの有機溶媒には一般に可溶であるが，水には不溶または難溶性を示す。この性質は脂質が極性をもたない長い鎖状あるいは環状の炭水化物によって構成されているためで，極性分子の溶媒である水になじみにくく，疎水性を示すからである。疎水結合により脂質分子同士が集合し合って特徴的な構造体を形成しながら，生体内ではさまざまな役割を担っている（**表6-1**）。

脂質を化学構造から大別すると，単純脂質，複合脂質，および誘導脂質に分類できる（**表6-2，図6-1**）。

極性
分子内の電荷が不均一な状態のことを表す。

表6-1　生体内での脂質の役割

貯蔵エネルギー	中性脂肪：単位重量当たりの熱量が高い（9 kcal/g） 皮下や腹腔に貯蔵され，体温の放散を防ぎ，内臓脂肪を保護する役割もある
生体膜の構成成分	脂質二重層を形成して，細胞膜などの基本構造をなす
脂質の消化・吸収促進	胆汁酸（界面活性剤として，脂質の消化を助ける）
脂質の運搬体	リポタンパク（カイロミクロン，VLDL，LDL，HDL）
恒常性の維持	ステロイドホルモン（副腎皮質ホルモン，性腺ホルモンなど）
生体調節機能	プロスタグランジン，ロイコトリエン，トロンボキサンチン
脂溶性ビタミン	ビタミンA，D，E，K

表6-2　脂質の構造上の分類

分　類	種　　類	例
単純脂質	脂肪酸（R-COOH）とアルコール（R'-OH）のエステル（R-CO-O-R'）	代表的なものは，中性脂肪（トリグリセリド）。脂肪組織にエネルギーの貯蔵体として存在
複合脂質	リン脂質と糖脂質がある。構成元素としてC,H,OのほかPやNを含む	生体膜（細胞膜，ミトコンドリア膜，核膜など）の構成成分
誘導脂質	単純脂質および複合脂質の加水分解物であって水に不溶のもの	長鎖脂肪酸（C>11）やコレステロールなど

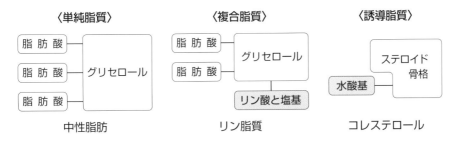

〈単純脂質〉
脂肪酸
脂肪酸
脂肪酸
グリセロール
中性脂肪
〈複合脂質〉
脂肪酸
脂肪酸
グリセロール
リン酸と塩基
リン脂質
〈誘導脂質〉
ステロイド骨格
水酸基
コレステロール

図6-1　脂質の構造

1.2 脂肪酸の特徴

脂肪酸（**図6-2**）は，長鎖の**炭化水素**の末端にカルボキシ基（-COOH）を1つもっている。炭素数は偶数個の14から20までのものが多い。炭素数の違いによって，短鎖脂肪酸（炭素数4～6），中鎖脂肪酸（炭素数8～12），これらの長鎖脂肪酸（炭素数14以上）に分類される（ただし，炭素数の区分けは諸説ある）。炭素鎖が水素で飽

炭化水素
炭化水素（アルカン）から水素を1個除いた原子団をアルキル基（-R）という。

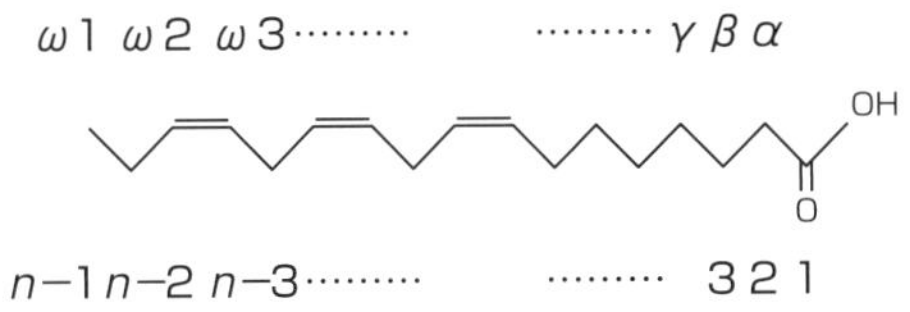
ω1 ω2 ω3………
………γ β α
OH
O
n−1 n−2 n−3………
……… 3 2 1

C_nH_mCOOH
R−COOH
$C_{18:3}$：脂肪酸の炭素数が18で，二重結合が3位に存在することを指す。

図6-2　脂肪酸の一般表記

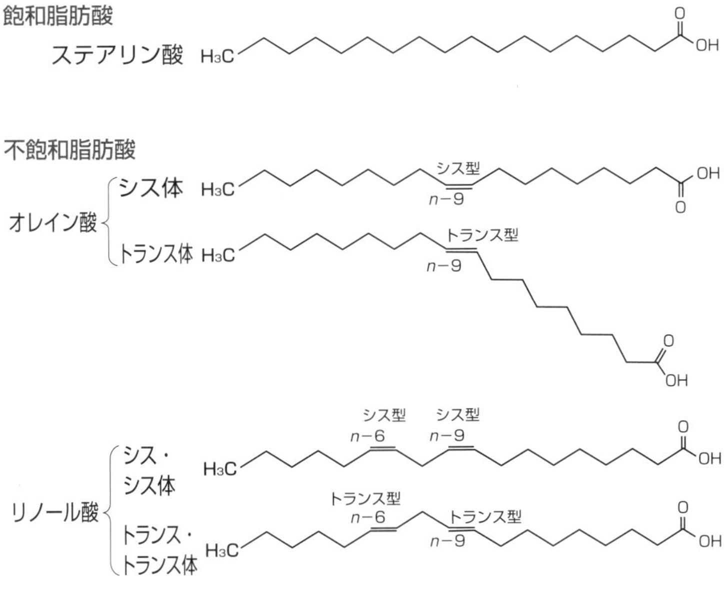
飽和脂肪酸
ステアリン酸
H₃C
O
OH
不飽和脂肪酸
オレイン酸
シス体
H₃C
シス型
n−9
OH
O
トランス体
H₃C
トランス型
n−9
O
OH
リノール酸
シス・シス体
H₃C
シス型
n−6
シス型
n−9
O
OH
トランス・トランス体
H₃C
トランス型
n−6
トランス型
n−9
O
OH

図6-3　脂肪酸の構造

表6-3　主な飽和脂肪酸，不飽和脂肪酸　　　　　　　　　　　　　　　　　　　　　　　　　〈融点(℃)〉

飽和脂肪酸	酪酸	$C_{4:0}$	短鎖脂肪酸	バターなどに少量存在	-7.9
	ヘキサン酸	$C_{6:0}$		反すう動物の微生物の発酵産物の1つ	-3.4
	オクタン酸	$C_{8:0}$	中鎖脂肪酸	バター，植物性油に少量存在	16.7
	デカン酸	$C_{10:0}$			31.6
	ラウリン酸	$C_{12:0}$		パーム核油，ヤシ油，鯨ろう，桂皮，月桂樹	44.2
	ミリスチン酸	$C_{14:0}$	長鎖脂肪酸	パーム核油，ヤシ油，テンニンカ(天人花)エキス	53.9
	パルミチン酸	$C_{16:0}$		動物や植物の脂肪に広く分布	63.1
	ステアリン酸	$C_{18:0}$			69.6
	アラキジン酸	$C_{20:0}$		落花生油	75.3
	ベヘン酸	$C_{22:0}$		各種種子	79.9
	リグノセリン酸	$C_{24:0}$		セレブロシド，落花生油	84.2
一価不飽和脂肪酸			〈系列〉		
	パルミトレイン酸	$C_{16:1}$	$n-7$	ほとんどすべての脂肪に存在	-0.5
	オレイン酸	$C_{18:1}$	$n-9$	最も一般的な脂肪酸	13.4
多価不飽和脂肪酸			〈系列〉		
	リノール酸	$C_{18:2}$	$n-6$	トウモロコシ，綿実，ダイズなどの植物油	-9.0
	γ-リノレン酸	$C_{18:3}$	$n-6$	月見草	
	α-リノレン酸	$C_{18:3}$	$n-3$	リノール酸と共存して植物油に存在，特に亜麻仁油	-11.0
	アラキドン酸	$C_{20:4}$	$n-6$	リノール酸と共存，特に落花生油，動物ではリン脂質	-49.5
	エイコサペンタエン酸(EPA)*	$C_{20:5}$	$n-3$	魚油	-54.0
	ドコサヘキサエン酸(DHA)	$C_{22:6}$	$n-3$	魚油，脳のリン脂質	-44.0

＊20を示す接頭語はIUPAC1979年ruleではイコサ（icosa）になっているが，一般的にはエイコサ（eicosa）が用いられている。

和されて二重結合のないものを**飽和脂肪酸**，二重結合（-CH = CH-）をもっているものを**不飽和脂肪酸**という。不飽和脂肪酸の中で，二重結合を1個もつものを一価不飽和脂肪酸（モノエン脂肪酸，MUFA），2個以上ももつものを多価不飽和脂肪酸という（ポリエン脂肪酸，PUFA）。

シス-トランス異性体
二重結合を軸として，同側に2個の置換基がある場合をシス型，反対側にある場合をトランス型という。

不飽和脂肪酸には，**シス型**，**トランス型**が存在するが，天然に存在する不飽和脂肪酸はすべてシス型である（**図6-3**，**表6-3**）。脂肪酸の融点は，炭素鎖が長くなるにしたがって高くなるが，炭素鎖に二重結合が入ることで低下する。植物由来の油の多くは，不飽和脂肪酸が多く含まれることで融点が高いため，常温で液体である。

常温で液体の植物油を水素添加によって，不飽和脂肪酸（シス型）を飽和脂肪酸に変えるときに，副産物として多種類のトランス脂肪酸（トランス型）が生じる。また，脱臭するために植物油を高温蒸気で処理するときにも，トランス脂肪酸がわずかにできることがある。マーガリンやショートニングなどの食品に含まれている。このほか牛肉の脂肪や乳脂肪にもトランス脂肪酸が含まれているが，これは牛

の胃の中に常在している微生物にとって生成された天然型のトランス脂肪酸である。欧米では，トランス脂肪酸の摂取量が多いため，冠動脈疾患のリスクになることが指摘されている。

　不飽和脂肪酸のうち，リノール酸とα-リノレン酸は体内で合成ができず，アラキドン酸は合成量が少なく必要量をまかなうことができない。したがってこれらの脂肪酸は食事から摂取する必要があるため**必須脂肪酸**という。これら脂肪酸が遊離の形で血液中などに存在しているものは遊離脂肪酸とよばれる。また，カルボキシ基でグリセロールやコレステロールの水酸基と結合しているものは脂肪酸エステル，または中性脂肪という。

2. 単 純 脂 質

　単純脂質とは脂肪酸と各種アルコールのエステルで，炭素，水素，酸素より構成される。

2.1 トリグリセリド

　トリグリセリド（トリグリセロール，トリアシルグリセロール，TG，TAG）は，グリセロールに脂肪酸（アシル基）が3分子エステル結合したもので，中性脂肪ともいう（図6-4）。グリセロールは3価のアルコールであり，1〜3分子の脂肪酸と結合することができる。グリセロールに脂肪酸が1個結合したものをモノグリセリド，2分子結合したものをジグリセリドという。これらは体内で消化や代謝の過程で生成するが，量は少ない。

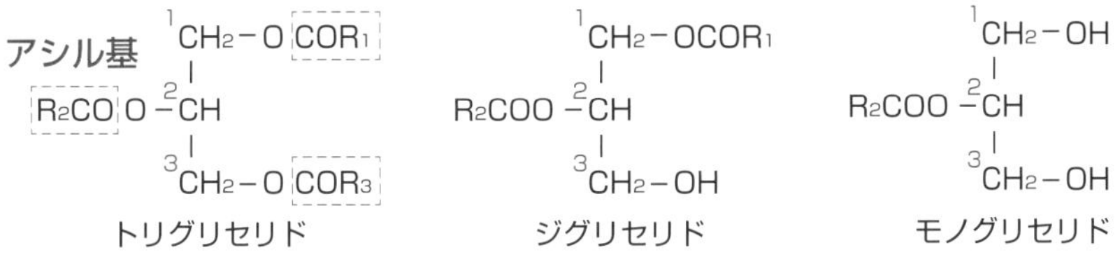

図6-4　アシルグリセロール

3. 複 合 脂 質

3.1 グリセロリン脂質，スフィンゴリン脂質

（1）グリセロリン脂質

　3価のアルコールであるグリセロールを含む脂質は，すべてグリセロリン脂質（図6-5）である。**グリセロリン脂質**は，トリグリセリドに似ており，グリセロールの1位と2位に脂肪酸，3位にリン酸が置き換わったものを基本骨格（ホスファチジン酸）にもつリン脂質である。リン酸基にコリンやエタノールアミンなどの塩

基が結合したものを、それぞれホスファチジルコリン（レシチン）、ホスファチジルエタノールアミン（ケファリン）という。いずれも生体を構成する主要なリン脂質である。

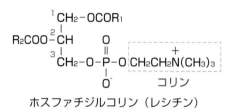

ホスファチジルコリン（レシチン）

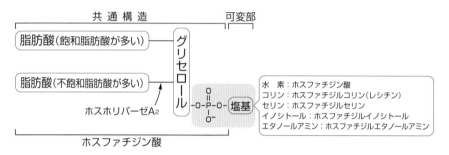

図6-5　グリセロリン脂質

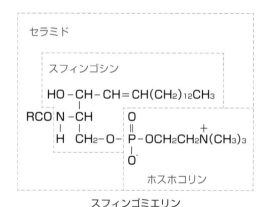

図6-6　スフィンゴリン脂質

（2）スフィンゴリン脂質

　一方、基本成分がグリセロールではなくスフィンゴシンの場合は、**スフィンゴリン脂質**とよぶ（**図6-6**）。スフィンゴリン脂質の代表的なものとしてグリセロールの代わりにスフィンゴシンに、リン酸、コリン、脂肪酸が結合したスフィンゴミエリンがある。脳や神経系の細胞に多く含まれ、特に神経線維皮膜であるミエリン鞘（髄鞘）の主成分として知られている。なお、スフィンゴシンのアミノ基に脂肪酸がアミド結合したものはセラミドとよばれ、すべてのスフィンゴ脂質の前駆物質である。

（3）生体膜とリン脂質

　細胞および細胞質ゾルにある核や細胞小器官は生体膜で形成されている。それぞれの機能に応じて、細胞膜、核膜、ミトコンドリア膜などともよばれている。生体膜は、一般にリン脂質二重層にタンパク質、糖脂質、コレステロースが結合した構造からなっている。

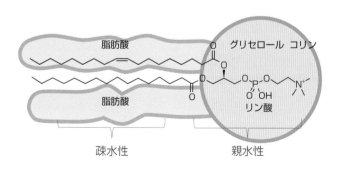

図6-7　リン脂質

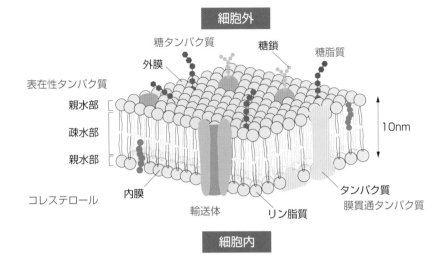

細胞外

糖タンパク質　糖鎖　糖脂質

外膜

表在性タンパク質

親水部

疎水部

親水部

10nm

コレステロール　内膜

輸送体　リン脂質

タンパク質
膜貫通タンパク質

細胞内

図6-8　生体膜の構造

　リン脂質は，**両親媒性**で分子内に親水性を示す部分と疎水性を示す部分をもっている（図6-7）。代表的なリン脂質としては，ホスファチジルコリン，ホスファチジルエタノールアミンやホスファチジルセリンおよびスフィンゴミエリンがあげられる。また結合している脂肪酸としては，パルミチン酸などの飽和脂肪酸やリノール酸，アラキドン酸などの不飽和脂肪酸がある。

　リン脂質の親水性の部分は生体膜の表面に，疎水性の部分は向かい合って内部に位置している。表面には糖タンパク質や糖鎖が突き出し，タンパク質は埋め込まれている（図6-8）。リン脂質二重層は流動性をもっているため，タンパク質は動くことができ，輸送体（トランスポーター）や受容体（レセプター）として，細胞内外の物質や情報の交換を担っている。

　このように，生体膜の主な成分は脂質とタンパク質で，一般的にそれぞれの成分は半分ずつである。しかし，ミトコンドリア内膜はタンパク質75%，ミエリンは脂質80%である。

3.2 リポタンパク

　リポタンパクには，比重の軽い（脂肪の量が多い）ものから順に，カイロミクロン，VLDL（超低比重リポタンパク），IDL（中間比重リポタンパク），LDL（低比重リポタンパク），そしてHDL（高比重リポタンパク）がある（表6-4）。いずれのリポタンパクも，その基本構造には共通点があり，外側に１層のリン脂質が，親水性基

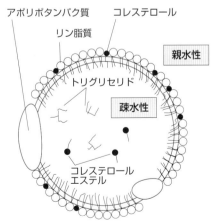

アポリポタンパク質　コレステロール

リン脂質

親水性

トリグリセリド

疎水性

コレステロール
エステル

図6-9　リポタンパクの構造

　を外に向けて並び，内側には疎水性のトリグリセリドやコレステロールエステルが存在する（図6-9）。コレステロールはリン脂質の膜の間に存在する。また，リポタンパクのタンパク質部分は**アポリポタンパク質**とよばれる。

　脂質は，水にきわめて溶けにくいので，タンパク質と結合して可溶化の状態をつくり，血液中を運搬されている。このような脂質の運搬体をリポタンパクという。リポタンパクの構成成分は，タンパク質，トリグリセリド，リン脂質，コレステロールエステル，遊離コレステロールなどである。リポタンパクの表面には，親水性の高いタンパク質，比較的親水性が高いリン脂質や遊離コレステロールなどが並び，疎水性のトリグリセリドやコレステロールエステルを包み込むような形をとっている。

表6-4　リポタンパクの種類と特徴

分　類	密度 (g/mL)	直径 (mm)	アポリポタンパク質	脂質組成（%）			機　能
				トリグリセリド	コレステロール	リン脂質	
カイロミクロン (cyromicron)	0.930	75〜1200	B48,C,E	80〜95	2〜7	3〜9	食事由来の脂質を小腸から肝臓へ輸送
VLDL（very low density lipoprotein）	0.930〜1.006	30〜80	B100,C,E	55〜80	5〜15	10〜20	肝臓で産生された脂質（トリグリセリド）の輸送
IDL（intermediate density lipoprotein）	1.006〜1.019	25〜35	B100,C,E	20〜50	20〜40	12〜25	肝臓で産生された脂質の輸送（中間体）
LDL（low density lipoprotein）	1.019〜1.063	18〜25	B100	5〜15	40〜50	20〜25	末梢組織にコレステロールを輸送
HDL（high density lipoprotein）	1.063〜1.210	5〜12	C,E	5〜10	15〜25	20〜30	末梢組織からのコレステロールを肝臓へ輸送

4.　誘導脂質

　誘導脂質とは，単純脂質や複合脂質の加水分解によって生成する化合物のうち，脂溶性のものを指す。

4.1　コレステロール

ステロイド核
　シクロペンタヒドロフェナントレンを基本骨格としている。

　コレステロールは，**ステロイド核**をもつ1価のアルコールで，コレステリンともいう。一般にステロイド核をもつ物質をステロイドとよぶ。コレステロールは，ス

テロイドホルモンや胆汁酸などのほかのステロイドの材料となる脂質で，生体内で
は脳神経系，肝臓，胆汁，血液に多い。食品中には卵黄やイカなどの食物に多く含
まれる。生体内では 遊離コレステロールとして存在するほか，脂肪酸のカルボキ
シ基とエステル結合したコレステロールエステルも多い（**図6-10**）。

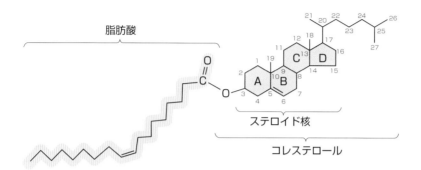

※数字はコレステロールの炭素番号を，A，B，C，Dはステロイド核の環記号を表す。

図6-10　コレステロールエステルの構造

4.2　ステロイドホルモン

ステロイドホルモンには，エストロゲン，プロゲステロンといった女性ホルモン
や，テストステロンとよばれる男性ホルモン，コルチゾール，コルチコステロンな
どの糖質コルチコイド（グルココルチコイド），さらにはアルドステロンなどの鉱質
コルチコイド（ミネラルコルチコイド）がある。これらはすべて，ステロイド核をも
っている（**図6-11**）。

●脂質異常症

　脂質異常症とは，「悪玉」とよばれるLDLコレステロールが増加，または「善玉」とよばれる
HDLコレステロールの低下や，中性脂肪（トリグリセリド，TG）が増加した状態のことをいう。こ
の状態を放置していると動脈硬化がおこるおそれがある。

　動脈硬化とは，動脈の壁にコレステロールが蓄積し，硬くなったり狭くなったりして血液の流れ
が悪くなる状態である。これらの病気は自覚症状がほとんどないため，気づかないうちに動脈硬化
が進行し，脳や心臓，血管などにダメージを与える。その結果，ある日突然，狭心症や心筋梗塞，
脳卒中など，命に関わる恐ろしい疾患を引きおこすことがある。高血圧，脂質異常症，糖尿病など
の生活習慣病は，喫煙やメタボリックシンドロームとともに，動脈硬化を進めてしまうことから，
たとえ自覚症状がなくてもこれら生活習慣病を放っておかないことや，メタボリックシンドローム
を改善するため体脂肪率を管理することは大切である。

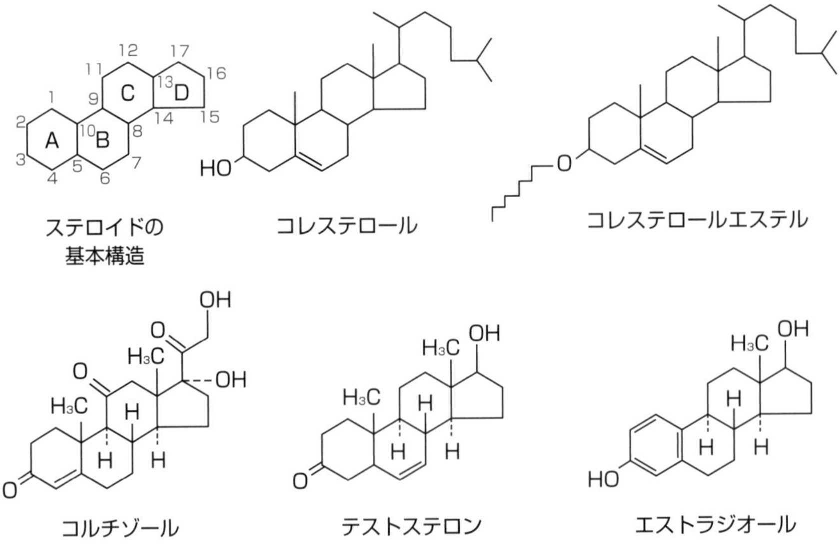

ステロイドの
基本構造　　　　コレステロール　　　　　コレステロールエステル

コルチゾール　　　　　　テストステロン　　　　　　エストラジオール

図6-11　各種ステロイドホルモン

4.3　胆 汁 酸

**タウリン（アミノエ
チルスルホン酸）**
　含硫アミノ酸様化
合物で，イカ，タ
コ，カキ（貝類）な
どに含まれる。消化
作用，神経伝達物質
として機能。

界面活性作用
　分子内に親水基と
疎水基をもつ両親媒
性物質を界面活性剤
という。少量で界面
または表面の性質を
変化することができ
る。

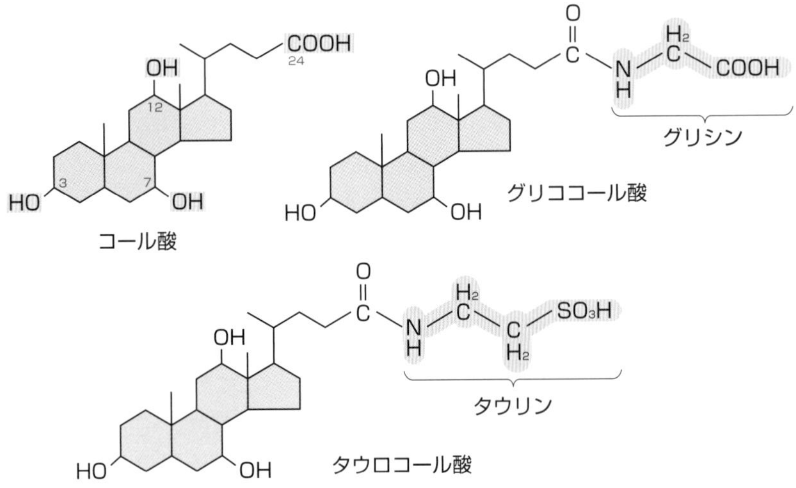

　胆汁酸は，肝臓でコレステロールから合成されるステロイド核をもった酸であ
る。胆汁中に分泌され，胆囊に一度貯蔵され，必要に応じて十二指腸に分泌され
る。カルボキシ基1つと水酸基3つをもったコール酸は，ヒトの胆汁中ではアミノ
酸のグリシンや**タウリン**（アミノエチルスルホン酸）とアミド結合したグリココール
酸およびタウロコール酸などの形で存在する。グリココール酸やタウロコール酸の
ナトリウム塩は**界面活性作用**が強く，食物中の脂肪を強力に乳化して脂肪分解酵素
リパーゼの作用を受けやすくし，消化・吸収を助ける（**図6-12**）。

コール酸　　　　　　　　　　グリココール酸

タウロコール酸

図6-12　胆汁酸の構造

4.4　そ　の　他

（1）脂溶性ビタミン

　ビタミンD活性をもつ化合物としては，動物起源の**コレカルシフェロール**（ビタミンD$_3$）と，真菌（酵母）起源の**エルゴカルシフェロール**（ビタミンD$_2$）がある。動物の表皮に存在するビタミンD$_3$の前駆体であるプロビタミンD$_3$（7-デヒドロコレステロール：7-DHC）は，コレステロール合成系の中間代謝物である。紫外線照射によって，ステロイド核のB環（9，10位の間）で開裂がおこりプレビタミンD$_3$（ビタミンD$_3$の中間体）となり，さらに熱異性化によりビタミンD$_3$となる。生体内においては，肝臓および腎臓で水酸化され，活性型の1,25-ジヒドロキシビタミンD$_3$となる。ビタミンD$_2$は，ビタミンD$_3$の同族体で，ほぼ同等の生理活性をもっている。

> **ビタミンD$_2$**
> 　前駆物質であるプロビタミンD$_2$（エルゴステロール）は，食品中のみで紫外線照射によってビタミンD$_2$に変換される。

（2）エイコサノイド

　動物体内では，リノール酸（*n*-6系）およびα-リノレン酸（*n*-3系）は合成されない。アラキドン酸（20:4）はリノール酸から合成される。また，生体膜を構成するリン脂質からホスホリパーゼA$_2$によってアラキドン酸が遊離される。アラキドン酸から生成されるプロスタグランジン，トロンボキサン，ロイコトリエン，およびα-リノレン酸から生成されるエイコサペンタエン酸（20:5）を**エイコサノイド**とよんでいる。これらはいずれも炭素数が20個の多価不飽和脂肪酸で重要な生理活性をもっている（第8章参照）。

> **エイコサノイド**
> 　微量で局所的に作用することから，局所ホルモンともいわれている。

参考文献
・岡純，田中進編：Visual栄養学テキスト　人体の構造と機能および疾病の成り立ちⅡ　生化学，中山書店，2016
・薗田勝編：栄養科学イラストレイテッド　生化学　改訂第2版，羊土社，2012
・佐々木康人，細川優，薗田勝ほか：サクセス管理栄養士講座　人体の構造と機能及び疾病の成り立ちⅠ　生化学，第一出版，2012
・川村越監訳：カラー図解　見てわかる生化学　第2版，メディカル・サイエンス・インターナショナル，2015
・クリストファー・K・マシューズほか著，相内敏弘ほか訳：カラー生化学　第4版，西村書店，2015

第7章 脂質の代謝

脂質のうち，コレステロールは全身の細胞膜の成分，ホルモン，脂質の消化・吸収を助ける胆汁酸を生成する。コレステロールは食事から体内に取り入れるもののほか，主に肝臓で生成される。コレステロールは脂溶性で血液に溶けることができないため，リポタンパクという粒子に含まれ，血液の流れに乗って末梢組織まで輸送される。

1. 脂質の輸送とリポタンパク

1.1 脂質の消化と吸収

食事中の脂肪酸は，主に**トリグリセリド（TG）**の形で存在し，これは膵液から分泌される膵リパーゼにより脂肪酸とグリセロールに分解される。脂肪酸のうち，短鎖脂肪酸，中鎖脂肪酸は小腸の毛細血管から吸収され門脈経由で肝臓に輸送される。一方，長鎖脂肪酸とモノアシルグリセロールは，胆汁によってミセル化され，**リポタンパク**である**カイロミクロン**となり，小腸のリンパ管に取り込まれ，胸管から鎖骨下静脈を経て全身の大循環に合流し，最終的には肝臓に到達する。

1.2 リポタンパクによる脂質の輸送

血液中の脂質の輸送には，特別な仕組みが用意されている。長鎖脂肪酸はアルブミンと結合して血液中を輸送される。中鎖脂肪酸および短鎖脂肪酸は親水性が高いため，血漿に溶解する。脂肪，リン脂質，コレステロールとそのエステル，脂溶性ビタミンは，水溶性のリポタンパク複合体として輸送される。

1.3 リポタンパクの代謝と機能

血液中には，5種類のリポタンパクが存在して，脂質を輸送している。これらは役割から3つのグループに分けられる（**図7-1**）。

① **カイロミクロン；外因性脂質の輸送系**

食事由来の脂質を運ぶ大型のリポタンパクである。小腸粘膜上皮細胞でつくられ，アポリポタンパク質のアポB-48を含むことが特徴である。リンパ管から血液循環に移行して，血液中を流れている間に，脂肪組織，心筋，筋肉などの血管上皮細胞に存在するLPL（リポタンパクリパーゼ）の作用で，カイロミクロン中のトリグリセリドが，遊離脂肪酸とグリセロールに加水分解される。遊離脂肪酸は

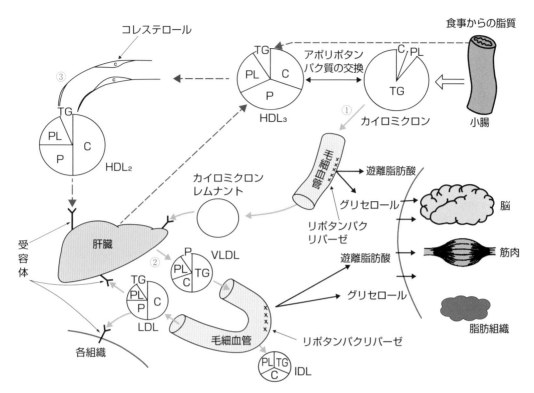

TG：トリグリセリド，C：コレステロール，P：タンパク質，PL：リン脂質
HDL₃：生成直後でC量が少ない，HDL₂：血管壁や組織からCを受け取り，C量が多い

図7-1　リポタンパクの代謝

それぞれの組織に取り込まれて，カイロミクロンは脂質の輸送を終える．役割を
終えたカイロミクロンの残渣は，カイロミクロンレムナントとよばれ，肝臓に取
り込まれて消滅する．

② **VLDL，IDL，LDL；内因性脂質の輸送系**

　　肝臓で合成した脂質を運ぶリポタンパクのグループであり，主なアポリポタン
パク質はアポB-100である．肝臓で合成された脂質は，VLDLとなって血中に出
るが，LPLの作用で徐々にトリグリセリドを失ってサイズが小さくなる．VLDL
からIDLとLDLが生じる．LDLの特徴は，アポB-100を認識するLDL受容体を
介して組織に取り込まれ，LDLは細胞に取り込まれた後，加水分解で消滅する．

③ **HDL；逆行性コレステロール輸送系**

　　末梢組織からコレステロールを受け取り，肝臓に運ぶ役割をもっている．
HDL（HDL₂およびHDL₃）は肝臓と小腸で合成され，働きは，末梢細胞膜から
拡散によりコレステロールを受け取り，その間にLCAT（レシチン－コレステロー
ル脂肪酸転移酵素）の作用でコレステロールをコレステロールエステルに変える．
この機構は，細胞膜やリポタンパクで過剰になったコレステロールを除去する働
きとして大切である．

VLDL，LDL

　VLDLやLDLは，
肝臓で合成したコレ
ステロールを組織や
末梢に運ぶ役割があ
り，そのことから悪
玉コレステロールと
もいわれる．

　血液中のHDLに
含まれるコレステロー
ルは，組織からコ
レステロールを取り
出し肝臓に運ぶこと
から，善玉コレステ
ロールともいわれる．

HDL₂，HDL₃

　HDLの亜分画．
HDL₂はより大きく
低比重（<1.125）
で抗動脈硬化性があ
り，HDL₃はより小
さく高比重である．

2. トリグリセリドおよび脂肪酸の代謝

　エネルギーの貯蔵，供給に関する脂質の代謝は，まず，①アセチルCoAを材料として脂肪酸，ケトン体，コレステロールがつくられる。また，②脂肪酸からはトリグリセリドが合成される。なお，③トリグリセリドは，ヒトの脂肪組織に貯蔵され，細胞内で必要に応じて分解されて脂肪酸とグリセロールになる。グリセロールは解糖系に入って代謝されてATPを産生するほか，糖新生によってグルコースに変換される。④一方脂肪酸は，ミトコンドリアでβ酸化を受けてアセチルCoAに転換された後，クエン酸回路に入ってATPを効率的に産生する（図7-2）。

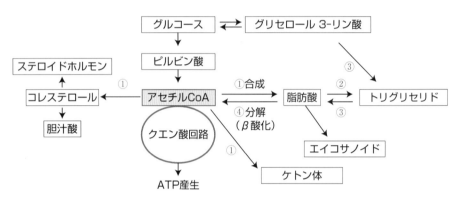

図7-2　アセチルCoAを中心とした脂質代謝の概要

2.1 脂肪酸およびトリグリセリドの合成

　脂肪酸の合成経路は，肝臓，腎臓，脂肪組織，脳などの組織に存在する。合成に必要な一連の酵素は，細胞質ゾル（サイトゾル）にあり，ここで飽和脂肪酸（パルミチン酸）の合成が行われる。生体内の代謝として，食後やエネルギー余剰の際は，アセチルCoAから脂肪酸を合成し，その後トリグリセリドとして貯蓄される。

（1）脂肪酸（パルミチン酸）の合成

　パルミチン酸の合成には，ミトコンドリア内に生じたアセチルCoAが利用されるが，アセチルCoAはミトコンドリア膜を通過できない。そこで，アセチルCoAはクエン酸回路でクエン酸に変換され，細胞質ゾルに移動して再びアセチルCoAに変換されて脂肪酸合成に利用される。

　パルミチン酸の合成は，アセチルCoAカルボキシラーゼと**脂肪酸合成酵素複合体**によって行われる。①脂肪酸合成の律速酵素（p.66の側注参照）であるアセチルCoAカルボキシラーゼ（補酵素：ビオチン）により炭素固定反応が進み，アセチルCoAがマロニルCoAに変換する。②脂肪酸合成酵素複合体は，1分子のアセチルCoAと7分子のマロニルCoAを使い，1サイクルごとに炭素鎖を2個ずつ伸長する。③合成サイクルを7回繰り返すことで，炭素数16のパルミチン酸を合成・放

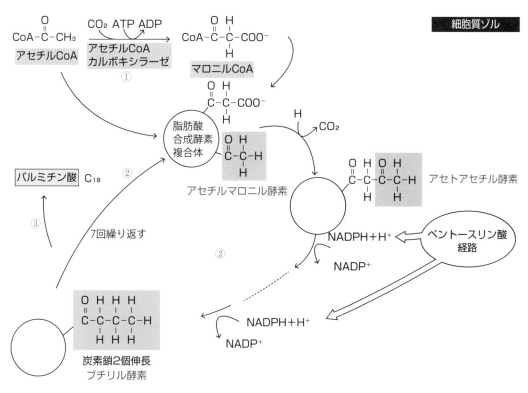

$$8\,アセチルCoA + 7ATP + 14\,NADPH + 14H^+ \;\rightarrow\; パルミチン酸 + 8CoA + 7ADP + 14NADP^+$$

図7-3　パルミチン酸の合成

出する。合成過程には，NADPH（NADPH + H⁺）が必要であるが，これはペントースリン酸経路から供給される（**図7-3**）。

（2）トリグリセリドの合成

　トリグリセリドは肝臓をはじめほとんどの組織で合成される。合成経路は，グリセロール 3-リン酸に 2 分子のアシルCoAが結合，生成したホスファチジン酸から，1,2-ジグリセリドが生成し，さらにもう 1 分子のアシルCoAが結合してトリグリセリド（トリアシルグリセロール）となる。グリセロール 3-リン酸の供給源は解糖系で生じたジヒドロキシアセトンリン酸および遊離のグリセロールである（**図7-4**）。

2.2　トリグリセリドおよび脂肪酸の分解

（1）トリグリセリドの分解

　トリグリセリドの加水分解は，**ホルモン感受性リパーゼ**の作用による。この酵素活性は，グルカゴン，アドレナリン，ノルアドレナリン，副腎皮質ホルモンなどのホルモンによって促進される。一方インスリンは，トリグリセリド分解を抑制する方向で働く。インスリンは，リパーゼの活性を抑制するだけでなく，脂肪組織へのグルコースの取り込みを増加させてグリセロール 3-リン酸の生成を促進し，その結果，トリグリセリドの合成を促進させる。

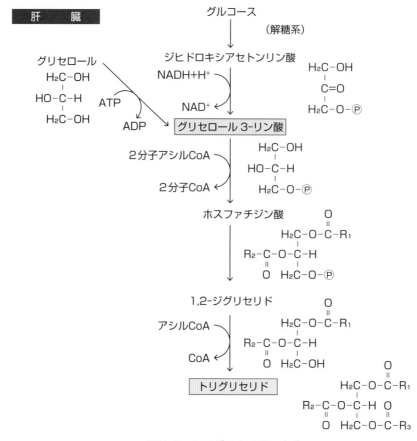

図7-4　トリグリセリドの合成

（2）脂肪酸の分解

1）脂肪酸の活性化

　脂肪酸が体内で利用されるには，アシルCoAシンテターゼによって高エネルギー結合をもつアシルCoA（活性化脂肪酸）に変換される必要がある。アシルCoAシンテターゼはミトコンドリア外膜や小胞体膜に存在し，反応は**細胞質ゾル**（サイトゾル）で行われる。

2）ミトコンドリア内への脂肪酸の輸送

　脂肪酸の酸化は主にミトコンドリア内で行われるが，アシルCoAはミトコンドリア内膜を通過することができない。このため，アシルCoAのアシル基をいったんカルニチンへ転移し，ミトコンドリア膜間腔でアシルカルニチンがつくられる。アシルカルニチンがミトコンドリア内膜を通過したのち，アシルカルニチンのアシル基がCoAに移されて，再びアシルCoAとなる。内膜から遊離したカルニチンはミトコンドリア膜を通って，再利用される。なお，**カルニチン**は各組織に存在するが，筋肉には豊富に存在する（**図7-5**）。

3）飽和脂肪酸の酸化

　脂肪酸は，ミトコンドリアに取り込まれて主に*β*酸化を受けてエネルギーを産生

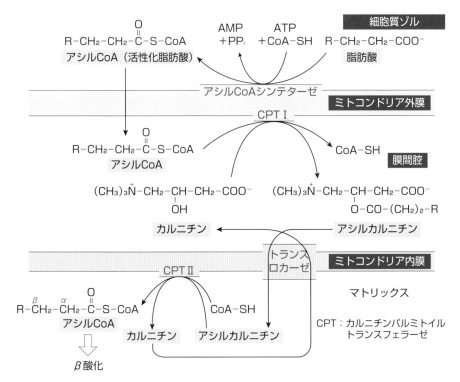

図7-5　脂肪酸の活性化とミトコンドリア内への輸送[1]

カルニチン-アシルカルニチン　トランスロカーゼ(CACT)
　ミトコンドリア内膜に存在し，カルニチンおよびアシルカルニチンの輸送に関与している。

する（図7-6）。β酸化とは，脂肪酸のβ位の炭素がミトコンドリアのマトリックスで酸化を受けて，元の脂肪酸から炭素2個が切り出され，1分子のアセチルCoAを生じる反応である。

　カルニチンと結合してミトコンドリア内に取り込まれた活性型となっているアシルCoAは，FADやNAD$^+$の存在下で2段階の脱水素反応を経て，β位炭素が酸化されてC=Oとなり，ケトアシルCoAが切り離されて，アセチルCoAを生じる。β酸化が1回行われると長鎖脂肪酸の炭素数が2個減った形のアシルCoAができる。例えば，炭素数16のパルミチン酸の場合は，β酸化を7回繰り返してアセチルCoA 8分子を生成することになる。

4）不飽和脂肪酸の分解

　不飽和脂肪酸の分解（β酸化）は，飽和脂肪酸と同様に進行する。天然に存在する不飽和脂肪酸はシス型の二重結合をもっており，β酸化の途中段階でシス型二重結合がある場合，反応がいったん停止する。この後，シス型二重結合が異性化酵素等によってトランス型に変更されると，通常の飽和脂肪酸のβ酸化の経路に合流することができ，反応が進行する。

5）リン脂質の分解

　グリセロリン脂質（ホスファチジルコリン（レシチン），ホスファチジルエタノールアミン，ホスファチジルイノシトールなど）は，**ホスホリパーゼ**によって加水分解され

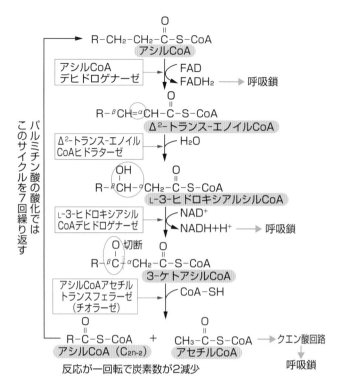

炭素数16のパルミチン酸（$C_{16}H_{32}O_2$ 分子量256）の場合…
7回 β 酸化を受け，8個のアセチルCoAを生じる
1分子パルミチン酸 ＝ 8アセチルCoA + 7 NADH+H$^+$ + 7 FADH$_2$
　　　　　　　　　＝ 8×12 ATP + 7×3 ATP + 7×2 ATP
　　　　　　　　　＝ 131 ATP

図7-6　脂肪酸（パルミチン酸）の β 酸化

る。ホスホリパーゼは作用する部位により，A$_1$，A$_2$，C，Dと分類され，このうちホスホリパーゼA$_2$は膵液中に含まれ，食事に含まれるリン脂質を分解する。またアラキドン酸カスケードにも利用される。

　肝臓や脳のリソソームに多く存在するスフィンゴリン脂質は，スフィンゴミエリナーゼによって加水分解を受け，ホスホコリンが取り除かれ，セラミドが生じる。さらにセラミドは分解を受け，スフィンゴシンと脂肪酸に分解される（第6章図6-6参照）。

（3）ケトン体の代謝

　脂肪酸の酸化が活発におこり，アセチルCoAが過剰に生成すると，肝臓ではアセチルCoAを材料としてケトン体であるアセト酢酸，アセトンや3-ヒドロキシ酪酸（β-ヒドロキシ酪酸）が生成する。アセチルCoAを水溶性であるケトン体に変

アラキドン酸カスケード
　細胞膜のリン脂質からアラキドン酸を遊離させ，プロスタグランジンやトロンボキサンなどをつくる代謝経路である（p.70参照）。

換することにより，肝臓で余剰となったアセチルCoAを血液を介して輸送することができる。

　肺ではアセト酢酸からアセトンが生じ呼気に排出される。アセトンは代謝されず，肺から呼気または尿中に排泄される。3-ヒドロキシ酪酸やアセト酢酸は，アセチルCoAと相互変換できる化合物で，末梢組織の重要なエネルギー源である。肝臓では代謝酵素の活性が弱く，これらのケトン体をエネルギー源として利用できないが，脳，骨格筋，心臓などではエネルギー源として利用する。特に飢餓時の脳では重要なエネルギー源となる（図7-7）。

3. 脂肪酸およびトリグリセリドの代謝調節

3.1 脂肪酸合成の調節

律速段階
　多段階の反応において，最も反応速度が遅い段階のことである。律速段階を触媒する酵素を律速酵素という。反応全体の速度は律速段階で左右され，反応全体の調節に関与している。

　脂肪酸合成は，律速段階であるアセチルCoAカルボキシラーゼにより調節が行われている。細胞質のクエン酸濃度が高まると，アセチルCoAカルボキシラーゼにクエン酸が結合することで活性化し，脂肪酸合成が高まる（図7-8）。

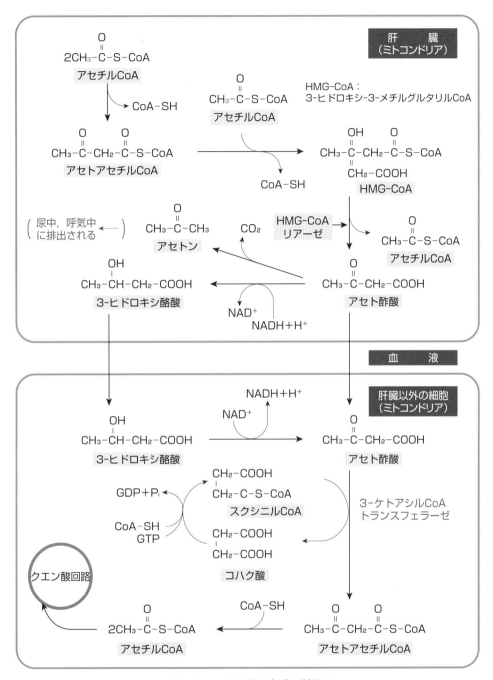

図7-7　ケトン体の生成と利用[2]

3.2 　トリグリセリドの代謝調節

　脂肪組織を構成するトリグリセリドは常に加水分解とエステル化（分解と合成）
を繰り返している。この過程は可逆的ではなく，異なった酵素系で行われる。合成
経路は，トリグリセリドはアシルCoAとグリセロール3-リン酸から合成される
（肝臓，腎臓，褐色脂肪組織など）。しかし，脂肪組織にはグリセロキナーゼが存在し

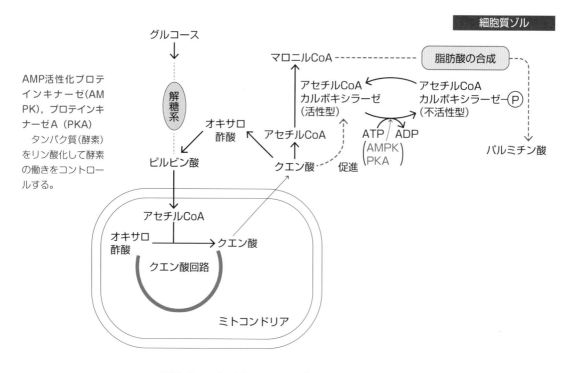

細胞質ゾル

AMP活性化プロテインキナーゼ(AMPK)，プロテインキナーゼA（PKA）

タンパク質(酵素)をリン酸化して酵素の働きをコントロールする。

図7-8　アセチルCoAカルボキシラーゼによる脂肪酸合成調節

ないので，グリセロールは利用できない。このため，解糖系の中間代謝物であるジヒドロキシアセトンリン酸から供給される。

血中グルコース濃度が高いときには遊離脂肪酸濃度は低く，逆に遊離脂肪酸濃度が高いときにはグルコース濃度は低い。

　一方，分解経路はトリグリセリドがホルモン感受性リパーゼによって加水分解されて遊離脂肪酸とグリセロールになる。生成された遊離脂肪酸は，組織内のアシルCoAシンテターゼによってアシルCoAとなり，グリセロール 3-リン酸とエステル化してトリグリセリドとなる。グリセロールは，グリセロキナーゼをもつ肝臓や腎臓などの組織において利用される。

引用文献
1 ）伊東蘆一ほか編著：管理栄養士講座　生化学・分子生物学　第2版，建帛社，p.97，2013
2 ）前掲書1），p.101

参考文献
・岡純，田中進編：Visual栄養学テキスト 人体の構造と機能および疾病の成り立ちⅡ 生化学，中山書店，2016
・薗田勝編：栄養科学イラストレイテッド　生化学　改訂第2版，羊土社，2012
・佐々木康人，細川優，薗田勝ほか：サクセス管理栄養士講座　人体の構造と機能及び疾病の成り立ち1　生化学，第一出版，2012
・川村越訳：カラー図解　見てわかる生化学　第2版，メディカルサイエンスインターナショナル，2015
・クリストファー・K・マシューズほか著，相内敏弘ほか訳：カラー生化学　第4版，西村書店，2015

第8章 脂質の応用

1. 不飽和脂肪酸の合成とエイコサノイドの代謝

1.1 不飽和脂肪酸の合成

　不飽和脂肪酸は飽和脂肪酸から合成される。ヒトのアシルCoAデサチュラーゼは，動物ではカルボキシ基側から数えて9番目（C-9）以内の炭素にしか二重結合を導入することはできない（第6章図6-2を参照）。そのため，体内で合成できない多価不飽和脂肪酸（PUFA）は，食物から摂取しなければならない。植物では，脂肪酸のC-9より外側にも二重結合を導入できるため，植物油は必須脂肪酸（表8-1）を含む貴重な供給源である。魚類はそれ自身が必須脂肪酸を生合成できないが，プランクトンなど植物性由来の餌から摂取した脂肪酸を体内に蓄積している。したがって，植物油や魚類は，多価不飽和脂肪酸の重要な供給源である。

　不飽和脂肪酸の合成の流れは，まず脂肪酸の合成から産生されたパルミチン酸から不飽和化と炭素鎖伸長がおこる。①パルミチン酸から炭素鎖伸長でステアリン酸が不飽和化し，②n-9系のオレイン酸が産生する（図8-1）。オレイン酸をさらに不飽和化する酵素が動物には存在しないため，リノール酸やα-リノレン酸は動物ではつくられず，必須脂肪酸として摂取する必要がある。

　植物では，オレイン酸が不飽和化され，③n-6系の脂肪酸であるリノール酸，および④n-3系脂肪酸であるα-リノレン酸がつくられる。⑤リノール酸からは不飽和化によりγ-リノレン酸が，⑥さらにアラキドン酸が産生される。⑦α-リノレン酸からエイコサペンタエン酸（EPA）やドコサヘキサエン酸（DHA）が産生される。アラキドン酸は，リノール酸から合成される経路をもつが，生体での必要量をまかなうために，食事から摂取する必要のある必須脂肪酸に位置づけられる（図8-1）。

表8-1　必須脂肪酸の構造

名　　称	炭素の位置：二重結合の数	二重結合の位置（カルボキシ基からの炭素の位置）	二重結合の位置（メチル基からの炭素の位置）
リノール酸	18：2	9，12	6，9
α-リノレン酸	18：3	9，12，15	3，6，9
アラキドン酸	20：4	5，8，11，14	6，9，12，15

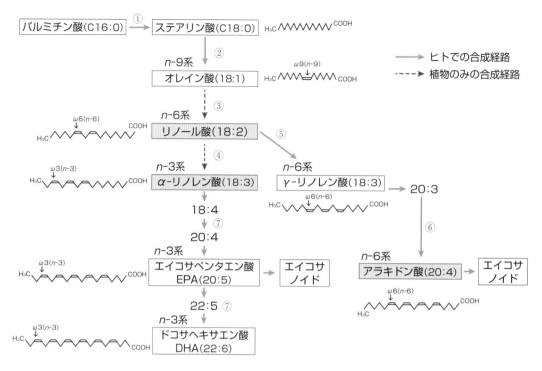

図8-1　高度不飽和脂肪酸の生合成

1.2 エイコサノイドの代謝

　エイコサノイド（eicosanoid）は，C_{20}脂肪酸から合成される生理活性物質であり，生体のほとんどの細胞でアラキドン酸（20：4）やそのほかの炭素数20の多価不飽和脂肪酸を含む膜リン脂質から合成される。

　①まず膜リン脂質からホスホリパーゼA_2によりアラキドン酸が遊離する。n-6系の脂肪酸であるアラキドン酸は，それ自身が情報伝達物質として働くが，その代謝物はより重要である。アラキドン酸からエイコサノイドへの代謝経路は2通りある。②シクロオキシゲナーゼ経路ではアラキドン酸を2段階の反応で環状のプロスタグランジンH_2（PGH_2）に変換する。PGH_2から種々のプロスタグランジン（PG），トロンボキサン（TX）が生成する。③リポキシゲナーゼ経路では，アラキドン酸から鎖状のロイコトリエン（LT）を産生する（**図8-2**）。

2. コレステロールの代謝

2.1 コレステロールの合成と調節

　コレステロールは，動物性食品から摂取しているほかに，生体内では肝臓や小腸でアセチルCoAから生合成されている（**図8-3**）。コレステロール生合成経路の初

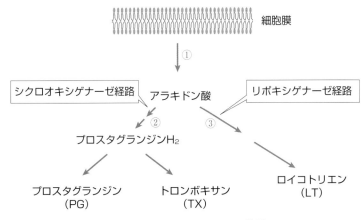

図8-2　エイコサノイドの代謝

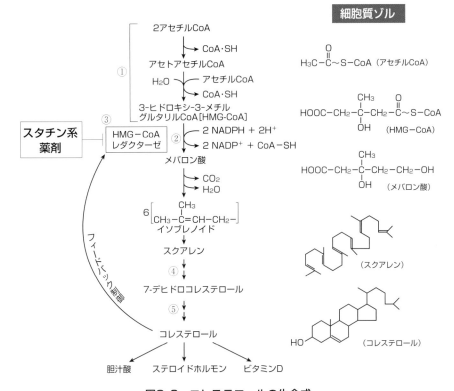

図8-3　コレステロールの生合成

スタチン系薬剤
　脂質異常症薬。
高コレステロール血症の治療薬で律速酵素であるHMG-CoAレダクターゼを阻害して，コレステロール合成を抑制する。

期段階においては，①3分子のアセチルCoAが順次縮合して，アセトアセチルCoAを経て3-ヒドロキシ-3-メチルグルタリルCoA（HMG-CoA）が生成される。②HMG-CoAは，NADPH + H⁺が水素供与体となって，HMG-CoAレダクターゼによって還元されてメバロン酸となる。③この酵素はコレステロール生合成経路の律速酵素となっている。④メバロン酸はリン酸化されてスクアレンを経て，7-デヒドロコレステロール（7-DHC）となる。⑤最終的に7-DHCからコレステロールが生成される。⑥コレステロール生合成経路は，最終産物であるコレステロールや

●**脂肪酸の摂取とLDL，トリグリセリド**

　長期にわたる疫学研究により，脂質異常症に関する知見が集積されている。例えば，脂質異常症は，糖尿病や高血圧と並び，動脈硬化症の原因となることがわかっている。血中のLDLコレステロール量や，トリグリセリドの量が多くなる，あるいはHDLコレステロール量が低くなると末梢細胞に脂質が蓄積する。特に血管壁のマクロファージに脂質が蓄積すると，炎症反応が生じ，さらなる脂質の蓄積とマクロファージの遊走をもたらす。さらに，脂質が蓄積した細胞などがプラークをつくり，アテローム性動脈硬化症が進行する。LDLのうち，とりわけ酸化LDLは動脈硬化症のリスクを上げる。酸化LDLは活性酸素などによる脂肪酸の過酸化によって生じる。活性酸素には，不安定な構造であるスーパーオキシドアニオン（$-O_2^-$）やヒドロキシラジカル（$\cdot OH$）のフリーラジカルが含まれ，これらは安定な構造になるためほかの分子から電子を奪い取ることで酸化を進める。

　飽和脂肪酸の多い食事は，血中のコレステロール量を上げる一方で，魚油に多く含まれるn-3系多価不飽和脂肪酸は血液中のコレステロールおよびトリアシルグリセロールレベル量を抑える傾向がある。そのため，飽和脂肪酸の多い赤身の肉は，魚に置き換えるように推奨されている。

フィードバック制御
　ある反応系において，最終生成物によって上流の酵素の活性を阻害し，生成物の産生をコントロールすること。
　HMG-CoAレダクターゼの阻害剤は，高コレステロール血症の治療薬や特定保健用食品の有効成分として用いられる。メバスタチン，カテキン緑茶など。

コレステロールの量
　日本人の食事からのコレステロール摂取量は1日当たり0.2〜0.5gであり，その40〜60％が吸収される。体内での合成量は成人で1日当たり0.6〜0.65gとされている。

メバロン酸によって，HMG-CoAレダクターゼは**フィードバック制御**を受けている。

　体内のコレステロールは食事由来と体内合成による。1日に産生されているコレステロールの量は一定であるので，食事から多量のコレステロールを摂取すると，生体内での合成量は低下する。

　食事から摂取したり，肝臓で合成されたコレステロールは，LDLによって血中を輸送され，末梢組織に取り込まれる。このため食事性コレステロールの過剰摂取は血中LDLコレステロール濃度を上昇させ，虚血性心疾患の発症を増加させる。

2.2　胆汁酸の合成

　胆汁酸は，肝臓でコレステロールから合成される。コレステロールが水酸化されて，7α-ヒドロキシコレステロールが生じる，この反応はコレステロールによって正に調整され，胆汁酸によって負に調整される。7α-ヒドロキシコレステロールからは，2つの経路でそれぞれコール酸とケノデオキシコール酸が生成する。これらは一次胆汁酸といわれる。この後，タウリンあるいはグリシンと結合して胆汁酸塩として分泌される。小腸に分泌された胆汁酸は，腸内細菌の作用でタウリンやグリシンが離脱し，さらに，二次胆汁酸とよばれるデオキシコール酸あるいはリトコール酸に変換される。これらは小腸末端（回腸）から吸収されて肝臓に戻る。これを**腸肝循環**という。再吸収された胆汁酸は小腸に分泌された胆汁酸の98〜99％で，残りの1〜2％は糞便に排泄される。これはコレステロールを体外に排出する主要な経路である（**図8-4**）。

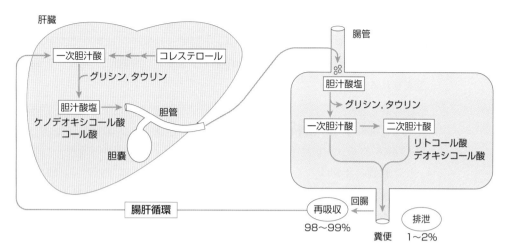

図8-4　胆汁酸の腸肝循環

2.3 ステロイドホルモンの生合成

　ステロイドホルモンは，コレステロールを原料に副腎皮質と生殖腺（睾丸・精巣，卵巣，胎盤）で合成される。ステロイドホルモンには，糖質コルチコイド（コルチゾール）や鉱質コルチコイド（アルドステロン）のような副腎皮質ホルモンと，男性ホルモン（テストステロン）や女性ホルモン（プロゲステロン，エストロン（エストロゲン），エストラジオール）のような性ホルモンが含まれる。

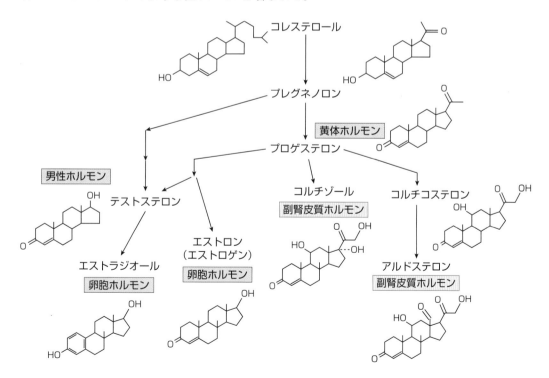

図8-5　ステロイドホルモンの生合成

　これらのホルモンの生成過程は，コレステロールがまずプレグネノロンへと変換し，プレグネノロンからプロゲステロンを経て，コルチゾールやアルドステロンが合成される。またプレグネノロンからテストステロンを経て，エストラジオールが生成される（図8-5）。

3. リン脂質の合成

　リン脂質の合成は，①グリセロール3-リン酸からホスファチジン酸が産生するまでは，トリグリセリドの合成と同じである。1,2-ジアシルグリセロールにリン酸と塩基が結合し，それぞれ②ホスファチジルコリン（レシチン），③ホスファチジルエタノールアミンが生成する（図8-6）。

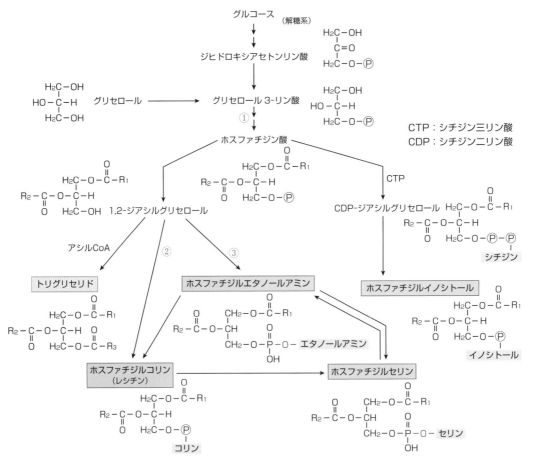

図8-6　リン脂質の合成

参考文献

・岡純，田中進編：Visual栄養学テキスト　人体の構造と機能および疾病の成り立ちⅡ　生化学，中山書店，2016

・薗田勝編：栄養科学イラストレイテッド　生化学　改訂第2版，羊土社，2012

・佐々木康人，細川優，薗田勝ほか：サクセス管理栄養士講座　人体の構造と機能及び疾病の成り立ち1　生化学，第一出版，2012

・川村越監訳：カラー図解　見てわかる生化学　第2版，メディカル・サイエンス・インターナショナル，2015

・クリストファー・K・マシューズほか著，相内敏弘ほか訳：カラー生化学　第4版，西村書店，2015

■ 脂質　重要項目チェックリスト

以下の項目について，あらためて確認し，その構造，機構，作用等をまとめてみよう。

☐ ホスファチジルコリンは，リポタンパクの構成成分となる。

☐ スカベンジャー受容体は，酸化LDLを結合する。

☐ プロビタミンD_3は，ステロイド骨格をもつ。

☐ ステロイドは，誘導脂質である。

☐ 胆汁酸は，ステロイドである。

☐ 脂肪組織から血中に放出された脂肪酸は，アルブミンと結合して輸送される。

☐ 肝臓でトリグリセリドの合成は，亢進する。

☐ 肝細胞内で生成したクエン酸は，脂肪酸の合成材料となる。

☐ 筋肉では，エネルギー源として脂肪酸を利用する。

☐ ホスファチジルイノシトールは，リン脂質である。

☐ ホスファチジルコリンは，グリセロリン脂質である。

☐ ホスファチジルセリンは，グリセロールを含む。

☐ ケトン体は，脳でエネルギー源として利用される。

☐ ケトン体は，肝臓でエネルギー源とならない。

☐ アセト酢酸は，ケトン体の1つである。

☐ 脂肪酸の合成は，アセチルCoAからスタートする。

☐ ホルモン感受性リパーゼの活性は，グルカゴンにより上昇する。

☐ オレイン酸は，ヒトの体内で合成できる。

☐ リノール酸は，アラキドン酸の前駆体となる。

☐ エイコサペンタエン酸は，α-リノレン酸から合成される。

☐ ドコサヘキサエン酸は，α-リノレン酸から合成される。

☐ エイコサノイドは，アラキドン酸から合成される。

☐ アラキドン酸は，プロスタグランジンを合成する。

☐ 胆汁酸は，腸内細菌により代謝される。

第9章 タンパク質・アミノ酸の基礎

タンパク質（protein）は，多数のアミノ酸（amino acid）がペプチド結合でつながった高分子化合物である。天然には数百種類のアミノ酸が見つかっているが，ヒトのタンパク質を構成するアミノ酸は，DNAの遺伝暗号で指定される20種類である。ヒトは20種類のアミノ酸のうち11種類を体内の代謝を利用して変換・合成できるが，9種類はそれが困難で食事から摂取しなければならない。

20種類のアミノ酸
　体内で合成可能な11種のアミノ酸：グリシン，アラニン，アルギニン，アスパラギン酸，アスパラギン，グルタミン酸，グルタミン，システイン，セリン，チロシン，プロリン。
　体内で合成困難な9種のアミノ酸：イソロイシン，スレオニン（トレオニン），トリプトファン，バリン，ヒスチジン，フェニルアラニン，メチオニン，リシン（リジン），ロイシン。

順位則
　順位則1：不斉炭素原子に直接結合する置換基（原子）の原子番号が大きなものから優先順位をつける。
　順位則2：順位則1で優先順位を決められない場合は，不斉炭素原子から1つ離れた位置の原子について順位則1を適用する。
　順位則3：多重結合は多重線の線と同数の単結合から構成されているものとして取り扱う。

1. アミノ酸

1.1 アミノ酸の構造と種類

　アミノ酸は，一般的に分子中にアミノ基とカルボキシ基の両方をもった化合物である。カルボキシ基の隣の炭素をα炭素という。タンパク質を構成するアミノ酸は，α炭素にアミノ基のついたα-アミノ酸である。α-アミノ酸の一般構造式を図9-1に示す。側鎖Rが水素原子（H）のとき（グリシン）を除き，すべてのα-アミノ酸のα炭素は不斉炭素原子（キラル中心）となるので，D型とL型の鏡像異性体が存在する。しかしながら，天然のタンパク質を構成するα-アミノ酸はすべてL型である（図9-2）。図中の①②③は，順位則1～3にしたがってつけた優先順位である。

　側鎖Rの構造によって，20種類のアミノ酸は酸性アミノ酸（酸性側鎖をもつ），脂肪族アミノ酸（分岐鎖アミノ酸，ヒドロキシ［オキシ］アミノ酸，含硫アミノ酸，酸アミドアミノ酸），芳香族アミノ酸，イミノ酸，塩基性アミノ酸（塩基性側鎖をもつ）に分類される（表9-1，図9-3）。分岐鎖アミノ酸とは側鎖に脂肪族炭化水素をもち，さらにその炭化水素が枝分かれしたアミノ酸，ヒドロキシアミノ酸は側鎖にヒドロキシ基をもつアミノ

```
    側鎖 R    α炭素
     H₂N-C-COOH    主鎖
  アミノ基  H  カルボキシ基
```

図9-1　α-アミノ酸の構造式

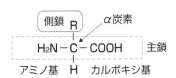

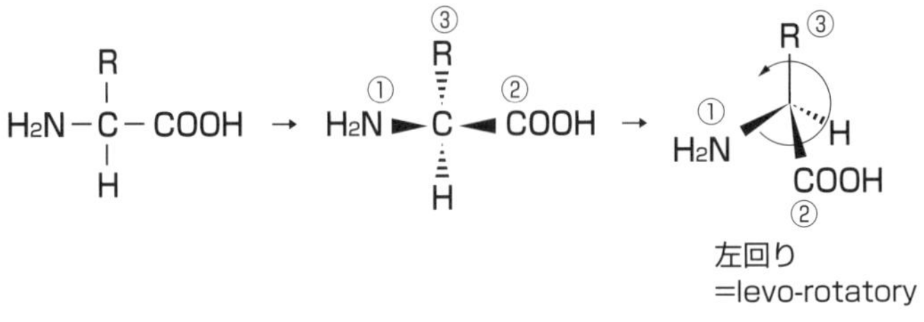

左回り
=levo-rotatory

図9-2　天然のタンパク質を構成するα-アミノ酸の絶対配置

表9-1　タンパク質を構成する20種のアミノ酸

分類		名称	必須	略号	分子量	等電点
酸性アミノ酸		アスパラギン酸		Asp（D）	133.10	2.77
		グルタミン酸		Glu（E）	147.13	3.22
中性アミノ酸	脂肪族アミノ酸	グリシン		Gly（G）	75.07	5.97
		アラニン		Ala（A）	89.09	6.00
	分岐鎖アミノ酸（分枝アミノ酸）(BCAA)	バリン	○	Val（V）	117.15	5.96
		ロイシン	○	Leu（L）	131.17	5.98
		イソロイシン	○	Ile（I）	131.17	6.05
	ヒドロキシアミノ酸	セリン		Ser（S）	105.09	5.68
		スレオニン	○	Thr（T）	119.12	6.16
	含硫アミノ酸（SAA）	システイン		Cys（C）	121.16	5.05
		メチオニン	○	Met（M）	149.21	5.74
	酸アミドアミノ酸	アスパラギン		Asn（N）	132.12	5.41
		グルタミン		Gln（Q）	146.15	5.65
	芳香族アミノ酸（AAA）	フェニルアラニン	○	Phe（F）	165.19	5.48
		チロシン		Tyr（Y）	181.19	5.66
		トリプトファン	○	Trp（W）	204.23	5.89
	イミノ酸	プロリン		Pro（P）	115.13	6.30
塩基性アミノ酸		リシン	○	Lys（K）	146.19	9.75
		アルギニン		Arg（R）	174.20	10.76
		ヒスチジン	○	His（H）	155.16	7.59
		平均			136.90	

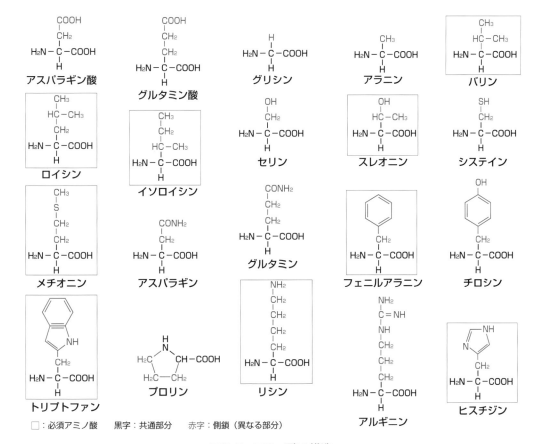

□：必須アミノ酸　　黒字：共通部分　　赤字：側鎖（異なる部分）

図9-3　アミノ酸の構造

酸，**含硫アミノ酸**は分子中に硫黄原子（S）を含むアミノ酸，**酸アミドアミノ酸**は
カルボキシ基（-COOH）とアンモニア（NH_3）が脱水縮合した形の1級アミド（R-C
（= O）-NH_2）構造をもつアミノ酸，**芳香族アミノ酸**は側鎖に芳香環（ベンゼン環）を
もつアミノ酸である。**イミノ酸**はイミノ基（>C = NH）をもつアミノ酸である。

1.2　アミノ酸の溶解性

　アミノ酸は，酸性溶液中で陽イオンを生じるアミノ基と塩基性溶液中で陰イオン
を生じるカルボキシ基を主鎖にもつ**両性電解質**である。アミノ酸は，同一分子内に
陽イオンと陰イオンをもつので，**両性イオン**ともいわれる。アミノ基のもつ正電荷
とカルボキシ基のもつ負電荷がちょうど打ち消し合う溶液のpHを**等電点**（pI）と
いい（**図9-4**），このときアミノ酸は電気的に中性（分子内の電荷がゼロ）となる。

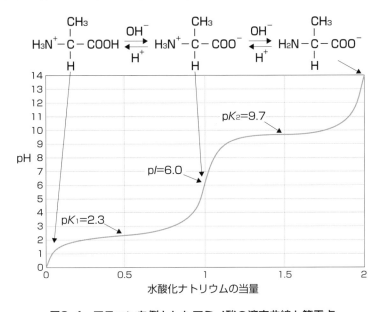

図9-4　アラニンを例としたアミノ酸の滴定曲線と等電点

　アミノ酸の等電点は側鎖の影響を受けるため，各アミノ酸の等電点は異なってい
る。等電点が5未満のアミノ酸を**酸性アミノ酸**，5以上7未満のアミノ酸を**中性ア
ミノ酸**，7以上のアミノ酸を**塩基性アミノ酸**とよんでいる（**表9-1**）。
　水への溶解性が高いのは酸性アミノ酸や塩基性アミノ酸であるが，中性アミノ酸
の中でも側鎖に極性の高いアミド基（-$CONH_2$）やヒドロキシ基（-OH），チオール
基（-SH）をもつアミノ酸は比較的水に溶けやすい。またグリシンのように側鎖が
短いものも比較的水に溶けやすい。水への溶解性が比較的高いもの（12種）を**親水
性アミノ酸**，低いもの（8種）を**疎水性アミノ酸**と分類することがある。
　基本的にアミノ酸は水に溶けやすい有機化合物である。しかし，アミノ酸は消
化・吸収される際，リン脂質二重層でできている細胞膜をそのままでは通過するこ
とができないので，糖質と同様に輸送体（トランスポーター）を必要とする。

表9-2　アミノ酸・ペプチドの呈色反応

反　応　名	呈色に関する官能基	該当するアミノ酸
ニンヒドリン反応	アミノ基	プロリンを除くα-アミノ酸
キサントプロテイン反応	フェノール基，インドール基	芳香族アミノ酸（フェニルアラニンは反応弱い）
ミロン反応	フェノール基	チロシン
ホプキンス・コール反応	インドール基	トリプトファン
硫化鉛反応	チオール基	システイン，シスチン
坂口反応	グアニジル基	アルギニン
ビウレット反応	複数のペプチド結合	オリゴペプチド以上（タンパク質）

1.3　アミノ酸の検出反応

すべてのα-アミノ酸に共通な呈色反応として，ニンヒドリン反応がある。**ニンヒドリン**はα-アミノ酸のアミノ基と反応し，青紫色（ルーへマン紫）のアンモニウム塩を生じる。ただし，イミノ酸であるプロリンやコラーゲンに多いヒドロキシプロリンはα-アミノ酸ではないので，青紫色ではなく黄色を呈する。

ニンヒドリン

フェニルアラニンを除く芳香族アミノ酸の呈色反応には，キサントプロテイン反応があり，濃硝酸と加熱するとベンゼン環がニトロ化されて黄色を，冷却してからアルカリ性にすることで橙色を呈する。芳香族アミノ酸のチロシンの呈色反応にはフェノール性水酸基が関与するミロン反応（褐色），トリプトファンの呈色反応にはインドール環が関与するホプキンス・コール反応（接触面が赤紫色）がある。含硫アミノ酸の呈色反応には，システイン（シスチンも含む）中の硫黄原子が関与して硫化鉛の黒色沈殿を生じる硫化鉛反応がある。坂口反応は，グアニジル基をもつアルギニンの呈色反応（赤色または橙色）である。

ルーへマン紫

これらの呈色反応は，タンパク質中に含まれるアミノ酸の検出反応に使用できるが，タンパク質そのものに共通な呈色反応にはビウレット反応があり，赤紫〜青紫色を呈する（表9-2）。

タンパク質には芳香族アミノ酸が含まれているので，280 nm付近の紫外光を吸収する性質がある。そのため280 nmの吸光度を測定することでタンパク質を定量できる（紫外吸光法）。

1.4　タンパク質を構成するアミノ酸とその他のアミノ酸

ヒトのタンパク質を構成する20種類のアミノ酸のうち，体内で合成が容易なアミノ酸は11種類である。このアミノ酸を**非必須アミノ酸**（可欠アミノ酸）といい，一方，体内で合成が困難で食事から摂取しなければならない9種類のアミノ酸を**必須アミノ酸**（不可欠アミノ酸）とよぶ。必須アミノ酸は，メチオニン，フェニルアラニン，リシン（リジン），バリン，スレオニン（トレオニン），トリプトファン，ロイシン，イソロイシン，ヒスチジンの9種である（表9-1の○印）。

翻訳後修飾
　mRNAが翻訳されて生成したポリペプチド鎖が，最終的に機能を発現するようになるために受ける種々の修飾をいう。特異的プロテアーゼによる加水分解のほか，リン酸化，メチル化，アセチル化，ヒドロキシ化，アデニリル化，糖付加などがある。

表9-3　特殊なアミノ酸の例

化合物名	構造式	所在・特徴
4-ヒドロキシプロリン 3-ヒドロキシプロリン		コラーゲンの構成アミノ酸
5-ヒドロキシリシン	$H_2N-CH_2-\overset{5}{C}H-\overset{4}{C}H_2-\overset{3}{C}H_2-\overset{2}{C}H-\overset{1}{C}OOH$　OH　NH$_2$	コラーゲンの構成アミノ酸
オルニチン	$H_2N-CH_2-CH_2-CH_2-CH-COOH$　NH$_2$	尿素回路（オルニチン回路）の代謝は中間体（肝臓に多い）
シトルリン	$H_2N-\underset{O}{\overset{\parallel}{C}}-HN-CH_2-CH_2-CH_2-CH-COOH$　NH$_2$	尿素回路（オルニチン回路）の代謝は中間体（肝臓に多い）
β-アラニン	$H_2N-\overset{\beta}{C}H_2-\overset{\alpha}{C}H_2-COOH$	補酵素A（CoA）の構成分子 カルノシン構成分子(筋肉や神経組織に多い)
γ-アミノ酪酸	$H_2N-\overset{\gamma}{C}H_2-\overset{\beta}{C}H_2-\overset{\alpha}{C}H_2-COOH$	制御性神経伝達物質（脳内に多い）
δ-アミノレブリン酸	$H_2N-\overset{\delta}{C}H_2-\underset{O}{\overset{\gamma}{C}}-\overset{\beta}{C}H_2-\overset{\alpha}{C}H_2-COOH$	ポルフィリン（ヘム）合成中間体
タウリン	$H_2N-CH_2-CH_2-SO_3H$	一次胆汁酸（タウロコール酸, タウロケノデオキシコール酸）の構成分子（肝臓に多い）
ホモシステイン	$HS-CH_2-CH_2-CH-COOH$　NH$_2$	メチオニン代謝中間体
チロキシン		甲状腺ホルモン

DNAの遺伝暗号にコードされた20種類のアミノ酸以外に，体内には**翻訳後修飾**によってタンパク質中に存在しているアミノ酸や，代謝中間体として生じたアミノ酸，あるいはそれ自体を目的につくられたアミノ酸など，いわゆる特殊なアミノ酸が存在している（**表9-3**）。例えば，コラーゲンに多い4-ヒドロキシプロリンや3-ヒドロキシプロリン，5-ヒドロキシリシンは翻訳後修飾で，これらの生成にはビタミンCが必要である。尿素回路（オルニチン回路）で生じるオルニチンやシトルリンは代謝中間体である。

タウリンはカルボキシ基をもたないので，厳密にはアミノ酸ではないが，体内では含硫アミノ酸のシステインから生合成される物質である。チロキシンはチロシンから生合成される甲状腺ホルモンである。タンパク質を構成するアミノ酸は α-アミノ酸であるが，β-アミノ酸には**β-アラニン**，γ-アミノ酸には**γ-アミノ酪酸**（GABA），δ-アミノ酸には**δ-アミノレブリン酸**（δ-ALA）などがある（**表9-3**）。

β-アラニン
　ジペプチドであるカルノシンの構成成分。

γ-アミノ酪酸
（GABA）
　神経伝達物質。

δ-アミノレブリン酸（δ-ALA）
　ヘムの構成成分。ポルフィリンの合成原料で，グリシン，スクシニルCoA，ビタミンB$_1$から合成。

2. ペプチド

2.1 ペプチド結合

ペプチド結合は，隣り合ったアミノ酸のカルボキシ基とアミノ基から水分子（H_2O）がとれてできる**脱水縮合**の1つである（図9-5）。アミノ酸がペプチド結合しているものを**ペプチド**といい，結合しているアミノ酸数で**ジペプチド，トリペプチド，テトラペプチド**などとよばれる。アミノ酸数が2〜10個程度のペプチドを**オリゴペプチド**といい，それ以上を**ポリペプチド**，おおむね50個以上の場合には**タンパク質**とよぶ。

ペプチドやタンパク質の両端にあるアミノ酸にはペプチド結合に使われていないアミノ基かカルボキシ基のいずれかがあり，アミノ基側を**N末端**（アミノ末端），カルボキシ基側を**C末端**（カルボキシ末端）という。

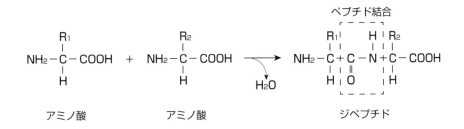

アミノ酸　　　　　　　アミノ酸　　　　　　　　　　ジペプチド

図9-5　2つのアミノ酸間で水分子がとれてできるペプチド結合

2.2 体内の生理活性ペプチド

体内で生理活性を有するペプチドでは，ペプチドホルモンが代表的である。ペプチドホルモンには，視床下部ホルモン，下垂体ホルモン，膵臓ホルモン，甲状腺ホルモン，消化管ホルモンなどがある（表9-4）。

インクレチンは食事由来の栄養素に応答して，消化管に存在する内分泌細胞から分泌され，血糖依存的にインスリン分泌を促進するホルモンの総称である。インクレチンの**GLP-1**は，食後すぐに小腸下部の腸内分泌細胞であるL細胞から血中に分泌され，膵島β細胞からのインスリン分泌を促進する。分泌されたインクレチンは，血中のジペプチジルペプチダーゼ-4（DPP-4）によって速やかに不活性化される。このため2型糖尿病の食後高血糖改善薬の1つとして，DPP-4阻害薬の開発が進められている（図9-6）。

インクレチン
(incretin)
　intestine secretion insulinの略。

GLP-1
　glucagon-like peptide-1の略。表9-4参照。

表9-4　ペプチドホルモンの種類と作用

種　　類	アミノ酸の数	作　　用	産　　生
グレリン	28個	脳下垂体に作用し，成長ホルモンの分泌促進。視床下部に作用し，食欲増進	胃
レプチン	146個	視床下部に作用し，食欲抑制。また交感神経亢進によりエネルギー代謝を増大	肥満細胞
グルカゴン	29個	肝細胞に作用してグリコーゲン分解を促進させ，血糖値を上昇	膵臓ランゲルハンス島α細胞
インスリン	A鎖（21）-S-S-B鎖（30）	脂肪組織や骨格筋の細胞に作用してGLUT4を細胞膜に浮上させ，血糖値を低下	膵臓ランゲルハンス島β細胞
パラトルモン	84個	破骨細胞の形成を増やし骨吸収を促進して血中カルシウム濃度を上昇	副甲状腺（上皮小体）
カルシトニン	32個	破骨細胞の形成を抑制し骨形成を促進して血中カルシウム濃度を低下	甲状腺
ガストリン	17個	胃主細胞からのペプシノーゲン分泌を促進。胃壁細胞からの胃酸分泌を促進	胃の幽門部（G細胞）
セクレチン	27個	G細胞からのガストリン放出を抑制して胃酸分泌を抑制	十二指腸・小腸上部（S細胞）
コレシストキニン	33個	胆嚢を収縮させ胆汁と膵液の分泌を促進	十二指腸・空腸（I細胞）
GIP（胃抑制ペプチド，グルコース依存性インスリン分泌刺激ポリペプチド）	43個	インスリン分泌促進。胃液分泌抑制。胃の排出運動抑制	小腸上部（K細胞）
GLP-1（グルカゴン様ペプチド-1）	29個あるいは30個	インスリン分泌促進。グルカゴン分泌抑制。胃液分泌抑制。食欲抑制	小腸下部（L細胞）
VIP（血管作動性腸管ペプチド）	28個	消化管や血管の平滑筋を弛緩させ，小腸分泌を促進	腸，膵臓ほか多くの組織
モチリン	22個	腸平滑筋の収縮と運動を促進	十二指腸
ソマトスタチン	14個あるいは28個	成長ホルモン分泌抑制。インスリン・グルカゴン分泌抑制。胃酸分泌抑制	膵臓ランゲルハンス島δ細胞

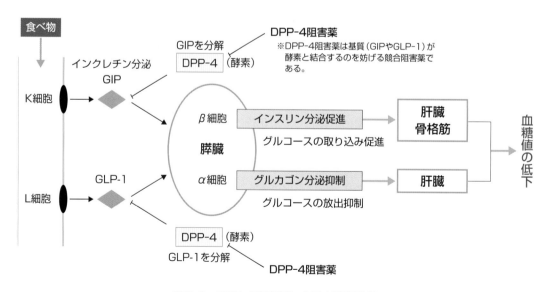

図9-6　DPP-4阻害薬による血糖値改善

3. タンパク質

3.1 タンパク質の構造

　タンパク質は，20種のアミノ酸がDNAの遺伝情報（遺伝コード）にしたがって多数がペプチド結合した**高分子化合物**である。20種のアミノ酸の平均分子量は約137なので（表9-1），仮に100個のアミノ酸が結合したとすると，$(137 \times 100) - (18 \times 99) = 11,918$となる。$18 \times 99$はペプチド結合の形成で水分子がとれる分である。このように，タンパク質の分子量はアミノ酸配列によって決まるが，このアミノ酸配列はタンパク質の大きさだけではなく，立体構造にも影響する。

（1）一次構造

　DNAの遺伝コードで決まるタンパク質のポリペプチド鎖のアミノ酸配列を**タンパク質の一次構造**という。一次構造はペプチド結合という共有結合でできている。

（2）二次構造

　タンパク質のポリペプチド鎖による部分的な立体構造を**タンパク質の二次構造**という。タンパク質の二次構造には，繰り返される一定の形状をもった**αヘリックス構造**（3.6残基で1回転する右巻きらせん構造），**βシート構造**（平行型と逆平行型のある平面構造），**ランダム構造**（ランダムコイル）がある。二次構造はペプチド結合間での水素結合によってできている（図9-7）。

（3）三次構造

　タンパク質を構成するアミノ酸のα炭素についたアミノ基とカルボキシ基はペプチド結合に使われているが，α炭素には両官能基以外に水素原子と1つの側鎖がついている。この側鎖間で働く種々の相互作用により，ポリペプチド鎖間での立体構

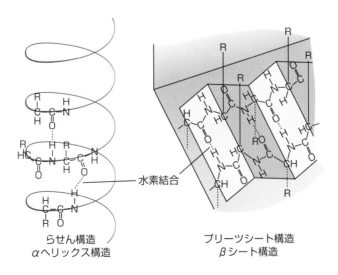

水素結合

らせん構造
αヘリックス構造

プリーツシート構造
βシート構造

図9-7　タンパク質の二次構造[1]

造が形成される。**タンパク質の三次構造**とは，分子全体の立体構造のことをいう。側鎖間で働く相互作用には，ジスルフィド結合（S-S結合），イオン結合（静電結合），水素結合，疎水的相互作用（疎水結合）が関与する（図9-8）。この中で最も強力なのは共有結合のジスルフィド結合であるが，三次構造に最も大きく寄与するのは疎水的相互作用である。

　タンパク質はすべてポリペプチド鎖がとる比較的安定な立体構造によって特徴づけられると思われがちであるが，真核生物のタンパク質では規則的な立体構造をとらない非構造化タンパク質が30%以上存在している。これらは偏ったアミノ酸配列をもち，シグナル伝達や転写，細胞分裂過程の制御等に関与している。

（4）四 次 構 造

　三次構造をもったポリペプチド鎖が，非共有結合でいくつか会合してできた立体

ヒートショックプロテイン（HSP）

　熱タンパク質やストレスタンパク質ともよばれ，高次構造が壊れたタンパク質の修復などにおいて補助的な役割を果たしている。

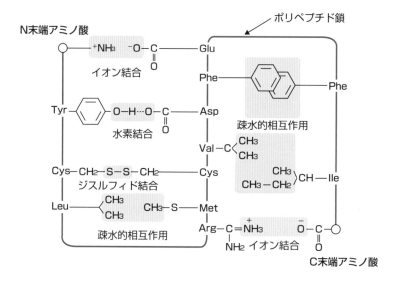

図9-8　タンパク質の三次構造に関与する側鎖間[1]

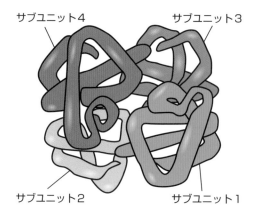

図9-9　タンパク質の四次構造（四量体の例）[2]

構造を**タンパク質の四次構造**という。各ポリペプチド鎖を**サブユニット**といい，会合体を**オリゴマー**という。サブユニットの数により，二量体（ダイマー），三量体（トライマー，トリマー），四量体（テトラマー）（**図9-9**）などとよぶ。サブユニット間で働く相互作用には，疎水的相互作用，水素結合，イオン結合が関与する。すべてのタンパク質が四次構造をとるわけではなく，三次構造のみで機能するタンパク質もある。このようなタンパク質を単量体タンパク質といい，ペプシンやトリプシン，ミオグロビンなどがある。

オリゴマー
　サブユニットが少数結合した会合体。

　ヒト成人のヘモグロビンはαサブユニットとβサブユニットとよばれる2種類のサブユニット（α，β）がそれぞれ2個ずつ会合した四量体構造（$\alpha_2\beta_2$）をしている。各サブユニットはグロビンとよばれるポリペプチド鎖に，補欠分子族のヘムが結合したものである。

　一般的にタンパク質の高次構造とは，二次構造〜四次構造までをいう。

3.2　タンパク質の分類

（1）形状による分類

　タンパク質の立体構造は，形状的に球状タンパク質と繊維状タンパク質に分けられる。**球状タンパク質**は，ポリペプチド鎖が折りたたまれ，全体的に丸みをおびた形で，一般的に内側には疎水性アミノ酸の側鎖が多く集まり，表面には親水性アミノ酸の側鎖が多く出ている。この例外は膜タンパク質である。球状タンパク質には酵素タンパク質，アルブミン，グロビンなどがある。

　繊維状タンパク質は，楕円から外れた細長い形状で，ポリペプチド鎖全体がαヘリックスやβシート構造の規則的な構造をとっている。繊維状タンパク質にはコラーゲン，エラスチン，ケラチン，ミオシン，フィブロイン，フィブロネクチンなどがある。コラーゲンは，細胞外基質（細胞外マトリックス）の主成分で，真皮，靱帯，腱，骨，軟骨などに多くみられる（右巻きの三本鎖ヘリックス）。**ケラチンは細胞骨格**を構成するタンパク質の1つで，毛髪のほか，皮膚や爪，角などにもみられる。

（2）組成による分類

　タンパク質を加水分解した場合，アミノ酸のみを生じるタンパク質を**単純タンパク質**，アミノ酸以外の物質も生じるタンパク質を**複合タンパク質**という。アミノ酸以外の物質は補欠分子族とよばれ，この違いにより複合タンパク質は糖タンパク質，リポタンパク，ヘムタンパク質，金属タンパク質，フラビンタンパク質，リンタンパク質，核タンパク質などに分類される（**表9-5**）。

（3）溶解性による分類

　単純タンパク質を溶解性で分類すると，アルブミン，グロブリン，グルテリン，プロラミン，ヒストン，プロタミン，アルブミノイド（硬タンパク質）などに分類される（**表9-6**）。

（4）機能による分類

　タンパク質の体内での働きによって，酵素タンパク質，貯蔵タンパク質，輸送タ

表9-5　複合タンパク質の種類とその例

種　類	補欠分子族	簡易説明	例
糖タンパク質	糖，アミノ糖	アスパラギン酸残基のアミノ基と糖が結合しているN結合型，セリンまたはスレオニン残基のヒドロキシ基と糖が結合しているO結合型	ムチン（唾液），アビジン（卵白），オボムチン（卵白），オボムコイド（卵白），トランスフェリン（血漿），セルロプラスミン（血漿），フィブリノーゲン（血漿），エリスロポエチン（血漿），γ-グロブリン（血漿），卵胞刺激ホルモン，黄体形成ホルモン，甲状腺刺激ホルモン
リポタンパク	中性脂肪，コレステロール，リン脂質	トリアシルグリセロール，コレステロール，リン脂質とタンパク質の複合体	カイロミクロン，VLDL，IDL，LDL，HDL（血漿）のほか，リポビテリン，リポビテレニン（卵黄）
ヘムタンパク質	鉄プロトポルフィリン	ヘムは2価の鉄原子とポルフィリンからなる錯体	ヘモグロビン（血液），ミオグロビン（筋肉），ニューログロビン（脳），サイトグロビン（全身の組織）
金属タンパク質	Fe, Zn, Cu, Mn, Mg, Ni, Seなど	鉄，亜鉛，銅，マンガン，マグネシウム，ニッケル，セレン等の金属が直接結合しているタンパク質	シトクロム（ヘム，鉄），カタラーゼ（鉄），トランスフェリン（鉄），フェリチン（鉄），アルコールデヒドロゲナーゼ（亜鉛），炭酸脱水酵素（亜鉛），DNAポリメラーゼ（亜鉛），ポリフェノールオキシダーゼ（銅），ヘモシアニン（軟体動物・甲殻類，銅），シトクロムcオキシダーゼ（銅），アルギナーゼ（マンガン），グルコース6-ホスファターゼ（マグネシウム），ヘキソキナーゼ（マグネシウム），ウレアーゼ（ニッケル），グルタチオンペルオキシダーゼ（セレン）
色素タンパク質	クロロフィルなど	金属あるいは色素を補欠分子族として結合しているタンパク質	ヘムタンパク質，金属タンパク質を参照。ロドプシン（視紅，網膜）
フラビンタンパク質	リボフラビン	FADやFMNなどリボフラビンの誘導体を補欠分子族として結合しているタンパク質。別名：フラボプロテイン	コハク酸デヒドロゲナーゼ（クエン酸回路，電子伝達系複合体Ⅱ），L-アミノ酸オキシダーゼ，キサンチンオキシダーゼ，オボフラボプロテイン（卵白）
リンタンパク質	リン酸	タンパク質のヒドロキシ基（セリンなど）にリン酸がエステル結合したもの	カゼイン（牛乳），オボビテリン（卵黄）
核タンパク質	DNA, RNA	核酸とタンパク質の複合体で，デオキシリボ核タンパク質，リボ核タンパク質	ヌクレオヒストン，ヌクレオプロタミン，リボソーム，ヌクレオソーム

ンパク質，調節タンパク質（情報タンパク質），収縮タンパク質，構造タンパク質，防御タンパク質などに分類される（表9-7）。酵素タンパク質として，トリプシンやキモトリプシンはタンパク質の加水分解に，リパーゼは中性脂肪の加水分解に関係している。輸送タンパク質として，トランスフェリンは鉄の輸送に，セルロプラスミンは銅の輸送に関係している。なお，セルロプラスミンは鉄の酸化還元酵素としての働きを有し，鉄の輸送やヘモグロビン合成に関与する。

3.3　タンパク質の性質

（1）電気的性質

　タンパク質は両性高分子電解質で，多くの正電荷と負電荷をもっているので，適

表9-6　単純タンパク質の分類とその例

分　類	溶解性					特　徴	例
	水	希塩類	希酸	希アルカリ	エタノール(60〜80%)		
アルブミン	○	○	○	○	×	動植物に広く存在	血清アルブミン（血液） ラクトアルブミン（乳） オボアルブミン（卵）
グロブリン	×	○	○	○	×	動植物に広く存在	血清グロブリン（$\alpha_1, \alpha_2, \beta, \gamma$ [γ-グロブリンは免疫グロブリン]） （血液） アクチン・ミオシン（筋肉） ラクトグロブリン（乳） オボグロブリン（卵）
グルテリン	×	×	○	○	×	植物種子に存在	グルテニン（小麦） ホルデニン（大麦） オリゼニン（米）
プロラミン	×	×	○	○	○	植物種子に存在	グリアジン（小麦） ホルデイン（大麦） ツェイン（とうもろこし）
ヒストン	○	○	○	×	×	核内でDNAとヌクレオヒストンを形成。塩基性タンパク質	コアヒストン (H2A,H2B,H3,H4)
プロタミン	○	○	○	○	×	動物精子の核DNAと複合体を形成。塩基性タンパク質	クルペイン（ニシン精子） サルミン（サケ精子） スコンブリン（サバ精子）
アルブミノイド	×	×	×	×	×	動物の保護組織や結合組織に存在	コラーゲン（皮膚，軟骨） エラスチン（腱，靱帯） ケラチン（毛髪，爪）

当な条件では両性イオンとなる。タンパク質の電荷は溶液のpHによって変化し，それに伴い，タンパク質の立体構造も変化を受ける。

（2）水への溶解性

　タンパク質の溶解性は構成しているアミノ酸の性質によって影響を受ける。一般的に低濃度の塩溶液中では溶解性が増し（塩溶），高濃度の塩溶液中では沈殿する（塩析）。また，タンパク質の総電荷がゼロとなるpHをタンパク質の等電点（pI）といい，等電点においてはタンパク質分子間の引力が大きくなるため沈殿する（等電点沈殿）。沈殿するとは，タンパク質の溶解性が最小となることを意味する。このほかに，タンパク質は強酸（トリクロロ酢酸や塩酸）やアルコール（メタノールやエタノール，プロパノール），有機溶媒（アセトンやクロロホルム），水溶性ポリマー（ポリエチレングリコールやデキストラン）などでも沈殿する。

（3）変　　性

　タンパク質の一次構造はそのままで，二次構造以上の高次構造が壊されて，タンパク質本来の物性や機能が変化してしまうことをタンパク質の**変性**という。酵素の場合には活性を失ったりする（失活）。変性の原因には，加熱，凍結，乾燥，高圧，紫外線，X線，超音波，撹拌などの物理的な因子と，強酸性，強アルカリ性，有機

表9-7　タンパク質の機能による分類とその例

分　　類	例
酵素タンパク質	アミラーゼ（デンプンの加水分解） ペプシン（タンパク質の加水分解） トリプシン（タンパク質の加水分解） リパーゼ（中性脂肪の加水分解）
貯蔵タンパク質	オボアルブミン（卵白） グリアジン（小麦） カゼイン（牛乳） フェリチン（多くの生物の鉄の貯蔵）
輸送タンパク質	トランスフェリン（鉄の輸送） ヘモグロビン（酸素の輸送） セルロプラスミン（銅の輸送） カイロミクロン・VLDL・IDL・LDL・HDL（脂質の輸送） 血清アルブミン（脂肪酸やビリルビン，無機イオン，酸性薬物などの輸送）
調節タンパク質	転写因子ⅡA（転写の開始） トロポミオシン・トロポニン（筋収縮） インスリン（血糖値低下），グルカゴン（血糖値上昇） カルシトニン（血中カルシウム濃度低下，骨形成），パラトルモン（血中カルシウム濃度上昇，骨吸収）
収縮タンパク質	アクチン・ミオシン（筋収縮）
構造タンパク質	コラーゲン（真皮，靱帯，腱，骨，軟骨，血管，角膜など） エラスチン（真皮，項靱帯，血管など） ケラチン（毛髪，皮膚，爪，角など） フィブロイン（カイコの絹糸，昆虫の繭糸）
防御タンパク質	トロンボプラスチン・トロンビン（血液凝固） フィブリノーゲン・フィブリン（血液凝固） 免疫グロブリン（IgA，IgD，IgE，IgG，IgM）（抗体）
毒素タンパク質	ボツリヌス毒素，ジフテリア毒素，テタヌス毒素（テタノスパスミン），エンテロトキシン，リシン（ヒマ種子）

溶媒，重金属塩，界面活性剤，変性剤（尿素・グアニジン塩酸塩）などの化学的な因子がある。

　一般的に，タンパク質の変性は不可逆的な変化である。しかしながら，リボヌクレアーゼのように，変性して活性を失っても，条件を変えると酵素活性を取り戻す（再生）といった可逆的な場合もある。変性タンパク質では，サブユニット間の解離やポリペプチド鎖のランダムコイル構造への変化などがみられる。

引用文献

1）木元幸一，後藤潔，大西淳之編著：Nブックス　四訂　生化学，建帛社，p.32，2021
2）前掲書1），p.33

第10章 タンパク質・アミノ酸の代謝

タンパク質は高分子化合物であるため，食事で摂取したタンパク質が吸収されるためには，必ず消化酵素による加水分解を受けなければならない。タンパク質は管内で消化を受けた後，膜消化を受け，**アミノ酸またはジペプチド，トリペプチド**として小腸粘膜上皮細胞から吸収される。

糖質や脂質と異なり，タンパク質（アミノ酸）はアミノ基をもつため，その代謝過程で生じる有害な**アンモニア**（NH_3）を肝臓にある**尿素回路（オルニチン回路）**で処理している。

1. タンパク質の消化

タンパク質の消化の第一段階は胃内で行われる。食物による嗅覚刺激や味覚刺激，または条件反射によって大脳が刺激を受けると，副交感神経機能の迷走神経がその刺激を胃底腺の壁細胞と幽門腺のG細胞に伝える。壁細胞からは胃酸（塩酸）が分泌され，G細胞からは**ガストリン**が分泌される。ガストリンは壁細胞からの塩酸分泌や主細胞からのペプシノーゲン分泌，副細胞からの粘液（ムチン）分泌を促進する。

ペプシノーゲンは**プロ酵素**（チモーゲン，酵素前駆体）で，胃液の酸性条件下で自己触媒的にN末端側の46個のアミノ酸を取り除き，ペプシン（最適pH＝2）となって活性化する。ペプシンはエンドペプチダーゼで，タンパク質のポリペプチド鎖内部の特定アミノ酸配列のN末端側を加水分解して，ペプチド断片（ポリペプチドやオリゴペプチド）の混合物であるペプトンを生じる。主な消化酵素とその作用を**図10-1**に示す。

胃内容物が十二指腸に到達すると，S細胞から**セクレチン**が分泌され，セクレチンは胃酸分泌を抑制し，重炭酸イオン（HCO_3^-）を多く含む膵液の分泌を促進する。さらに十二指腸や空腸のＩ細胞からはコレシストキニンが分泌され，コレシストキニンは膵腺房細胞からの消化酵素に富んだ膵液の分泌を促進するとともに，小腸上皮粘膜細胞からのエンテロペプチダーゼの分泌も促進する。エンテロペプチダーゼは膵液に含まれるプロ酵素であるトリプシノーゲンのN末端からヘキサペプチドを切り離し，トリプシノーゲンをトリプシンとする。

トリプシンはエンドペプチダーゼで**自己活性化**を行う。また，ほかのプロ酵素であるキモトリプシノーゲンやプロエラスターゼ，プロカルボキシペプチダーゼＡおよびＢの一部を加水分解し，それぞれキモトリプシン，エラスターゼ，カルボキ

プロ酵素

プロエンザイム，チモーゲンともよばれる。不活性型の酵素の前駆体であり，加水分解や構造変化によって活性型の酵素となる。ペプシノーゲンは，消化酵素ペプシンの不活性型前駆体であるが，胃液に含まれる胃酸によってpHが低下すると構造変化して活性型のペプシンとなる。

自己活性化

トリプシンは，不活性型の前駆体トリプシノーゲンとして消化管に分泌され，エンドペプチダーゼによって自己分解により活性化されること。

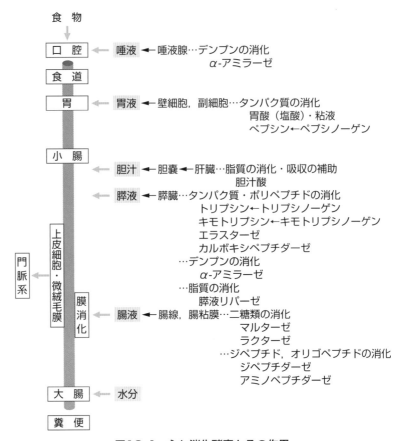

食　物

口　腔　←　唾液　←　唾液腺…デンプンの消化
　　　　　　　　　　　　α-アミラーゼ

食　道

胃　←　胃液　←　壁細胞，副細胞…タンパク質の消化
　　　　　　　　　　胃酸（塩酸）・粘液
　　　　　　　　　　ペプシン←ペプシノーゲン

小　腸

←　胆汁　←　胆嚢←　肝臓…脂質の消化・吸収の補助
　　　　　　　　　　胆汁酸

←　膵液　←　膵臓…タンパク質・ポリペプチドの消化
　　　　　　　　　トリプシン←トリプシノーゲン
　　　　　　　　　キモトリプシン←キモトリプシノーゲン
　　　　　　　　　エラスターゼ
　　　　　　　　　カルボキシペプチダーゼ
　　　　　　　…デンプンの消化
　　　　　　　　　α-アミラーゼ
　　　　　　　…脂質の消化
　　　　　　　　　膵液リパーゼ

←　腸液　←　腸腺，腸粘膜…二糖類の消化
　　　　　　　　　マルターゼ
　　　　　　　　　ラクターゼ
　　　　　　　…ジペプチド，オリゴペプチドの消化
　　　　　　　　　ジペプチダーゼ
　　　　　　　　　アミノペプチダーゼ

大　腸　←　水分

糞　便

図10-1　主な消化酵素とその作用

シペプチダーゼAおよびBとして活性化する。カルボキシペプチダーゼAおよびB
は，ポリペプチド鎖のC末端のアミノ酸を1つずつ切り離していくエキソペプチダ
ーゼである。

　一般的に，口腔，胃，小腸で行われる消化を管腔内消化とよぶ。タンパク質は胃
と小腸で管腔内消化を受け，さらに小腸上皮細胞の微絨毛膜に存在するアミノペプ
チダーゼやジペプチダーゼによる膜消化を受け，アミノ酸やジペプチド，トリペプ
チドとなって吸収される。

2. アミノ酸,ジペプチド,トリペプチドの吸収

　アミノ酸やジペプチド，トリペプチドは，脂溶性物質のような単純拡散の形では
吸収されない。これらの吸収には輸送体（トランスポーター）が必要である。小腸上
皮細胞の管腔膜において，ほとんどのアミノ酸は濃度勾配に逆らって輸送されるの
で**二次性能動輸送**である。例えば，中性アミノ酸ではグルコース輸送の場合と似
て，管腔膜側（消化管管腔側）ではNa^+依存性共輸送体（Na^+との共輸送）で輸送さ
れ，反管腔膜側（血管側）ではNa^+非依存性の促進拡散型輸送体で血液中へ放出さ

二次性能動輸送
　能動輸送は，ATP
のエネルギーを直接
的あるいは間接的に
利用して，濃度勾配
に逆らって物質を輸
送する。ATPの代
謝エネルギーを直接
的に用いる場合が一
次性能動輸送。例と
してナトリウム，カ
リウム，カルシウム
などの輸送。一次性
能動輸送により生じ
るイオンの濃度勾配
のエネルギーを利用
する場合が二次性能
動輸送。アミノ酸や
ラクトースなど。

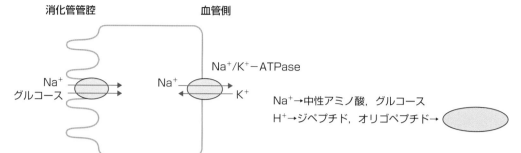

図10-2　アミノ酸，ジペプチドの輸送

れる。ジペプチドやトリペプチドの吸収も二次性能動輸送によるが，この場合は H^+ との共輸送による（オリゴペプチド輸送体）（図10-2）。いずれの場合も複数の輸送体が存在し，特に酸性アミノ酸や塩基性アミノ酸の場合はより複雑である。なお，オリゴペプチド輸送体は β-ラクタム系抗生物質など薬剤の吸収に関わっている。

　小腸上皮細胞に吸収されたオリゴペプチドの多くは，細胞内で加水分解されアミノ酸となってから門脈血中に放出される。しかしながら，食肉および魚肉などの筋肉中に多いカルノシンやアンセリンなどの**イミダゾールジペプチド**や，コラーゲンに多いプロリンやヒドロキシプロリンを含むジペプチドやトリペプチドなどは吸収された後，加水分解されずにそのまま門脈血へ移行する。

3.　窒素出納と代謝回転

　健康な成人が十分な栄養を摂取している場合，一般的に**窒素出納**は平衡状態にある。窒素出納とは窒素の支出と収入，すなわち，窒素（N）の食事からの摂取量と体外への排泄量との関係を表し，①N摂取量＝N排泄量の場合が窒素平衡である。②N摂取量＞N排泄量の場合を正の窒素出納，③N摂取量＜N排泄量の場合を負の窒素出納という。

　窒素出納が正となるのは，子どもの成長期や妊娠期，運動や筋トレによる筋肉増量期，絶食後の再摂食時などである。逆に，窒素出納が負となるのは，絶食時や飢餓，必須アミノ酸が不足した食事をしているときである。また，老衰の場合，手術後の1週間程度，その他ストレスがある状態のときなども窒素出納が負となる。

　窒素出納（＝0）維持のための日本人の動物性タンパク質の必要量は，成人で 0.65 g/kg体重/日であると推定されている（**日本人の食事摂取基準**）。これより，例えば体重60kgのヒトでは39g/日となるが，摂取するタンパク質の種類によって栄養価が異なることなどを考慮し，1日当たりの推奨量は39gよりも大きな値となっている。ヒトは毎日食事で摂取するタンパク質量よりも多くの量のタンパク質を体内で合成・分解（ターンオーバー）している。これは，タンパク質には寿命があり，

イミダゾールジペプチド
　イミダゾール基をもつヒスチジンが結合したジペプチド。カルノシンはヒスチジン-β-アラニン，アンセリンはメチルヒスチジン-β-アラニンでカルシウム輸送や抗酸化作用をもつ。

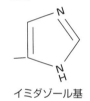

イミダゾール基

日本人の食事摂取基準
　日本人の健康を維持・増進するために，厚生労働省が作成したエネルギーや各種栄養素を摂取するための基準値（推奨量，目安量など）である。2005年より以前は「日本人の栄養所要量」とよばれていた。5年に1回改定され，2020年版が最新版である。

酸化や変性，分解，化学修飾などを受け，タンパク質が機能を果たせなくなるからである。

　タンパク質の合成・分解は，タンパク質の種類によって異なっている。肝臓，腎臓，心臓のタンパク質は半減期が短く，皮膚や筋肉は長い。赤血球の寿命は約120日（約4か月）であるので，絶えず供給されている。ヘモグロビンの半減期はその半分の約60日（約2か月）である。さらに半減期が短い血液中タンパク質として，血清タンパク質の約60％を占めるアルブミンの半減期は約20日，約20％を占めるγ–グロブリン（主としてIgG）の半減期は約25日である。さらに血漿中にはトランスフェリン（半減期約8日），トランスサイレチン（プレアルブミン）（半減期約2日），レチノール結合タンパク質（RBP）（半減期約0.5日）などの**急速代謝回転タンパク質**（rapid turnover protein：RTP）とよばれる半減期の短いタンパク質（短半減期タンパク質）が存在する。アルブミン値などは比較的長期間のタンパク質の栄養状態の評価指標として，血清トランスサイレチン値などは短期間のタンパク質の栄養状態の評価指標として用いられる。

急速代謝回転たんぱく質（RTP）
　アルブミンの半減期に比べて，半減期が短く，代謝回転速度の速いタンパク質で，短期間のタンパク質の栄養状態の指標として利用される。

4. タンパク質分解系とアミノ酸プール

　細胞内におけるタンパク質の分解系は複数知られ，代表的なものにユビキチン・プロテアソーム系がある（**図10-3**）。**ユビキチン**は76個のアミノ酸からなるタンパク質である。標的となるタンパク質のリシン残基の側鎖のアミノ基とイソペプチド結合することで，分解対象タンパク質の目印となる。**プロテアソーム**は33種類66サブユニットからなる巨大なタンパク質分解酵素複合体である。この複合体は，ポリユビキチン化されたタンパク質を円筒状の内部に取り込み，ATP依存的に加水分解する。タンパク質に結合したユビキチンは，イソペプチダーゼによって切り離され再利用される。この経路の異常は若年性パーキンソン病やリドル症候群，乳がんや卵巣がん，ヒトパピローマウイルス（HPV）誘発性子宮頸がんなどの発症に関わっている。

　細胞内タンパク質の分解はリソソームでもおこる。リソソームは酸性域（pH5）

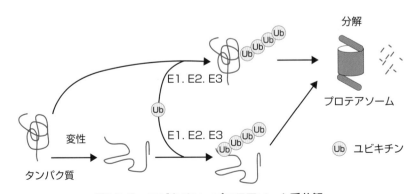

図10-3　ユビキチン・プロテアソーム系分解

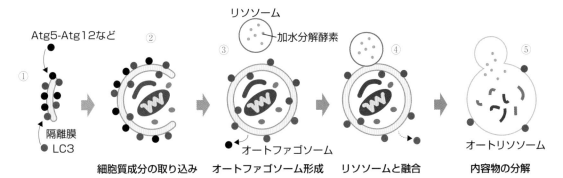

① 細胞が飢餓，酸化ストレスなどにより，細胞質に小胞（隔離膜）が出現。
② 隔離膜は細胞質成分やミトコンドリアなどを取り込みながら伸長。
③ 隔離膜の先端が融合し，オートファゴソーム（AP）を形成。
④ APが加水分解酵素を含むリソソームと融合。
⑤ リソソーム内の酵素が内容物を分解。
⑥ 自己消化で得られたアミノ酸はリサイクル。
　　Atg5，Atg12，LC3：ユビキチン様タンパク質

図10-4　オートファジー経路分解

に至適pHをもつ約60種類の酸性加水分解酵素を含み，タンパク質をはじめ種々の高分子化合物を構成単位まで加水分解できる。特にリソソーム内のタンパク質分解酵素（プロテアーゼ）を総称してカテプシンとよぶ。

　リソソームに分解基質が提供される経路には2つあり，**オートファジー**（自食作用）**経路**（図10-4）と**エンドサイトーシス経路**である。エンドサイトーシス経路は主として細胞外からの大きな異物等を取り込むのに有効で，飲作用（ピノサイトーシス）と食作用（ファゴサイトーシス），受容体介在性エンドサイトーシスなどによる。特に，飲作用は細胞外成分や細胞膜成分の分解利用に関与し，タンパク質の代謝回転や栄養成分の供給にとって重要である。

　さらに，タンパク質分解系にはカスパーゼやカルパインなどのタンパク質分解酵素によるものがある。カスパーゼはプログラム細胞死である**アポトーシス**の実行の際に活性化される。カルパインはカルシウムで活性化されるタンパク質分解酵素（カルシウム依存性プロテアーゼ）で，ほとんどの細胞に存在するが，リソソーム内にあるカテプシンとは別のものである。カルパインはプロテアソームとともにタンパク質の代謝回転に関与するが，細胞の増殖や分化などの制御にも関わっている。

　以上のような種々のシステムを用い，不要になったタンパク質を分解して，新たに必要なタンパク質を合成するためのアミノ酸を供給している。食事由来のタンパク質も消化・吸収によってアミノ酸となり，血液中に入り細胞内に取り込まれる。細胞はこれらの遊離アミノ酸を利用して，必要なタンパク質を遺伝子情報に基づいて合成している。タンパク質合成のための遊離アミノ酸には常に動きがあるが，ある一定量はストックされているようにみえる。この定常状態にみえる遊離アミノ酸の総体を，**アミノ酸プール**とよんでいる。

オートファジー経路
　十分に栄養が供給された状態でも恒常的におこっているが，飢餓状態におかれた細胞を助ける働きがある。オートファジーは，細胞自体の一部を分解することで栄養素を自給自足する仕組みである。

アポトーシス
　個体をよりよい状態に保つために予定されているプログラム細胞死。遺伝子により制御され，DNAの断片化，染色体の凝縮，細胞の収縮などを伴う。カスパーゼがアポトーシスの開始や調節において重要な役割を果たしている。

5. アミノ酸の代謝

5.1 アミノ酸という特殊性とアミノ酸の異化

　アミノ酸（タンパク質）は糖質や脂質と異なり，アミノ基（Nを含む）をもつため，細胞はN原子の処理方法と利用方法をもたなければならない。アミノ酸のアミノ基以外の部分（炭素骨格）は糖質や脂質と同様に，解糖系やクエン酸回路を利用して異化される。α-アミノ酸の代謝は，大きく分けて3段階である（図10-5）。

・第1段階：α-アミノ酸のアミノ基がアスパラギン酸またはアンモニアとして脱離する（アミノ酸の脱アミノ化・アンモニア遊離）。

・第2段階：アスパラギン酸のアミノ基あるいはアンモニアが尿素に変換される（尿素の生成）。

・第3段階：アミノ基が脱離して残ったアミノ酸の炭素骨格が異化される（糖質・脂質代謝中間体への変換）。

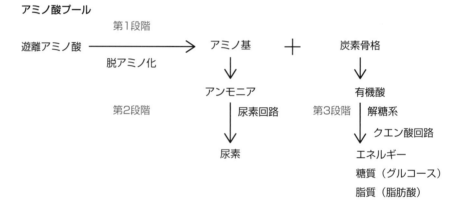

図10-5　アミノ酸の異化（概要）

5.2 アミノ酸代謝の第1段階（アミノ酸の脱アミノ化・アンモニア遊離）

（1）α-アミノ酸のアミノ基転移反応

　多くのアミノ酸の脱アミノ化は**アミノ基転移反応**（図10-6）による。この反応ではα位のアミノ基が脱離してケトン基（カルボニル基）で置き換わり，2-オキソ酸となる。脱離したアミノ基は2-オキソグルタル酸のα炭素に転移し，グルタミン

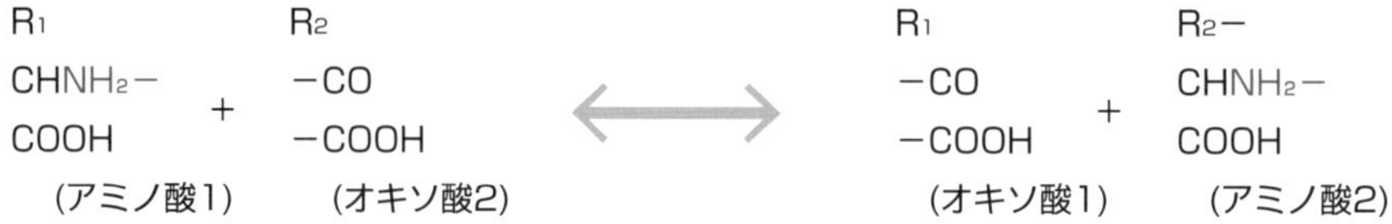

$$
\begin{array}{c}
R_1 \\
CHNH_2- \\
COOH \\
\text{（アミノ酸1）}
\end{array}
+
\begin{array}{c}
R_2 \\
-CO \\
-COOH \\
\text{（オキソ酸2）}
\end{array}
\longleftrightarrow
\begin{array}{c}
R_1 \\
-CO \\
-COOH \\
\text{（オキソ酸1）}
\end{array}
+
\begin{array}{c}
R_2- \\
CHNH_2- \\
COOH \\
\text{（アミノ酸2）}
\end{array}
$$

図10-6　アミノ基転移反応

酸を生成する。アミノ基転移反応は可逆的で，アミノトランスフェラーゼにより触媒され，補酵素としてビタミンB₆の活性型であるピリドキサール5′-リン酸（PLP）を必要とする。代表的なアミノトランスフェラーゼにはアラニンアミノトランスフェラーゼ（ALT）とアスパラギン酸アミノトランスフェラーゼ（AST）があり（図10-7），これらは**逸脱酵素**として肝機能等の指標となっている。ASTは肝細胞をはじめとして赤血球，心筋，骨格筋などに分布するが，ALTは特に肝細胞への分布が大きい。

　アラニンやアスパラギン酸以外のアミノ酸にも基質特異性が異なるアミノトランスフェラーゼが存在する一方，アミノ基転移反応の基質とならないアミノ酸がある（セリンとスレオニン）。また，アミノ酸の中には数段階の反応を受けた後でないとアミノ基転移反応による脱アミノ化を受けることができないアミノ酸もある（例：ヒスチジン，プロリンなど）。

　なお，アミノ基転移反応は一部の非必須アミノ酸の合成の際にも利用される。

（2）グルタミン酸の酸化的脱アミノ化反応（アンモニア遊離）

　グルタミン酸はミトコンドリア内膜を通過できる。グルタミン酸は，ミトコンドリア内でNAD⁺を補酵素とするグルタミン酸デヒドロゲナーゼにより，アンモニア（NH₄⁺）を遊離して2-オキソグルタル酸となる（図10-7）。これを**酸化的脱アミノ**

逸脱酵素
　炎症などで傷害を受け，細胞が壊れると，本来細胞内に存在している酵素が血液中に流出する。逸脱酵素の血液中の濃度を測定することによって，傷害を受けている組織や程度を推定することができる。AST，ALT，LDH（乳酸デヒドロゲナーゼ）などは臨床検査に用いられている。

アラニンアミノトランスフェラーゼ（ALT）

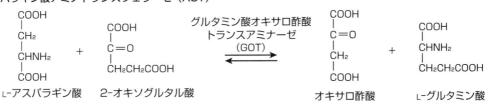

アスパラギン酸アミノトランスフェラーゼ（AST）

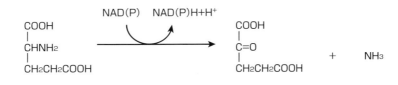

グルタミン酸デヒドロゲナーゼ

グルタミン酸からの脱アミノ反応

図10-7　アミノ基転移反応と脱アミノ反応

化とよぶ。この反応もアミノ基転移反応と同様に可逆的である。

　酸化的脱アミノ化反応以外にもアンモニアを遊離する反応がある。例えば，肝臓や腎臓のペルオキシソーム中に存在するL-アミノ酸オキシダーゼによる反応で，この酵素はフラビンモノヌクレオチド（FMN），またはフラビンアデニンジヌクレオチド（FAD）を補酵素として，L-アミノ酸から2-オキソ酸とアンモニアを生成する。またアミノ基転移反応の基質とならないセレンとスレオニンは，それぞれPLPを補酵素とするセリンデヒドラターゼとスレオニンデヒドラターゼによりアミノ基をアンモニアとして遊離する。

（3）グルタミンの加水分解（アンモニア遊離）

　肝臓，特に門脈周辺の肝細胞のミトコンドリアにはグルタミナーゼという酵素が多く発現しており，**グルタミンを加水分解してグルタミン酸とアンモニア**（NH_3）にする（**図10-8**）。グルタミナーゼは尿細管や小腸の上皮細胞にも存在し，グルタミンからアンモニアを遊離する。

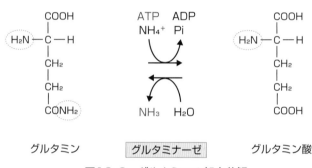

図10-8　グルタミンの加水分解

5.3　アミノ酸代謝の第2段階（尿素の生成）

　アミノ酸代謝の過程で遊離した有毒なアンモニアを処理するのは尿素回路（オルニチン回路）で肝臓にある（**図10-9**）。尿素はアミノ基2個を有する無害な化合物である。尿素のアミノ基の片方はアンモニア由来，もう片方はアスパラギン酸由来である。尿素の炭素は二酸化炭素（炭酸水素イオン：HCO_3^-）由来である。尿素の生成には次の5段階の酵素反応を経るが，尿素回路といわれる理由は第2段階から第5段階までの反応が一巡できるような環状になっているからである。

・第1段階：カルバモイルリン酸の生成（カルバモイルリン酸シンテターゼⅠ）…①
・第2段階：シトルリンの生成（オルニチンカルバモイルトランスフェラーゼ）…②
・第3段階：アルギニノコハク酸の生成（アルギニノコハク酸シンテターゼ）…③
・第4段階：アルギニンの生成（アルギニノコハク酸リアーゼ）…④
・第5段階：尿素の生成（アルギナーゼ）…⑤

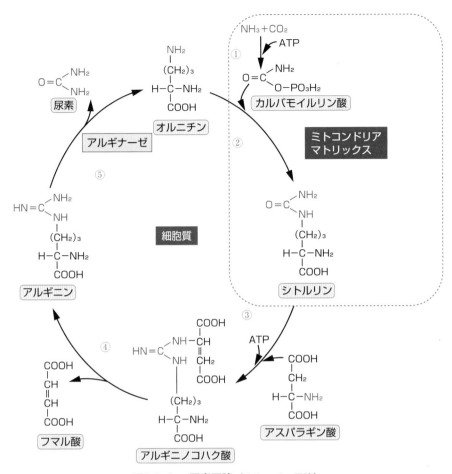

図10-9　尿素回路（オルニチン回路）

（1）カルバモイルリン酸の生成

　尿素回路の第1段階では，アンモニアと炭酸水素イオンから2分子のATPを消費して**カルバモイルリン酸**が生成する。この反応は，カルバモイルリン酸シンテターゼⅠ（CPSⅠ）（①）によって触媒される。CPSⅠは**アロステリック活性化因子**である*N*-アセチルグルタミン酸（NAG）を必要とする。NAGは*N*-アセチルグルタミン酸シンテターゼ（NAGS）によりアセチルCoAとグルタミン酸から生成されるが，NAGSはアルギニンによってアロステリックに活性化される。

（2）シトルリンの生成

　尿素回路の第2段階では，オルニチンの側鎖のアミノ基がカルバモイルリン酸を求核的に攻撃し，リン酸が脱離する置換反応によって**シトルリン**が生成する。この反応はオルニチンカルバモイルトランスフェラーゼ（②）によって触媒される。ここまでの反応は肝細胞のミトコンドリアマトリックスで行われ，生成したシトルリンはミトコンドリアマトリックスから細胞質ゾルへ輸送される。

アロステリック活性化
　活性化する部位とは別の部位に物質が結合することにより，酵素が活性化すること。

（3）アルギニノコハク酸の生成

　尿素回路の第3段階では，シトルリンのアミドのカルボニル基がMg^{2+}存在下で活性化したATPに求核的に攻撃し，シトルリン-AMPとなる。これにアスパラギン酸のアミノ基が求核的に攻撃してAMPが脱離することで**アルギニノコハク酸**が生成する。この反応はアルギニノコハク酸シンテターゼ（③）によって触媒される。

（4）アルギニンの生成

　尿素回路の第4段階では，アルギニノコハク酸からフマル酸が脱離し，**アルギニン**を生成する。この脱離反応はアルギニノコハク酸リアーゼ（④）（ヒスチジン残基が塩基として働く）によって触媒される。ここで生成するフマル酸は細胞質ゾル中でフマラーゼによりリンゴ酸となり，リンゴ酸2-オキソグルタル酸輸送体で内膜を通過し，ミトコンドリアマトリックスに入る。リンゴ酸はリンゴ酸デヒドロゲナーゼによりオキサロ酢酸となる（クエン酸回路）。オキサロ酢酸はASTによりアミノ基転移を受けてアスパラギン酸となり，グルタミン酸-アスパラギン酸輸送体で内膜を通過し，細胞質ゾルに入り，アルギニノコハク酸の生成反応に再利用される。

（5）尿素の生成

　尿素回路の第5段階では，アルギニンのグアニジウム基のC-N結合部分で加水分解がおこり，オルニチンが脱離して**尿素**を生成する。この反応はアルギナーゼ（⑤）によって触媒される。アルギナーゼは肝臓以外にはほとんど存在しないので，尿素回路は肝臓以外には存在しない。尿素は単純拡散により細胞膜を通過し，血液中に入り，最終的に腎臓から尿中へ排泄される。オルニチンは細胞質ゾルからミトコンドリア内に戻り，カルバモイルリン酸の生成に再利用される。

　尿素回路全体を通して，尿素1分子を合成するのに4分子相当のATPが消費されることになる。第4段階で生成したフマル酸が，クエン酸回路でオキサロ酢酸に変換されるときに1分子のNADHが生成するので，これをATPに換算すると2.5分子に相当する。しかしながら，オキサロ酢酸の約2/3がアスパラギン酸に変換されるか，ホスホエノールピルビン酸を介して糖新生に利用されることを考慮すると，肝臓としての獲得エネルギーはプラスにはならない。

5.4　アミノ酸代謝の第3段階（糖質・脂質代謝中間体への変換）

　α-アミノ酸は異化されていく数段階の反応の中でアミノ基が取り除かれ，炭素骨格だけの生成物に変わっていく。α-アミノ酸の最終生成物はピルビン酸，アセチルCoA，アセト酢酸，クエン酸回路の2-オキソグルタル酸，スクシニルCoA，フマル酸，オキサロ酢酸のいずれかである。ただし，アミノ酸によっては複数の最終生成物を与え得るものがある。糖原性アミノ酸とケト原性アミノ酸の代謝を**図10-10**に示す。

（1）ピルビン酸を生成するアミノ酸

　アラニン，セリン，グリシン，システイン，スレオニン，トリプトファンは**ピル**

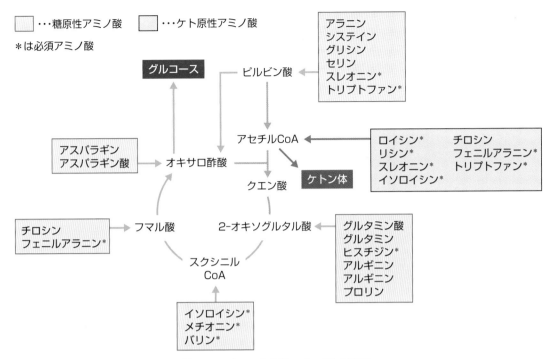

図10-10　糖原性アミノ酸とケト原生アミノ酸の代謝

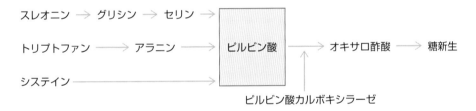

図10-11　ビルビン酸になる糖原性アミノ酸

ビン酸に変換される（**図10-11**）。アラニンは，アラニンアミノトランスフェラーゼ
（ALT）によりアミノ基を2-オキソグルタル酸に転移してピルビン酸となる。セリ
ンは，セリンデヒドラターゼによりピルビン酸に変換させる。またセリンは，セリ
ンヒドロキシメチルトランスフェラーゼによりグリシンに変換される。グリシンは
同じセリンヒドロキシメチルトランスフェラーゼによりセリンに変換されるので，
グリシンもピルビン酸への変換が可能である。しかしながら，グリシンは一般的に
複数の酵素の複合体であるグリシン開裂系によって分解される。システインは主に
3段階の反応を経て，最後にSO_2が脱離してピルビン酸に変換される。
　スレオニンの異化には3経路がある（**図10-12**）。①一般的にはスレオニンデヒド
ロゲナーゼにより2-アミノ3-オキソ酪酸となり，これが補酵素A（CoA）と反応
してグリシンとアセチルCoAを生成する。グリシンはセリンに変換されるか，グ
リシン開裂系で分解される。②第2の経路は，スレオニンは，スレオニンアルドラ

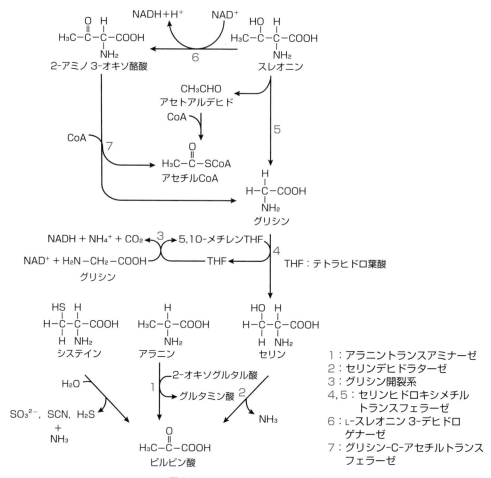

図10-12　スレオニンの異化

ーゼによりグリシンとアセトアルデヒドに分解される。アセトアルデヒドは酸化されて酢酸となり、アセチルCoAを生じる。③第3の経路は、スレオニンは複数の反応段階を経て、2-オキソ酪酸→プロピオニルCoA→→スクシニルCoAと変換される。

　トリプトファンはインドール環をもつため14段階にも及ぶ複雑なキヌレニン経路によって分解される。その分解の結果、アラニンとアセチルCoA（2当量）、ギ酸、CO_2（3当量）、アンモニアが生成する。アラニンはアミノ基転移によりピルビン酸に変換される。

（2）2-オキソグルタル酸を生成するアミノ酸

　グルタミン、グルタミン酸、アルギニン、ヒスチジン、プロリンは2-オキソグルタル酸に変換される。

表10-1　非必須アミノ酸の合成

非必須アミノ酸	原料となる物質	ポイント
アラニン	ピルビン酸*	・α-ケト酸にアミノ基を転移して合成
アスパラギン酸	オキサロ酢酸*	・最も直接的な生合成経路
グルタミン酸	2-オキソグルタル酸*	・グルタミン酸は脱アミノ反応の逆反応によっても合成される
グルタミン	グルタミン酸	脳および筋肉におけるアンモニア解毒の主要な構成
アスパラギン	アスパラギン酸	グルタミンをアミド供与体として利用
プロリン	グルタミン酸	環化と還元反応
セリン	3-ホスホグリセリン酸* / グリシン，L-システイン	グルタミン酸をアミノ供与体として利用 / ヒドロキシメチル基転移
グリシン	セリン	ヒドロキシメチル基除去
システイン	セリン，メチオニン	メチオニンは必須アミノ酸
チロシン	フェニルアラニン	フェニルアラニンは必須アミノ酸
アルギニン	グルタミン酸	アルギニンは尿素回路の中間体

＊糖質中間代謝産物であることを示す。これ以外はすべてアミノ酸

表10-2　主な窒素化合物とその原料となるアミノ酸

窒素化合物	原料となるアミノ酸	窒素化合物の特徴
プリン塩基	グリシン，グルタミン，アスパラギン酸	核酸構成成分
ピリミジン塩基	グルタミン，アスパラギン酸	
ポルフィリン	グリシン	ヘムの基本構造分子
クレアチン	グリシン，アルギニン，メチオニン	筋肉や脳に含まれるエネルギー貯蔵物質
カテコールアミン*1	フェニルアラニン，チロシン	神経伝達物質，ホルモン
ヒスタミン	ヒスチジン（脱炭素反応）	血管拡張，胃酸分泌促進，アレルギー反応・免疫反応に関与
セロトニン	トリプトファン	神経伝達物質，止血作用
γ-アミノ酪酸（GABA）	グルタミン酸	制御性神経伝達物質
タウリン	メチオニン，システイン	神経伝達物質，正常な尿中排泄物，タウリンはコール酸と結合して胆汁中に排泄される
グルタチオン（GSH）	システイン，グルタミン酸，グリシン	生体に最も多く存在するスルフィドリル基（-SH）含有化合物，抗酸化作用
一酸化窒素（NO）	アルギニン	血管拡張，抗菌作用
カルニチン	リシン，メチオニン	アシルCoAのミトコンドリア内への運搬
メラニン	チロシン	皮膚や毛髪などの黒褐色色素
チロキシン（T4）	チロシン	甲状腺ホルモン，基礎代謝亢進
メラトニン	トリプトファン（セロトニンを経る）	松果体で合成，日内リズムの支配
NAD，NADP*2	トリプトファン	酸化還元反応の補酵素（ナイアシンの補酵素型）

＊1 カテコールアミン：アドレナリン，ノルアドレナリン，ドーパミンの総称
＊2 NAD：ニコチンアミドアデニンジヌクレオチド
　　NADP：ニコチンアミドアデニンジヌクレオチドリン酸

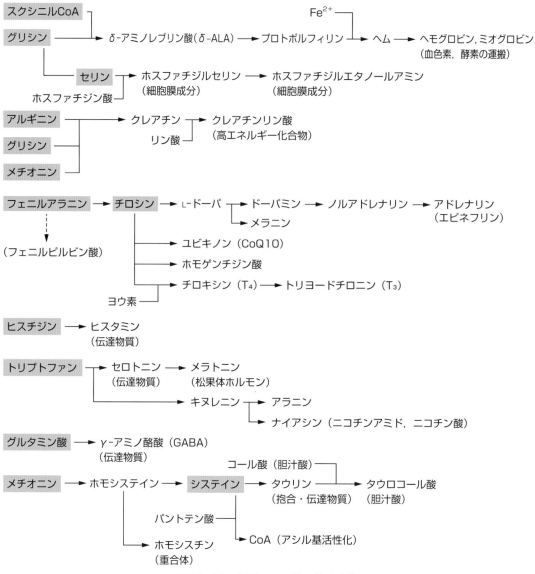

図10-13 各種アミノ酸の体内変化

第11章 タンパク質・アミノ酸の応用

1. タンパク質・アミノ酸と疾病

　タンパク質は多数のアミノ酸が重合している生体高分子である。**ヒトの体内組成**をみると，水分を除いてタンパク質と脂質が多量に含まれている。タンパク質はあらゆる組織にみられ，筋肉，臓器，皮膚，骨，毛髪などの主成分である。また，生体機能を調整するホルモン，酵素，抗体などもタンパク質でできている。このようにタンパク質は五大栄養素の1つで，ヒトにとって不可欠な栄養素である。

　自然界には数百種類以上のアミノ酸が存在しているが，タンパク質は20種類のアミノ酸で構成されている。このうち11種類は糖質や脂質から生合成できるが，9種類は**必須アミノ酸**とよばれ，生合成できないため食品から摂取する必要がある。また，生体内には種々の生理活性をもった**遊離アミノ酸**が多数存在し，栄養素としてのみでなく，酵素，ホルモンや免疫物質などの機能性成分としても重要な役割を果たしている。

　生体内において必要なタンパク質は，遺伝子の情報にしたがって合成されている。一方，不要になったタンパク質は分解され，アミノ酸として再利用されたり，尿素となって排泄される。このようなタンパク質の合成と分解は常に繰り返され，生体内ではアミノ酸プールとして一定量に保たれている。

　遺伝子の情報に誤りがあると正常なタンパク質（酵素）が合成されない。このため，生体内の代謝に異常が生じてくる。また，タンパク質の分解，排泄がうまくいかないとバランスが崩れ，異常タンパク質が蓄積，沈着し，疾患を引きおこすことがある。

2. 染色体と遺伝子病

　染色体は，核酸DNAが塩基性タンパク質のヒストンに巻きついたヌクレオソームを基本構造にしている。さらにクロマチン繊維となり，染色体の中に折りたたまれている。ヒトの細胞は46本の染色体をもっており，44本（22対）が常染色体，2本がX，Y染色体とよばれ，性別を決定する性染色体である。核型は男性46,XY，女性46,XXである。

　ヒトの**ゲノム**は推定10万種類の遺伝子からなっている。それぞれの遺伝子は染色体上の特定の位置（座位）を占め，その働きによって調和のとれた生体の構造や

ヒトの体内組成

　成人男性の場合，水分62%，タンパク質17%，脂質15%，ミネラル6%，糖質<1%（第1章**表1-4**参照）。

遊離アミノ酸

　細胞や血液中などに蓄えられているアミノ酸。血漿中の遊離アミノ酸は，先天性代謝異常症の診断，栄養状態の把握や臓器の生理機能のバイオマーカーとして利用されている。

機能が保持されている。これらの遺伝子に1個でも変異が生ずると，種々の異常形質が惹起される。これが遺伝子病である。

　単一遺伝子病は1個（対）の遺伝子の変異によって引きおこされる。通常，メンデルの遺伝の法則にしたがって分離・伝播される。遺伝様式の違いによって，3種類に分類される。ヒトの遺伝子疾患としては，これまでに4,300種類が記載され，1,500種類が特定の染色体にマップされている。

① 　常染色体性顕性：対立遺伝子の一方に変異が誘起されると，異常形質が生ずる。

② 　常染色体性潜性：変異遺伝子のホモ接合によって，異常形質が生ずる。先天性代謝異常症は**常染色体性潜性遺伝子病**である。

③ 　伴性：女性はホモ接合のみ，男性は半接合でも異常形質が発現する。

常染色体性潜性遺伝子病
　両親がともに変異遺伝子をもっている保因者の場合,25%の確率で発症する。

3. 　先天性代謝異常症

　生体は，必要な栄養素を絶えず摂取し，体構成成分を生合成している。またエネルギーとして使用し，不要になったものを排泄している。この一連の化学変化が代謝であり，化学変化をスムーズに行うためには，酵素，輸送体，受容体などのタンパク質が必要である。

　先天性代謝異常症とは，生まれつきこれらのタンパク質が正常に働かないため代謝に異常がおこり，必要なものが生合成されない，あるいは不要なものが体内に蓄積されることなどにより引きおこされる疾患である。これら代謝過程で障害を受ける栄養素（アミノ酸，有機酸，脂肪酸，糖など）の種類によって，アミノ酸代謝異常症，有機酸代謝異常症，脂肪酸代謝異常症，糖質代謝異常症などと分類される。

3.1 　アミノ酸代謝異常症

　タンパク質は加水分解されアミノ酸となる。アミノ酸はさらに生理活性物質などに代謝される。この過程において，アミノ酸の代謝に関わる酵素やその関連物質に異常があると，不要な代謝物が蓄積したり，必要な代謝物が低下したりする。この結果，一般的に発育障害や知的障害などの症状が出現する（図11-1）。これが**アミノ酸代謝異常症**である。

アミノ酸代謝異常症
　別名としては，関連酵素による「フェニルアラニン水酸化酵素欠損症」が使われている。また重症，軽症の場合にはそれぞれ「フェニルケトン尿症」,「高フェニルアラニン血症」，補酵素が異常の場合には「ビオプテリン代謝異常症」などともよばれている。

　総称して，**フェニルケトン尿症**（PKU）として知られている。フェニルアラニンは必須アミノ酸の1つで，体内で大部分がチロシンに変換される。この変換を触媒する酵素が**フェニルアラニン水酸化酵素**（PAH）である。この酵素が遺伝的に欠損していると，フェニルアラニンが体内に過剰に蓄積し，代謝されてフェニル乳酸やフェニル酢酸，フェニルピルビン酸などのフェニルケトン体となり，尿中に多量のフェニルケトン体が排泄される。これらが血液脳関門の発達の悪い乳幼児期に蓄積すると，アミノ酸の細胞内へ輸送が阻害されるために，精神発達遅滞やけいれんをきたす。フェニルアラニンの異常高値によるアミノ酸インバランスによる知能障害

のほか，色素の欠乏，黄褐色の毛髪，白い皮膚，ネズミ尿様尿臭，湿疹などがみられる（**図11-2**）。

　PAH遺伝子座位は12番染色体上（12q22-14）にあり，現在までに200種以上の変異が同定されている。PAHは主に肝臓で発現し，補酵素としてテトラヒドロビオプテリン（BH₄）が必要である。BH₄はトリプトファン水酸化酵素やチロシン水酸化酵素の補酵素である。このためBH₄が欠損すると，高フェニルアラニン血症のほかに，神経伝達物質であるセロトニンの欠乏がおこる。このため，中枢神経障害だけでなく，神経伝達物質の低下による重篤な中枢神経症状が出現する。またPKUとは異なり，乳児期に顕著な発達遅滞がみられる。

　つまり，PAH遺伝子に変異があるとPAH酵素活性が低下する。しかし，PAH遺伝子に変異がなくても，補酵素BH₄に異常があるとPAH酵素活性に影響する。この結果，いずれの場合にも発症する。

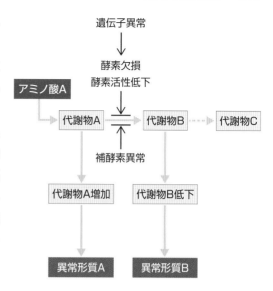

図11-1　アミノ酸代謝異常症の発現

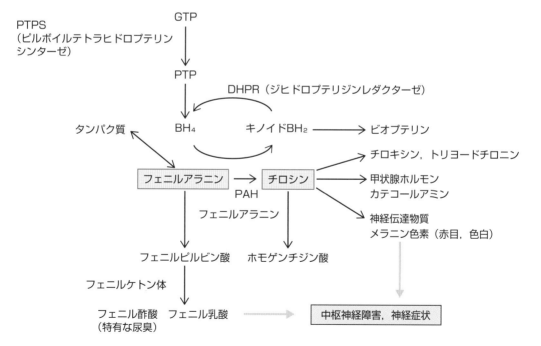

図11-2　フェニルアラニン・チロシン代謝経路

3.2　先天性代謝異常症等検査

遺伝性疾患は，その変異遺伝子（遺伝子型）を治療できなくても，早期に診断することにより，発症を予防したり，早期に治療することにより症状を軽減したりできる。

新生児マススクリーニングは，生後4～6日目の新生児の踵（かかと）から，少量の血液を採取して行う。日本では1977年に5つの代謝異常症を対象として開始された。アミノ酸代謝異常症であるフェニルケトン尿症，メープルシロップ尿症，ホモシスチン尿症，ヒスチジン尿症，および糖質代謝異常症であるガラクトース血症である。検査方法としてはガスリー法が用いられていた。これは，枯草菌（こそう）の各種栄養要求株とその代謝拮抗物質による微生物の発育抑制試験を利用したものである。

現在，新生児マススクリーニングの対象疾患は，大別して代謝異常症（栄養素の利用障害）18疾患と，内分泌疾患（ホルモンの異常）2疾患である。発見率が高く，予防効果が高い一次対象疾患と，発見率，予防効果が十分でない二次対象疾患と合わせて，25種類の疾患がスクリーニングの対象となっている（**表11-1**）。2014年にタンデム質量分析（**タンデムマス**）法が導入され，20種類の検査が一度にできる。

これらの検査は，心身障害の原因となる疾患を早期に発見し，早期に治療を開始することができるので，上記疾患を未然に防ぐことができる。

4. タンパク質・エネルギー栄養障害

低栄養（栄養障害）とは，健康的に生きるために必要な量の栄養素がとれていない状態を指している。一般に，タンパク質とエネルギーの摂取が，生体の必要量より少ない状態のことを**タンパク質・エネルギー栄養障害**（protein energy malnutrition：PEM）という。代表的なものとして，クワシオルコルとマラスムスの2種類が知られている（**表11-2**）。開発途上国では，PEMは小児に多くみられ，死亡する小児の半数以上で死亡の一因となっている。最近，わが国では高齢者でのPEMが問題になっており，寝たきりの人ではその割合が高くなっている。

4.1　高　齢　者

高齢者になると，食事量の低下や味覚の変化による偏食などが生じるとともに，野菜や肉類の減少による食物繊維やビタミンの摂取量低下がみられる。このように加齢に伴う体の変化（**サルコペニア，フレイル**）や多様な要因が複合的に働いてPEMを引きおこす。なお，高齢者のPEMについては，血清アルブミン値や体重の減少割合などから判断できる。

高齢者の低栄養は，骨折や褥瘡，感染症などのリスクファクターとなるので，栄養のみでなく生活管理が重要である。

タンデムマス
タンデム・マススペクトロメーターの略。タンデム（直列に並んでいる），マス（質量），スペクトロメーター（分析計），すなわち2つ直列に配置された分析計で，微量の血液からアミノ酸やアシルカルニチンなどを高感度で分析できる。

栄養障害
生体の必要量と摂取する栄養素のアンバランスな状態で，低栄養のみでなく栄養過多の状態も含む。

サルコペニア
低栄養と運動不足によって骨格筋量が減少し，全身の筋力や身体機能が低下している状態。高齢者の転倒やふらつきのリスクファクターになる。

フレイル
虚弱。高齢期において身体の多様な生理的予備能力が低下し，健康障害をおこしやすくなった状態。健康から身体機能障害への中間段階。

高齢者の低栄養
認知症，うつ病，歯科疾患，脳卒中，関節炎，薬，独居なども低栄養の一因となる。

表11-1　新生児マススクリーニングの対象疾患

一次対象疾患	アミノ酸代謝異常	フェニルケトン尿症
		メープルシロップ尿症
		ホモシスチン尿症
		シトルリン血症1型
		アルギニノコハク酸尿症
	有機酸代謝異常	メチルマロン酸血症
		プロピオン酸血症
		イソ吉草酸血症
		メチルクロトニルグリシン尿症
		ヒドロキシメチルグルタル酸血症
		複合カルボキシラーゼ欠損症
		グルタル酸血症1型
	脂肪酸代謝異常	中鎖アシルCoA脱水素酵素欠損症
		極長鎖アシルCoA脱水素酵素欠損症
		三頭酵素/長鎖3-ヒドロキシアシルCoA脱水素酵素欠損症
		カルニチンパルミトイルトランスフェラーゼ-1欠損症
		カルニチンパルミトイルトランスフェラーゼ-2欠損症
	内分泌疾患	先天性甲状腺機能低下症
		先天性副腎過形成症
	糖質代謝異常	ガラクトース血症
二次対象疾患	アミノ酸代謝異常	シトリン欠損症
	有機酸代謝異常	βケトチオラーゼ欠損症
	脂肪酸代謝異常	カルニチンアシルカルニチントランスロカーゼ欠損症
		全身性カルニチン欠乏症
		グルタル酸血症2型

表11-2　マラスムスとクワシオルコルの違い

項　目	マラスムス	クワシオルコル
原　因	主としてエネルギー・タンパク質欠乏	主としてタンパク質欠乏
体　重	著明な減少	比較的軽度の減少
浮　腫	なし	あり
肝臓肥大	なし	あり
血清アルブミン値	正常であることが多い	低下
疾患等との関連	神経性やせ症，タンパク漏出性胃腸症，炎症性腸疾患，飢餓などでみられる	タンパク質摂取不足，肝硬変・重症感染症などによるタンパク質欠乏などでみられる

4.2　クワシオルコルとマラスムス

　アフリカなど開発途上国の小児で，手足に浮腫を認め，皮膚病変や毛髪の異常を伴い，適切な治療を行わないと短期間で死亡してしまう栄養障害を観察し，これを

クワシオルコルとして紹介された。

タンパク質が重度に欠乏しておこる栄養状態で，エネルギー摂取量は比較的保たれている。クワシオルコルとは，アフリカのガーナの海岸部で使用されているガ語で，「第1，第2」という意味である。第2子が生まれて第1子が離乳するとクワシオルコルを発症する。世界的にみて食事中のタンパク質含量の少ない地域にみられる。体重減少は比較的少なく，特徴的な両足の浮腫をもって診断される。つまり，クワシオルコルになると体に水分がたまり，むくんだり腫れたりしているようにみえる。

一方，エネルギーの欠乏が主体であるが，摂取タンパク質も不足しておこる栄養状態が**マラスムス**である。開発途上国の乳児，年少小児に多くみられ，体重減少がきわめて顕著であるため，身長対体重が70パーセンタイル未満（-3SD未満）で診断される。このほか，下痢，腹部膨満，発育障害などの症状が現れる。開発途上国の乳児と年少小児のほか，**慢性閉塞性肺疾患（COPD）**や**神経性やせ症**（神経性無食欲症）の患者などにもマラスムス型の栄養不良がみられる。

一般に，体重減少のほか，筋肉・脂肪の減少，脱水をおこす。

慢性閉塞性肺疾患 (COPD)
　長期間の喫煙によって，気管支などに持続的な炎症をおこし，咳，痰，呼吸機能の低下などをおこした状態。

神経性やせ症
　摂食障害の1つで，精神的な理由により食欲が低下する。

5. 異常タンパク質

異常タンパク質とは，加齢に伴って本来の機能を失ったタンパク質，あるいは機能が低下したタンパク質である。これらの異常タンパク質が細胞内に多量に蓄積，沈着すると，細胞の機能を低下，損失させるのみでなく，細胞死に至らしめることがある。

神経変性とは，一般に細胞の構造および機能の損失をきたしている神経細胞（ニューロン）のことである。神経変性疾患としては，アルツハイマー病（AD），パーキンソン病（PD），ハンチントン病などが知られている。

5.1 アルツハイマー型認知症

アルツハイマー型認知症では，アミロイドβタンパク質（Aβ）とタウタンパク質（タウ＝τ）の両者の異常凝集（それぞれ老人斑と神経原線維変化）がみられる。老人斑は脳の初期病変である。これは，異常タンパク質の一種であるアミロイドβタンパク質が凝集したもので，神経細胞毒性を示し，認知症を引きおこす。アミロイドβタンパク質の産生および蓄積の異常がアルツハイマー病の発症に関与している（**表11-3**）。

タウタンパク質は，軸索の微小管結合タンパク質で，微小管を安定化する機能をもっている。タウタンパク質が高レベルにリン酸化されると微小管への親和性が低下し，解離する。タウタンパク質は健常な脳においてもリン酸化を受けるが，アルツハイマー病などの**神経変性疾患**では非常に高レベルにリン酸化される。このリン酸化タウタンパク質が細胞質内でらせん状に繊維化し，沈着したものが神経原線維

神経変性疾患
　神経変性疾患に共通する特徴は，神経細胞内に異常タンパク質の蓄積が認められることである。異常タンパク質は細胞毒性をもつため，蓄積すると細胞死を引きおこす。

表11-3　異常タンパク質凝集性神経変性疾患

疾患名	原因タンパク質（蓄積）
プリオン病 クロイツフェルト・ヤコブ病	異常型プリオンタンパク
アルツハイマー病： 老人斑 神経原線維変化	アミロイドβタンパク質 タウタンパク質
パーキンソン病： レビー小体型認知症	レビー小体（α-シヌクレイン）
前頭側頭葉変性症： FTLD-U ピック病	TDP-43 ピック球

(http://www.med.miyazaki-u.ac.jp/micro/img/res2.png)

変化である。タウタンパク質は**プリオン**と同様に，神経細胞（ニューロン）から神経細胞に広がっていくことが示されている。

　この神経原線維変化は，アルツハイマー病のみでなく，ほかの神経変性疾患でもみられる。この変化が神経細胞にアポトーシスを誘導し，神経細胞の脱落，脳萎縮などの病変，最終的に認知症の発症と関わっている。

5.2　その他の疾患

（1）加齢性白内障（老人性白内障）

　白内障は水晶体が白く濁る現象で，紫外線や薬剤などの外的要因のほか，多くは加齢によっておこる。加齢性白内障は，50歳代でおおよそ1/3以上，60歳代で2/3以上の人にみられる。濁る原因は，水晶体の中にあるクリスタリンタンパク質の異常変質で，ぼやける，まぶしいなどの症状が出てくる。クリスタリンにはα-，β-，γ-と3種類の構造タンパク質が存在し，通常は水晶体の透明性を維持するためにシャペロン機能が維持されている。しかし，加齢による酸化ストレスの増加によってタンパク質中のアミノ酸が酸化，リン酸化，異性化など修飾されると（**表11-4**），タンパク質の高次構造の異常（シスチン結合），異常凝集，混濁によって，白内障が発症する。

表11-4　酸化ストレス，加齢によるタンパク質中の主なアミノ酸の変化

アミノ酸	生成物	タンパク質中の変化
チロシン	チロシン-チロシンクロスリンク	アミノ酸残基の変化
ヒスチジン	2-オキソヒスチジン，アスパラギン， アスパラギン酸	架橋形成
システイン	ジスルフィド結合，システイン酸	
メチオニン	メチオニンスルホキシド，メチオニンスルホン	
トリプトファン	ニトロトリプトファン，キヌレニン	
アスパラギン酸	L体→D体（異性化）	不溶化 異常凝集体形成

(日本白内障学会)

プリオン
　タンパク質からなる感染性因子で，ミスフォールディングタンパク質（誤折畳みタンパク質，異常タンパク質）がその構造を正常タンパク質に伝えることによって伝播する。クロイツフェルト・ヤコブ病などの伝達性海綿状脳症の原因。動物のプリオン病は，牛海綿状脳症（BSE），いわゆる狂牛病である。

（2）HbA1c

HbA1cは，ヘモグロビンβ鎖Ｎ末端にグルコースが結合した生成物で，糖化ヘモグロビン，グリコヘモグロビンとよばれる**AGEs**である。グルコースはアルデヒド基の反応性が高いため，血液中のタンパク質と非酵素的に反応して糖化物をつくる。ヘモグロビンは，血液中のグルコースの濃度に依存して，糖化ヘモグロビンを生成する。

HbA1cは赤血球中のヘモグロビンがグルコースと結合してできた糖化ヘモグロビンである。血糖値が高ければより多くの化合物ができ，反応が不可逆的であるために，長い期間赤血球中に蓄積している。高血糖が長く続くと**糖毒性**が生じ，糖尿病合併症（網膜症，神経症，腎疾患など）が発症する。臨床検査のバイオマーカーとして使用されている。採血時１〜２カ月前に血糖コントロールの指標となる。

6. 臓器によるアミノ酸代謝

小腸上皮細胞から吸収されたアミノ酸は，門脈を経由して肝臓に送られ，さらにほかの組織に運ばれる。アミノ酸代謝の主要な組織は，肝臓，筋肉，小腸，腎臓，脳，腸管であるが，肝臓で大部分のアミノ酸が代謝される。

6.1 肝 臓

食物中のタンパク質に含まれるアミノ酸は，小腸上皮細胞から吸収され，門脈を経て肝臓へ運ばれる。また各組織で生成した有害なアンモニアも，グルタミンやアラニンとして血液を介して肝臓に運搬される。

アミノ酸がエネルギーを供給できる一般的な方法が，酸化的脱アミノ反応である。つまり，グルタミン酸のアミノ基がとれて，酸化されてアンモニア（窒素）と2-オキソグルタル酸（炭素骨格）を生じる。この反応にはグルタミン酸デヒドロゲナーゼとNADが必要である。アンモニア（NH_3）は，炭酸ガス（CO_2）と反応して，最終的に毒性の低い尿素となって排泄される（尿素サイクル）。尿素生成は大部分が肝臓で行われる。

タンパク質に含まれる窒素は完全に酸化されず，尿素のほか，尿酸，クレアチニン，アンモニアとして尿中に排泄される。一方炭素骨格は，糖新生，脂質合成に使われる。あるいは最終的にはクエン酸回路に取り込まれて，ATP，二酸化炭素と水に代謝される。なお，肝臓では，分岐鎖アミノ酸アミノトランスフェラーゼがないため，分岐鎖アミノ酸は利用できない。一方，芳香族アミノ酸の分解は，主に肝臓でのみ行われている。

6.2 筋 肉

ロイシン，バリン，イソロイシンなどの分岐鎖アミノ酸は，肝臓ではほとんど代謝されず，主に骨格筋と脳で代謝される。筋肉では，まず，分岐鎖アミノ酸アミノ

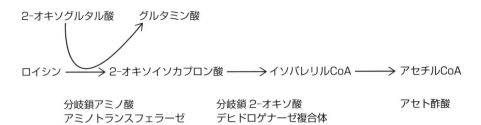

図11-3　分岐鎖アミノ酸：イソロイシンの異化

トランスフェラーゼによってアミノ基が転移される。生成した2-オキソ酸に分岐鎖2-オキソ酸デヒドロゲナーゼが作用してCoA誘導体が生成する。筋肉には，アミノトランスフェラーゼが豊富に存在するため，分岐鎖アミノ酸が分解される。ロイシンの場合には，最終的にアセチルCoAが生成される（**図11-3**）。

　ロイシンは，アセチルCoAに変換された後はグルコースには変換されず，脂肪酸合成に利用されるので，**ケト原性アミノ酸**とよばれている。

　骨格筋では，グルコースから生じたピルビン酸は，アラニンアミノトランスフェラーゼALTによってアラニンに変換される。筋繊維細胞にはグルコース6-ホスファターゼがないため，空腹時アラニンは血液に放出され肝臓に送られる。アラニンは肝細胞でピルビン酸となり，糖新生によってグルコースに変換され，血糖供給に利用される。また，グルコースは，血液を介して骨格筋にも供給される。これはグルコース-アラニン回路とよばれている。

　イソロイシン，グルタミン酸，アスパラギン酸などは，アセチルCoAやクエン酸回路の中間代謝物に変換され，糖新生によってグルコースに変換されるため，**糖原性アミノ酸**とよばれている。このように飢餓時においては，アミノ酸とグルコースからエネルギーが産生される。

6.3　脳

　脳はグルコースを主なエネルギー源としている。このため脳内の血管には多くのグルコーストランスポーター（GLUT1，GLUT3）が存在している。グルコースはグリア細胞に取り込まれ，解糖により代謝される。生成されたATPを利用して，グルタミン酸と乳酸が神経細胞に取り込まれ，神経活動が行われる。このため，GLUT1欠損症では，脳内にグルコースが取り込まれないために，乳児期早期に眼球の異常な動きやけいれん発作など多様な症状を呈する。

　グルコース以外に，脳では糖原性アミノ酸がエネルギー源として利用されている。特に分岐鎖アミノ酸の取り込みが高い。例えば，バリンからは，最終的にスクシニルCoAが生成され，このときに生じたアンモニアはグルタミンに固定され，肝臓へ送られて処理される。

　アミノ酸は神経細胞（ニューロン）において重要な働きをしている。現在，多くの神経伝達物質が知られているが，重要なものとして，グルタミン酸やグルタミン

**分岐鎖2-オキソ酸
デヒドロゲナーゼ**
　分岐鎖2-オキソ酸デヒドロゲナーゼ複合体の遺伝子に変異があると，2-オキソ酸が蓄積することによって，発育障害や知的障害を引きおこす。新生児の尿がメープルシロップに似た臭いを発するため，メープルシロップ尿症（カエデ糖尿症）とよばれる。

ケトン食
　脂質が多く炭水化物（糖質）が少ない食事を摂取することにより，体内でケトン体を生成させ，エネルギーとして利用する。ケトン食療法として，難治性てんかんの治療に用いられている。

モノアミン系神経伝達物質
　セロトニン（インドールアミン）およびチロシンから生合成されるカテコールアミンであるアドレナリン，ノルアドレナリン，ドーパミンの総称。

酸からつくられるGABA（γ-アミノ酪酸）がある。セロトニンやドーパミンなどの神経伝達物質もアミノ酸から合成されている。トリプトファンは5-ヒドロキシトリプトファンに変わり，さらに，**モノアミン**の1つで抗うつ作用があるセロトニンになる。脳内のセロトニン量は食べ物により摂取されるトリプトファンに依存している。このため，トリプトファンの摂取が少ないと，脳内のセロトニンが減少する。

参考文献
・矢﨑義雄総編集：内科学（第10版），朝倉書店，2013

■ タンパク質・アミノ酸　重要項目チェックリスト

　以下の項目について，あらためて確認し，その構造，機構，作用等をまとめてみよう。

□ 分岐鎖アミノ酸は，必須アミノ酸（不可欠アミノ酸）である。

□ 必須アミノ酸の必要量は，アミノ酸の種類によって異なる。

□ アラニンは，非必須アミノ酸（可欠アミノ酸）である。

□ チロシンは，側鎖に水酸基をもつ。

□ プロインスリンは，1本のペプチド鎖からなる。

□ タンパク質の四次構造は，複数のサブユニットで形成される。

□ 食品タンパク質の生物価は，吸収された窒素の体内への保留割合を示す。

□ タンパク質の摂取不足によって，血中急速代謝回転タンパク質（RTP）値は低下する。

□ プロテアソームは，タンパク質の分解に関与する。

□ 絶食時には，体タンパク質の合成が抑制される。

□ 食事タンパク質由来の遊離アミノ酸は，体内のアミノ酸プールに入る。

□ オートファジーは，絶食によって誘導される。

□ タンパク質の摂取量が多いと，尿中カルシウム排泄量が増加する。

□ エネルギー摂取量が不足すると，アミノ酸の異化は亢進する。

□ グルタミンは，小腸粘膜のエネルギー源となる。

□ グルタミン酸は，小腸で代謝される。

□ 腎臓では，グルタミンからアンモニアが産生される。

□ 尿素回路は肝臓に存在し，アンモニア代謝に関与する。

□ 尿素回路によって，アルギニンから尿素が合成される。

□ 無タンパク質食摂取時にも，尿中へ窒素が排泄される。

□ アンモニアは，肝臓で尿素に変換される。

□ バリンは，糖新生に利用される。

□ イソロイシンは，主に骨格筋で代謝される。

□ ロイシンは，筋タンパク質の合成を促進する。

□ Gタンパク質（GTP結合タンパク質）は，アドレナリン（エピネフリン）の作用発現に関与する。

□ ノルアドレナリンの前駆体のアミノ酸は，チロシンである。

□ 制限アミノ酸がない食品のアミノ酸価は，100である。

□ 小麦タンパク質の第一制限アミノ酸は，リシンである。

□ フィッシャー比は，血液中の分岐鎖アミノ酸と芳香族アミノ酸のモル比である。

□ 制限アミノ酸が複数ある食品に，第一制限アミノ酸のみを加えると，栄養価が低下することがある。

□ フィッシャー比に用いる血漿芳香族アミノ酸は，フェニルアラニンとチロシンである。

□ アミノ酸価は，食品タンパク質中の不可欠（必須）アミノ酸量によって決まる。

□ フェニルケトン尿症では，精神発達障害がみられる。

□ メープルシロップ尿症では，血中のロイシンが増加する。

□ メープルシロップ尿症では，ケトアシドーシス発作がみられる。

□ ガラクトース血症は，血中にガラクトースの蓄積が生じる。

□ メープルシロップ尿症の児には，分岐鎖アミノ酸制限ミルクを与える。

□ クワシオルコルでは，浮腫をみとめる。

□ クワシオルコルはマラスムスに比べ，タンパク質欠乏の徴候が著しい。

□ クワシオルコルでは，肝腫大がみられる。

□ マラスムスでは，浮腫はみられない。

□ マラスムスでは，体重減少がある。

第12章 酵 素

　食物は消化管で消化され，体をつくったり，調子を整えたりするために必要な物質を吸収する。生体内に吸収された物質は種々の化学反応によって分解されたり，合成されたりする。このような化学反応をスムーズにするのが**酵素**（enzyme）である。唾液のアミラーゼや胃のペプシンなどの消化酵素はよく知られている。生命活動と直接関わりはないが，洗濯洗剤に含まれ，衣類に付着したタンパク質や脂質などを分解する場合にも酵素が使われている。タンパク質を分解する酵素はプロテアーゼまたはペプチダーゼ，脂質を分解する酵素はリパーゼである。このほか核酸（ヌクレオチド）を分解する酵素はヌクレアーゼとよばれている。本章では，これら酵素について解説する。

1. 酵 素 と は

　酵素とは，体内でおこる化学反応に対して触媒として働く分子のことである。酵素によって触媒される化学反応は酵素反応という。酵素は，生物が食物を消化するところから吸収・代謝・排泄などに至るまでの過程に関与しており，生体が食物を変化させて利用するためになくてはならないものである。多くの酵素は体内でつくられるタンパク質である。したがって，酵素の体内での生成や分布の特性，熱やpHによって変性して活性を失う（失活）といった種々の性質は，ほかのタンパク質と似ている。

2. 酵素反応と活性化エネルギー

　消化酵素のように，酵素そのものが反応の前後で状態が変化せず，化学反応を手助けするものを触媒とよぶ。例えば，酸素を発生させるために，薄い過酸化水素水（オキシドール）に二酸化マンガンを加える方法がある。この反応で，二酸化マンガンは反応前後で変化しないことから，この二酸化マンガンを触媒とよぶことができる。触媒を使用する理由は，物質の化学反応に必要な**活性化エネルギー**を低下させて反応を進みやすくする効果があるためである（図12-1）。

活性化エネルギー
　反応物を基底状態から遷移状態（活性化状態）にするための最小のエネルギー。

　酵素は，体内で合成され，生体内でのすべての化学反応を特異的に促進させるため，生体触媒とよばれている。

　例えば，スクロース（ショ糖）をグルコースとフルクトースに加水分解する場合，硫酸による化学的分解よりも，スクラーゼなどの加水分解酵素による酵素学的分解

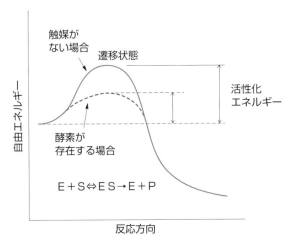

図12-1　酵素反応と活性化エネルギー

のほうが，活性化エネルギーが少なくすむ。体内で化学反応がうまく進行しているのは酵素の触媒作用のおかげである。酵素反応において，酵素（E；enzyme）が作用する物質のことを**基質**（S；substrate）とよび，反応により生成物（反応生成物，P；product）ができる。これらの関係性をまとめると次のようになる。

　　E＋S⇔ES（酵素基質複合体）→E＋P

　つまり，唾液のアミラーゼ（E）がデンプンを分解する場合は，基質はデンプン（S），生成物はマルトース（麦芽糖，P）となるが，触媒であるアミラーゼは変化しない。

3.　酵素の性質

3.1　酵素の活性部位

　酵素分子の中で基質と結合する部位は基質結合部位であり，この中でも反応に関わる部位を，活性部位あるいは活性中心という。ただし酵素の基質結合部位は，基質以外の調節因子にも結合することがある（**図12-2**）。また酵素には，複数の**サブユニット**から構成され，四次構造をもつものがある。さらに，遺伝子の異常によって酵素タンパク質の一部に欠損がおこる場合がある。特定の**受容体（レセプター）**に特異的に結合する物質（ホルモンや神経伝達物質など）は，酵素に対する低分子基質であり，リガンドと称される。

3.2　基質特異性

　酵素は一般に特定の基質に作用し，特定の生成物を産生する。酵素が反応する基質は厳密に決まっており，酵素は決められた基質のみに作用するという特性がある。

サブユニット
　タンパク質の完成した1分子が，数個のポリペプチド鎖の組み合わせからなるとき，各々1本のポリペプチド鎖を，サブユニットという。サブユニットが1個のものをモノマー（単量体），数個が組み合わさったものをオリゴマーとよぶ。

受容体（レセプター）
　細胞外のホルモンやそのほかの物質を刺激として選択的に受容するものの総称。多くの場合は，体外，細胞外からの刺激を受け取る分子のことである。

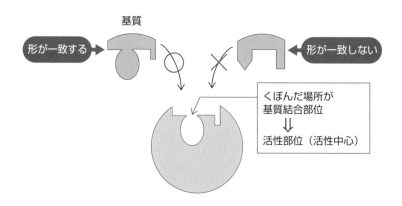

図12-2　基質結合部位

3.3 　酵素の構造

　酵素の本体はタンパク質でできており，あるものは，無機物である金属イオンや有機物である水溶性ビタミンなどと結合した複合タンパク質である。これらの低分子の非タンパク質成分のことを補因子（補助因子）とよぶ。補因子を欠いた活性のない酵素は**アポ酵素**であり，補因子と結合して活性がある完全な酵素が**ホロ酵素**である。したがってアポ酵素は，触媒作用を示さない。

3.4 　補　因　子

　酵素の補因子とは，酵素の働きを補ってくれる因子で，酵素活性に必要な原子団や金属イオンのことである。補因子において，①酵素と可逆的に結合し，通常の酵素反応では解離する場合，それを**補酵素**という。一方，②酵素タンパク質の一部を構成し，常時共有結合している場合，**補欠分子族**とよぶ。補欠分子族は酵素の活性部位から離脱できないばかりか，酵素活性を発揮するために必須の化合物である。

　①の補酵素にはNAD，NADPなどがある。

　②の補欠分子族には無機物（金属イオンなど）または有機物（ビタミン，糖，脂質など）があげられる。

　無機物の補欠分子族には鉄（シトクロムcオキシダーゼ，一酸化窒素還元酵素などのヘム），亜鉛（炭酸脱水酵素など）などのような金属イオンがある。特にカルシウムや亜鉛などの金属イオンが酵素活性に必須か，金属を結合している酵素を金属酵素という。有機物の補欠分子族には，チアミン二リン酸（TDP），ピリドキサールリン酸（PLP）およびビオチンなどがある。

3.5 　酵素の反応条件

　酵素反応では，温度やpHでその反応速度は変化する。酵素反応の速度は，温度が上昇すれば大きくなるが，一定の温度を超え高温になると酵素活性を失う。最も

高い**酵素活性**（反応速度）を示す温度を**最適温度**（至適温度）という（**図12-3a**）。好熱性細菌から抽出した酵素の中には，70〜80℃のような高温でも活性が失われないものもある。また，酵素活性が最も高くなり，反応速度が最大になるpHは酵素によって異なり，**最適pH**（至適pH）とよばれる（**図12-3b**）。胃液中のペプシンはpH2程度でも失活しない。カタラーゼやパパインにもそれぞれ異なる最適pH（pH7およびpH5）がある。

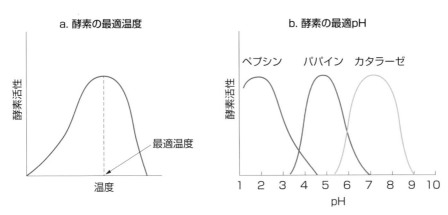

図12-3　酵素の最適反応条件

4. 酵素の名称と分類

　酵素は，触媒する反応様式によって6つ（EC1からEC6）に分類される（**表12-1**）。アルコール脱水素酵素であればEC1.1.1.1のように，酵素には固有のEC番号がつけられている。

4.1　酸化還元酵素（オキシドレダクターゼ）

　酸化還元酵素（オキシドレダクターゼ）は酸化還元を触媒する酵素であり，**脱水素酵素**（デヒドロゲナーゼ）や**酸化酵素**（オキシダーゼ）などに分けられる。脱水素酵素は化合物$A\text{-}H_2$から水素（または電子）を奪ってBにわたす反応を触媒する。

　　$A\text{-}H_2 + B \rightarrow A + B\text{-}H_2$

　この場合，$A\text{-}H_2$は基質，Bは 補酵素（NADやFADなど）である。酸化酵素では酸素分子が水素（または電子）を受け取る反応を触媒する。

　　乳酸デヒドロゲナーゼ（脱水素酵素）：乳酸 + NAD⇔ピルビン酸 + NADH+H

4.2　転移酵素（トランスフェラーゼ）

　転移酵素（トランスフェラーゼ）は，ある化合物（D-X）から特定の官能基（X）をほかの化合物（A）に移動させる反応を触媒する酵素である。

表12-1　国際生化学・分子生物学連合（IUBMB）による酵素の分類

分　類	例
EC1：オキシドレダクターゼ（酸化還元酵素）	デヒドロゲナーゼ：アルコールデヒドロゲナーゼ，乳酸デヒドロゲナーゼ，ピルビン酸デヒドロゲナーゼ オキシダーゼ：カタラーゼ，シトクロム
EC2：トランスフェラーゼ（転移酵素）	グリコーゲンホスホリラーゼ，ヘキソキナーゼ，アミノトランスフェラーゼ（トランスアミナーゼ）：ALT，AST
EC3：ヒドロラーゼ（加水分解酵素）	アミラーゼ，リパーゼ，ペプチダーゼ，ATPアーゼ，アルカリホスファターゼ
EC4：リアーゼ（脱離酵素）	アルドラーゼ：フルクトース1,6-ビスリン酸アルドラーゼ デカルボキシラーゼ，ピルビン酸デカルボキシラーゼ
EC5：イソメラーゼ（異性化酵素）	トリオースリン酸イソメラーゼ，ホスホグルコムターゼ，ホスホペントエピメラーゼ，ラセマーゼ
EC6：リガーゼ（合成酵素）	シンテターゼ：アシルCoAシンテターゼ，アミノアシルtRNAシンテターゼ

$$D\text{-}X + A \rightarrow D + A\text{-}X$$

アミノ基転移酵素（アミノトランスフェラーゼ，AST（GOT）やALT（GPT））はアミノ酸とケト酸の間で，アミノ基を転移する。

ALT：グルタミン酸＋ピルビン酸 ⇔ 2-オキソグルタル酸＋アラニン

キナーゼはリン酸基を転移させる酵素で，いわゆるリン酸化する酵素である。

グルコキナーゼ：グルコース＋ATP→グルコース6-リン酸＋ADP

4.3　加水分解酵素（ヒドロラーゼ）

加水分解酵素（ヒドロラーゼ）は，脱水縮合してできたさまざまな高分子を加水分解する反応を触媒する酵素である。

$$A\text{-}B + H_2O \rightarrow A\text{-}H + B\text{-}OH$$

消化酵素はすべて加水分解酵素に属している。**アミラーゼ**はグリコシド結合，リパーゼはエステル結合，ペプチダーゼはペプチド結合をそれぞれ加水分解する。

アミラーゼ：デンプン→グルコース（またはマルトース）

4.4　脱離酵素（リアーゼ）

脱離酵素（リアーゼ）は，加水分解によらない分解反応を触媒する酵素である。

$$A\text{-}B \rightarrow A + B$$

解糖系においてフルクトースの開裂に関与しているのがアルドラーゼ（ALD）である。

アルドラーゼ（ALD）：フルクトース1,6-ビスリン酸 ⇔ ジヒドロキシアセトンリン酸（DHAP）＋グリセルアルデヒド3-リン酸（GAP）

アミラーゼ

ジアスターゼともよばれ，α-，β-，グルコアミラーゼの3種類がある。α-アミラーゼは，唾液，膵臓，麦芽，カビ，細菌，β-アミラーゼは小麦，サツマイモ，麦芽に存在し，α-1,4結合に作用し，マルトースを生成する。臨床診断に利用されている。

4.5　異性化酵素（イソメラーゼ）

異性化酵素（イソメラーゼ）は，ある化合物からその化合物の異性体をつくる反応を触媒する酵素である。

　　A→*A*

　　解糖系のグルコースリン酸イソメラーゼ：グルコース6-リン酸 ⇔ フルクトース6-リン酸

4.6　合成酵素（リガーゼ）

合成酵素（リガーゼ）は，ATPの高エネルギーを利用して，2つの物質を結合させる反応を触媒する酵素である。

　　A + B + ATP → AB + ADP + リン酸

脂肪酸代謝の第1段階として，

　　アシルCoAシンテターゼ：脂肪酸 + CoA + ATP →

　　アシルCoA + AMP + 2Pi（リン酸）

5.　酵素の反応速度

5.1　基質濃度と反応速度

　酵素反応はまず，基質（S）に酵素（E）が結合して，基質酵素複合体（ES）をつくることから基質の化学変化が始まる。酵素濃度［E］を一定に保って（ここが大切），つまり，酵素の分子数を一定にしたまま基質濃度［S］を変えて**反応速度**を測定すると，**反応初速度**（V_0）は基質濃度が低い場合は基質濃度に比例する。基質濃度を増やしていくと反応速度も増加する。しかし，ある一定の速度に達すると，それ以上は基質濃度を増やしても反応速度は増加しない。つまり，最大反応速度V_{max}となる（図12-4）。

反応速度
　単位時間当たりの生成物の濃度［P］のことである。

初速度
　初期の反応速度のことである。

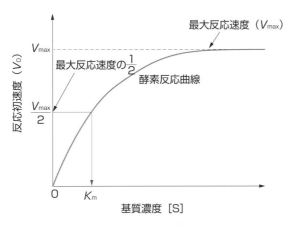

図12-4　最大反応速度と基質濃度との関係

　反応初速度［V_0］と基質濃度［S］との関係性は，次のミカエリス・メンテン（Michaelis‐Menten）式で表すことができる。この図は酵素濃度を一定に保ち縦軸に反応初速度，横軸に基質濃度をとっている。

　　　［V_0］= V_{max}・[S]/(K_m + [S])

　ミカエリス・メンテン式に適合する酵素の場合，酵素の反応速度は基質濃度に依存するが，初速度が最大反応速度（V_{max}）の半分になるときの基質濃度をK_m（**ミカエリス定数**）という。K_m値は酵素と基質の結合の親和性（結合力）と関係があり，小さいほど親和性が高いことを示している。ミカエリス・メンテン式の二重逆数をとると，

　　　1/［V_0］=K_m/V_{max}・1/[S]+1/V_{max}

となり，この式を**ラインウィーバー・バーク**（Lineweaver‐Burk）の式とよぶ。

　この式では1/［V_0］を縦軸に1/[S]を横軸にとると右上がりの直線となる（**図12-5**）。

図12-5のグラフの縦軸の交点からV_{max}値を，横軸の交点からK_m値を求めることができる。

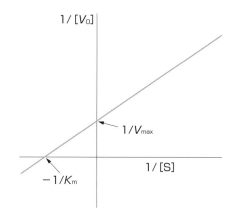

図12-5　ラインウィーバー・バークプロット図

5.2　酵素濃度と反応速度

　酵素反応において，基質濃度を一定に保って酵素濃度（酵素の分子数）を変えたとき，反応の初速度，つまり，単位時間当たりの初期の生成物量は酵素濃度に比例する。

6.　酵素反応の阻害

　酵素と結合して，酵素活性（反応速度）を低下させる化合物を阻害剤（インヒビター）という。阻害の仕組みには，競合（拮抗）阻害，非競合（非拮抗）阻害および反競合（不競合）阻害などの形式がある。

6.1　競合阻害

　競合（拮抗）**阻害**とは，酵素の基質活性部位に結合できるよく似た構造をもつ化合物（競合（拮抗）阻害剤）で生じる阻害である。このため，酵素と競合阻害剤が活性部位を基質と競合するため，酵素活性を低下させる。基質濃度が低い場合には阻害の程度は大きいが，基質濃度が増加すると最終的に最大反応速度は同じになる。したがって，競合阻害では，酵素反応の V_{max} は変わらず，K_m が増加する。この場合のラインウィーバー・バークプロットは，阻害剤のある場合とない場合で**図12-6**のようになり，両直線は縦軸の一点で交わる。

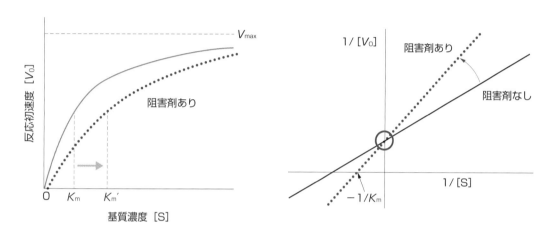

図12-6　競合阻害がある場合のラインウィーバー・バークプロット図

6.2　非競合阻害

　非競合（非拮抗）**阻害**は，阻害剤が基質の結合する部位と別の部位に結合する。このためこの酵素に基質が結合しても反応は進まない。つまり，触媒効果のある酵素は阻害剤と結合し，実質的に酵素量が減少したことになるので V_{max} は減少する。一方，阻害剤が活性部位に結合するわけではないので K_m は影響を受けない。この場合のラインウィーバー・バークプロットは**図12-7**のようになり，両直線は横軸の一点で交わる。

6.3　反競合阻害

　反競合（不競合）**阻害**は遊離の酵素には結合せず，酵素−基質複合体にのみ結合し，阻害する形式である。阻害物質は，基質結合部位以外に結合して阻害するので，基質濃度を高めても阻害はなくならない。したがって，V_{max} も K_m（見かけ上）ともに減少する（**図12-8**）。

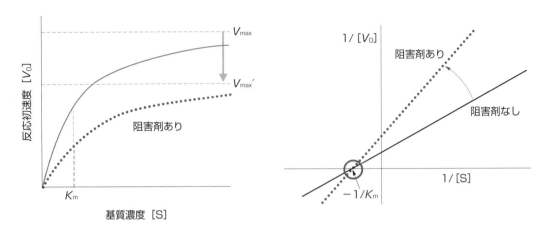

図12-7　非競合阻害がある場合のラインウィーバー・バークプロット図

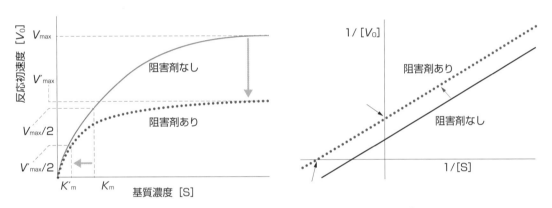

図12-8　反競合阻害がある場合のラインウィーバー・バークプロット図

7. 酵素活性の調節

7.1 リン酸化

　タンパク質リン酸化酵素（プロテインキナーゼ）は，ATPからの無機リン酸をタンパク質に結合させる作用がある。この結合がおこると酵素の中には，活性がリン酸化によって調節されるものがあり，それらの酵素にはリン酸化により活性化されるものと不活性化されるものがある。リン酸基を付加する酵素はキナーゼ，リン酸基を除去する酵素はホスファターゼとよばれる。

　血糖値の調節に関与しているグリコーゲンシンターゼおよびグリコーゲンホスホリラーゼは，ホルモン作用によるリン酸化と脱リン酸化により酵素活性が調節されている。

7.2　フィードバック阻害

　代謝経路の下流にできた中間体などが，上流の特定の酵素の活性を制御する仕組みを，**フィードバック制御**という。例えば，ある合成経路において最終生成物が上流の酵素活性を阻害する場合，**フィードバック阻害**という（図12-9）。これはその代謝産物が酵素に結合するためである。フィードバック阻害がおこることで，最終産物のつくりすぎを避けることができる。生体内では，コレステロール代謝において，最終生成物であるコレステロールが，**メバロン酸経路**をフィードバック阻害することにより，コレステロールの過剰産生を防止している。

阻害

酵素a　　　　　酵素b　　　　　酵素c

A ──→ B ──→ C ──→ D

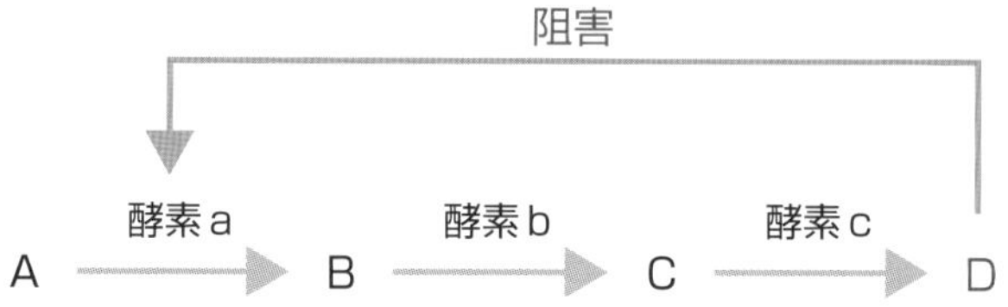

図12-9　フィードバック阻害

　多段階の代謝過程において，最後の反応の生成物Dが，最初の反応の酵素aの活性を低下させる（阻害する）調節機構であり，負のフィードバック調節という。

メバロン酸経路
　3分子のアセチルCoAが縮合して3-ヒドロキシ-3-メチルグルタリルCoA（HMG-CoA）ができ，さらに還元されてメバロン酸となる。この還元はHMG-CoA還元酵素（レダクターゼ）によって行われ，コレステロールによってフィードバック制御されている（第8章図8-3参照）。

7.3　律 速 酵 素

　複数の酵素が関わる代謝経路では，**律速酵素**（反応速度の最も遅い段階を触媒する酵素）が全体の速度を決めている。例えば，前述のコレステロール代謝において，HMG-CoA還元酵素（レダクターゼ）が律速酵素である。

7.4　アロステリック酵素

　酵素の基質結合部位とは別の部位（アロステリック部位）にリガンドとして低分子（調節物質）が結合して酵素の立体構造が変化し，酵素活性が変化することがある。これが**アロステリック効果**をもつ**アロステリック酵素**である。アロステリック酵素の例としては，グリコーゲンホスホリラーゼがあり，そのアロステリック部位にはAMPが作用する。アロステリック酵素の反応曲線は，S字状（シグモイド）であり，ミカエリス・メンテン式が示す曲線には適合しない（図12-10）。酵素の基質結合部位以外のアロステリック部位に結合して酵素の活性を阻害する物質は，アロステリック阻害剤とよばれる。

　（a）通常の酵素は基質濃度と反応速度の関係はミカエリス・メンテンの式に従う。

　（b）アロステリック酵素の場合，基質濃度と反応速度の関係は，ある特定の基質濃度以上では急激に反応速度が大きくなり，S字型曲線（シグモイド曲線）となる（図12-10（b）の中央の曲線（黒色）。右側（濃い赤色）は負のエフェクター存在下，左側（薄い赤色）は正のエフェクター存在下のパターンである）。アロステリック酵素の共通の特徴は，①サブユニットからなる多量体であることと，②触媒部位のほかに**エフェクター**の結合するアロステリック部位をもつことである。

エフェクター
　アロステリック酵素の中のアロステリック部位に結合し，その酵素の機能を変化させる物質のこと。

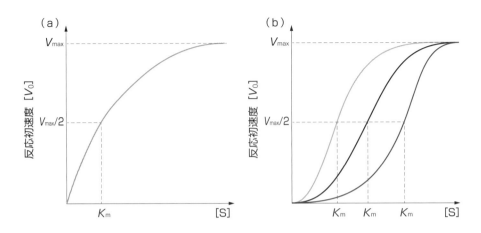

図12-10　アロステリック酵素（a）とミカエリス・メンテン式に従う酵素（b）の特徴

7.5　アイソザイム

　同じ個体に存在する（アミノ酸配列の）異なる酵素タンパク質であっても，同一の基質に作用し，同じ反応産物を生じる触媒として作用する場合には，それらの酵素同士のことを**アイソザイム**とよぶ（また，アイソザイムのように，構造は異なるが同じ機能をもつタンパク質のこと）。酵素に限らず，ほかのタンパク質について範囲を広げる場合は**アイソフォーム**という。アイソザイムでは，ミカエリス定数（K_m）は必ずしも同じではない。例えば，乳酸デヒドロゲナーゼ（LDH）には4つのサブユニットからなり，5種類のアイソザイム（LDH1〜LDH5）がある。LDH1は心臓に多く，LDH5は肝臓や骨格筋に多く存在する（**図12-11**）。このため，心筋疾患の

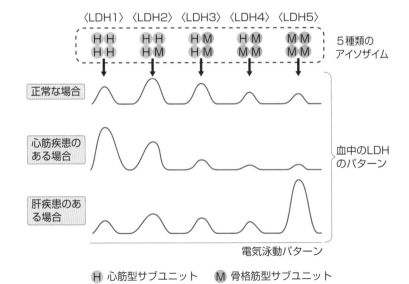

図12-11　乳酸デヒドロゲナーゼ（LDH）のアイソザイムと電気泳動パターン

ある場合は血液中のLDH1の割合が増加し，肝疾患のある場合は血液中のLDH5の割合が増加する。

　ヒトのアルデヒドデヒドロゲナーゼ（ALDH）は19種類のアイソザイムがあり，アルコール代謝やレチノイン酸代謝など生体機能維持に重要な役割をもつ。例えばALDH2は，飲酒によって発生するアセトアルデヒドに対し最も高い親和性をもっている解毒酵素である。ALDH1AサブファミリーとALDH1B1はレチナール代謝能があり，胚形成に不可欠である。ALDH4A1，ALDH5A1，ALDH7A1は遺伝的に欠損すると，精神発達遅滞や白内障，てんかんを発症する。

8. 逸脱酵素と疾患

　本来細胞内で働いている酵素が何らかの理由で血液中に流出したものが**逸脱酵素**である。酵素が血中に流出する理由としては，細胞自体の破壊，もしくは細胞膜の透過性亢進などがあり，多くの場合は組織傷害が原因となる。臨床検査として逸脱酵素の血中濃度を測定することで，傷害の程度を推測することが可能である。また，膵臓から逸脱するアミラーゼやリパーゼなどの消化酵素は，単に組織傷害の指標となるだけでなく，それ自体が全身に傷害を与えるリスクがある。以下に肝機能に関する代表的な逸脱酵素について述べるとともに，**表12-2**には**バイオマーカー**として臨床診断に利用される主な酵素をまとめた。

8.1 肝細胞変性・壊死の指標ALT，AST

　ALT（アラニンアミノトランスフェラーゼ），**AST**（アスパラギン酸アミノトランスフェラーゼ）はともに肝細胞の変性・壊死により，細胞質内にあった酵素が細胞外へ漏れ出し，末梢血に流出する。これらの酵素は肝細胞以外の細胞，特に心筋細胞にも豊富に含まれている。このため心筋梗塞などで，心筋細胞が変性・壊死に陥って

バイオマーカー
　血液や尿などの体液や組織に含まれる，タンパク質や遺伝子などの生体内の物質で，病気の変化や治療に対する反応に相関し，指標となるもの。

表12-2　臨床診断に利用される主な酵素

酵　素	血中で惹起する変化
アルカリホスファターゼ（ALP）	ALP1〜ALP5のアイソザイムがあり，肝臓疾患，骨疾患（がんの骨転移など），胆道閉塞などで増加する
クレアチンキナーゼ（CK）	心筋，骨格筋に多く分布し，心筋梗塞や骨格筋の傷害などで増加する
乳酸デヒドロゲナーゼ（脱水素酵素）（LDH）	すべての組織に分布する。アイソザイムが組織によって異なる分布を示す。心筋梗塞ではLDH1，肝炎や骨格筋の傷害ではLDH5がそれぞれ増加する
アスパラギン酸アミノトランスフェラーゼ（AST（GOT））アラニンアミノトランスフェラーゼ（ALT（GPT））	どちらの酵素も肝臓や心筋に多く存在する。肝炎や肝硬変で増加する。一方，心筋梗塞などではASTのみ増加する
アミラーゼ	唾液腺，膵臓に多く分布し，膵炎，耳下腺炎で増加する

アミラーゼ
　血清中には2種類のアイソザイムが存在する。P型アミラーゼは膵臓，S型アミラーゼは唾液腺に多く存在する。膵炎ではP型，腎不全ではP型，S型とも上昇する。

も血中値が上昇する。健常者の基準値は ALT：0 ～ 35 U/L，AST：5 ～ 40 U/L である。LDH（乳酸デヒドロゲナーゼ）も ALT，AST と同様に，肝細胞傷害によって血中に流出する。

胆汁うっ滞
胆汁の流れが減少または停止した状態のこと。原因として，肝臓，胆管，膵臓の病気が考えられる。

8.2 ▶ 胆汁うっ滞の指標 γ-GTP

γ-GTP（γ-グルタミルトランスペプチダーゼ）は，アミノ酸の生成に欠かせない酵素で，肝臓の解毒作用に関与している。**胆汁うっ滞**では肝細胞膜の本酵素が血中へ流出する。飲酒により数値が上昇する。基準値は 0 ～ 40 U/L である。

■ 酵素　重要項目チェックリスト

以下の項目について，あらためて確認し，その構造，機構，作用等をまとめてみよう。

- ☐ 脱化学反応における活性化エネルギーは，酵素によって低下する。
- ☐ 複数の基質に対して作用する酵素は，基質特異性が低いといえる。
- ☐ アポ酵素は，補酵素と結合して酵素活性を発現する。
- ☐ 活性発現のためにカルシウムイオンを必要とする酵素が存在する。
- ☐ 酵素反応の速度は，至適 pH で最大となる。
- ☐ α-グルコシダーゼは，加水分解酵素である。
- ☐ ペプシノーゲンの前駆体は，ペプシンである。
- ☐ ミカエリス定数（K_m）が小さいほど，酵素と基質の親和性が高い。
- ☐ 非競合阻害では，ミカエリス定数は変わらない。
- ☐ 酵素活性の調節機構として，酵素タンパク質のリン酸化がある。
- ☐ 脱共役タンパク質（UCP）は，ミトコンドリア内膜に存在する。
- ☐ アロステリック酵素の反応曲線は，S 字状（シグモイド）である。
- ☐ アロステリック部位は，酵素の基質結合部位と異なる。
- ☐ 乳酸デヒドロゲナーゼには，アイソザイムがある。
- ☐ 至適温度で，酵素活性が最も高くなる。

第13章

ビタミンの基礎

　ビタミン（vitamin）とは，体内で合成されないか，合成されても必要量を合成できないため食事から摂取しなければならない有機化合物のことである。ビタミンはエネルギー源や体構成成分とならない。ビタミンにはさまざまな生理作用があり，糖質，脂質，タンパク質の代謝を円滑に進めるための潤滑油として働いている。ビタミンはその溶解性から**脂溶性ビタミン4種類**と**水溶性ビタミン9種類**に分類される。ビタミンの必要量は微量であるが，不足するとそれぞれ特徴的な欠乏症が現れる。

1. 脂溶性ビタミン

　脂溶性ビタミンには，ビタミンA，ビタミンD，ビタミンE，ビタミンKがある（**表13-1**）。脂溶性ビタミンは疎水性の化合物であり，摂取後，臓器に蓄積しやすいので，過剰摂取に注意する必要がある。

表13-1　脂溶性ビタミン

一般名	化学名	機　能	欠乏症	過剰症*
ビタミンA	レチノール　レチナール　レチノイン酸	視覚の維持（レチナール）　粘膜細胞の正常維持（レチノイン酸）	夜盲症　角膜乾燥症，眼球乾燥症，皮膚角化症　免疫機能の低下	脳圧亢進，皮膚の落屑，脱毛，筋肉痛，胎児奇形，頭痛，吐き気，下痢，皮膚掻痒感
ビタミンD	カルシフェロール	骨（カルシウム）代謝	カルシウム，リンの吸収低下による石灰化障害　くる病（乳幼児）　骨軟化症（成人）	高カルシウム血症，腎障害，腎結石，軟組織の石灰化
ビタミンE	トコフェロール　トコトリエノール	生体内抗酸化作用　老化防止	溶血性貧血	血液凝固障害
ビタミンK	フィロキノンK_1　メナキノンK_2	血液凝固作用　骨形成	消化管出血（新生児メレナ）　頭蓋内出血	溶血性貧血，核黄疸，メトヘモグロビン血症

*過剰症は，橋詰直孝編著：医歯薬出版，2003，p.113から抜粋

1.1 ビタミンA

（1）ビタミンAの特徴

　ビタミンAは動物のみに存在するといわれている。

　ビタミンAには**レチノール**（末端の官能基：アルコール型），**レチナール**（アルデヒド型），**レチノイン酸**（カルボキシ型）の3種類の活性型がある。生体内で分解され

てビタミンA効力を示すものをプロビタミンA（ビタミンA前駆体）といい，α-カロテン，β-カロテン，クリプトキサンチンなど約50種類のカロテノイド類が知られている。最もビタミンA効力が高いのは**β-カロテン**である。β-カロテンの消化管からの吸収は，ビタミンAの約3分の1である。β-カロテンは開裂して2分子のレチナールに転換される（**図13-1**）。

　動物性食品に含まれるレチニルエステルや植物性食品に含まれるβ-カロテンは，小腸粘膜でレチノールとなり，脂肪酸と反応してレチニルエステルとなる。これはカイロミクロンに組み込まれ，リンパに分泌され，大部分が肝臓に取り込まれ貯蔵される。肝臓中のレチニルエステルは加水分解されてレチノールとなり，血液中ではレチノール結合タンパク質（RBP）と結合して，各組織に運搬される。

（2）生 理 機 能

　ビタミンAは視覚に関与する重要な物質である。

　11-シス-レチナールは，眼の網膜の桿体細胞にある視覚色素オプシンというタンパク質と結合してロドプシン（視紅）を構成している。光を受容すると11-シス-レチナールは全-トランス-レチナールに変換され（光異性化），オプシンと分離す

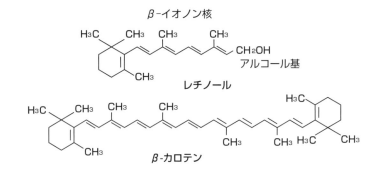

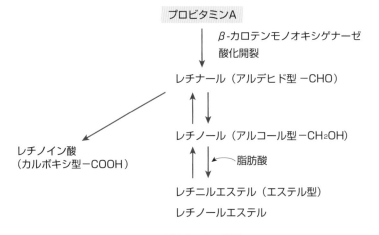

ビタミンAの代謝

図13-1　レチノールとβ-カロテンの構造式とビタミンAの代謝

る（図13-2）。この化学変化が視神経に伝達され視覚として認識される。レチノイン酸は核内受容体と結合して遺伝子の発現調節に関与している。細胞増殖と分化の制御や胚の発生初期において重要な働きをしている。

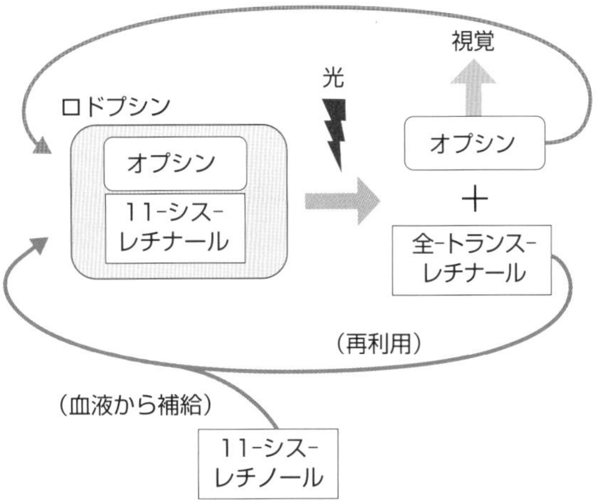

（3）欠　乏　症

ビタミンAの典型的な欠乏症として夜盲症（暗順応障害）がある。また，皮膚や粘膜が乾燥し，粘膜の抵抗性が低下して免疫機能が低下する。乳幼児では眼球乾燥症から失明に至ることもある。しかし，通常の食生活ではビタミンAの欠乏症はおこらない。

図13-2　視覚サイクル

（4）過　剰　症

摂取しすぎると体内に蓄積される。急性の中毒症状では，腹痛，悪心，嘔吐，めまいなどが出現した後，全身の皮膚落屑（らくせつ）がみられる。慢性の中毒症状では，全身の関節や骨の痛み，皮膚乾燥，脱毛などがみられる。また胎児の奇形，骨密度の減少，骨粗鬆症なども知られている。

プロビタミンAであるβ-カロテンの過剰摂取として柑皮症（かんぴ）を生じるが，病理的な変化がみられず，過剰症としては扱っていない。

1.2　ビタミンD

（1）ビタミンDの特徴

ビタミンDは構造の違いによりD_2からD_7が存在する。その中で**ビタミンD_2**（**エルゴカルシフェロール**）と**ビタミンD_3**（**コレカルシフェロール**）が自然界に広く存在し，生理的に重要である（図13-3）。コレステロール合成の中間体である7-デヒドロコレステロール（7-DHC）はビタミンD前駆体（プロビタミンD_3）である。

①7-デヒドロコレステロールは皮膚で太陽の紫外線によりステロイド核が開環してビタミンD_3になる。シイタケなどのキノコ類に存在するエルゴステロールもビタミンD前駆体（プロビタミンD_2）であり，紫外線によりビタミンD_2になる。②ビタミンD_3とD_2は血中のビタミンD結合タンパク質により肝臓に運ばれ活性型になる。③まず肝臓で25位が水酸化され，④次いで腎臓で1α位が水酸化され，1α，25-ジヒドロキシビタミンD_3（D_2）に変換され，活性型として機能する（図13-4）。

（2）生　理　機　能

ビタミンDは抗くる病因子として見出されたビタミンである。

ビタミンDの生理機能は副甲状腺ホルモン（PTH）とともに，血中カルシウム濃度を一定に保つことである（第22章，p.205，カルシウムの項参照）。活性型ビタミンDは小腸，腎臓，骨に運ばれ，小腸におけるカルシウムとリンの吸収の促進，腎臓におけるカルシウムの再吸収の促進，骨形成の促進などに働く。活性型ビタミンD

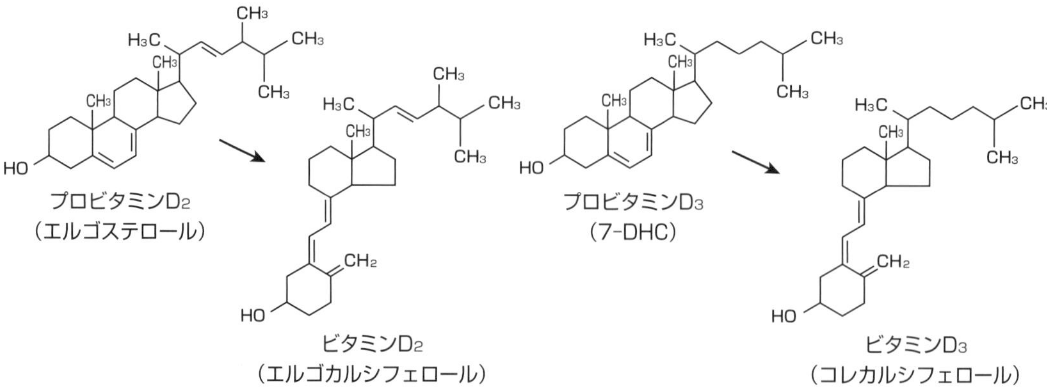

図13-3　プロビタミンDおよびビタミンD

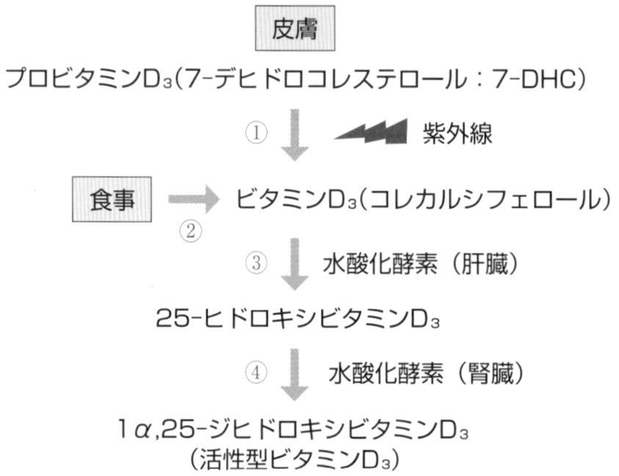

図13-4　ビタミンD$_3$の活性化への変換

の血中濃度はほぼ一定（約10mg/dL）に維持されているため，栄養状態の指標としては血中25-ヒドロキシビタミンDが用いられている。また，**ホルモン様作用**として活性型ビタミンDは核内のビタミンD受容体と結合し，遺伝子の転写を制御することによって発現を調節する。

（3）欠　乏　症

ビタミンDの欠乏は食事からの摂取不足や日光の照射不足により生じる。ビタミンDが欠乏すると腸管からのカルシウム吸収の低下と腎臓でのカルシウム再吸収が低下し，低カルシウム血症となる。骨のミネラルは主にヒドロキシアパタイトとして存在している。ビタミンDが欠乏すると，血中のカルシウムイオン濃度が低下し，その結果，小児では**くる病**が，成人では**骨軟化症**が発症する。

（4）過　剰　症

ビタミンD不足に対処するために欧米では牛乳やマーガリンなどの食品にビタミンDを添加している。しかし，サプリメントによる過剰摂取により，ビタミンD中毒がおきる可能性がある。高カルシウム血症や腎障害，軟組織へのカルシウムの沈着による石灰化障害などがおこる。

くる病
小児において，膝，肘，腕の変形を特徴とするビタミンD欠乏症。

骨軟化症
成人において，骨格の成長や発達が完成した後におこるので，主な症状は筋肉低下と骨変形を伴わない骨痛である。

1.3　ビタミンE

（1）ビタミンEの特徴

　天然のビタミンE作用をもつ化合物としては8つの同族体（α，β，γ，δ−トコフェロールとα，β，γ，δ−トコトリエノール）が存在する。これらはフェノール性ヒドロキシ基とクロマン環をもち，無色あるいは淡黄色の脂溶性物質である。ビタミンE作用は天然品が高く，特に**α−トコフェロール**の生物活性が最も強い。また，血液や組織中に最も多く存在しているのはα−トコフェロールである。（図13-5）

（2）生 理 機 能

　ビタミンEは生体内では**抗酸化作用**があり，**抗酸化ビタミン**とよばれている。ビタミンEは細胞膜やミトコンドリア膜に局在し，生体膜を構成している多価不飽和脂肪酸（LH）の酸化を防ぐ。不飽和脂肪酸が酸化されて生じる脂質ペルオキシラジカル（LOO⁻）をビタミンEは捕捉し，ラジカル連鎖反応を停止させる。生じたビタミンEラジカルは，ビタミンCにより還元されて再生される（図13-6）。

（3）欠 乏 症

　多くの動物実験でビタミンE欠乏による不妊症がみられる。ヒトでは通常の食事を摂取していれば欠乏することはない。しかし，ビタミンEが欠乏すると膜が損傷を受けるため，赤血球は溶血し，細胞膜は破壊されて細胞死に至る。低出生体重児はビタミンE欠乏になりやすく，血小板増加症，浮腫，溶血性貧血が認められる。

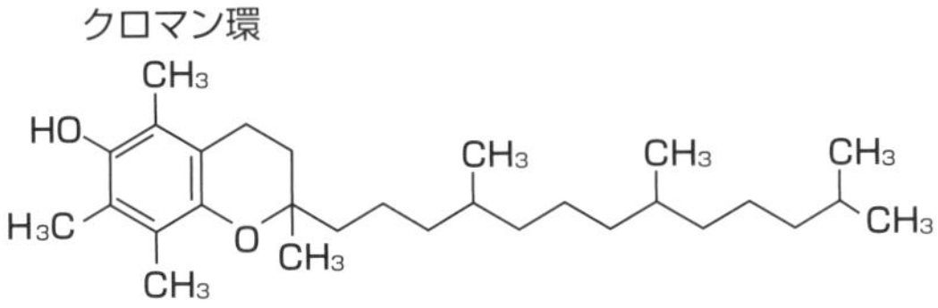

> **抗酸化作用**
> 　生体内物質が酸化されるのを防ぐこと。また，ビタミンEの抗酸化作用は，多価不飽和脂肪酸を多く含む膜に大きな影響を与える。

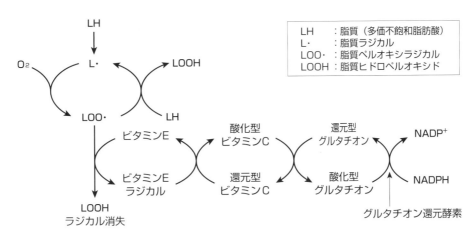

図13-5　ビタミンE（α-トコフェロール）の構造式

LH　：脂質（多価不飽和脂肪酸）
L・　：脂質ラジカル
LOO・：脂質ペルオキシラジカル
LOOH：脂質ヒドロペルオキシド

図13-6　抗酸化ビタミンによる脂質過酸化反応の抑制

1.4　ビタミンK

（1）ビタミンKの特徴

　天然に存在するビタミンKには植物由来の**ビタミンK₁**（フィロキノン）と微生物由来の**ビタミンK₂**（メナキノン）がある。メナキノンはイソプレン側鎖の長さの違いにより同族体が存在する。メナキノン-4は動物性食品に，メナキノン-7は納豆に含まれる（**図13-7**）。

　合成品としてビタミンK₃（メナジオン）がある。ビタミンK効力は最も強いが，現在使用が禁止されている。いずれもナフトキノン環をもつが，側鎖が異なっている。

（2）生理機能

　ビタミンKは**血液凝固**に関与しているビタミンである。血液凝固因子のプロトロンビンは，その前駆体のグルタミン酸（Glu）残基がγ-カルボキシグルタミン酸（Gla）残基にカルボキシ化されたものである（**図13-8**）。この反応はビタミンK依存性カルボキシラーゼによって行われる。骨基質タンパク質であるオステオカルシンもビタミンK依存性カルボキシラーゼによりカルボキシ化されてカルシウム結合能を有し，カルシウムが骨に蓄積する。**骨粗鬆症**の治療薬としてメナキノン-4が用いられている。

（3）欠乏症

　ビタミンKは腸内細菌により産生されるので欠乏することはまれであるが，抗生

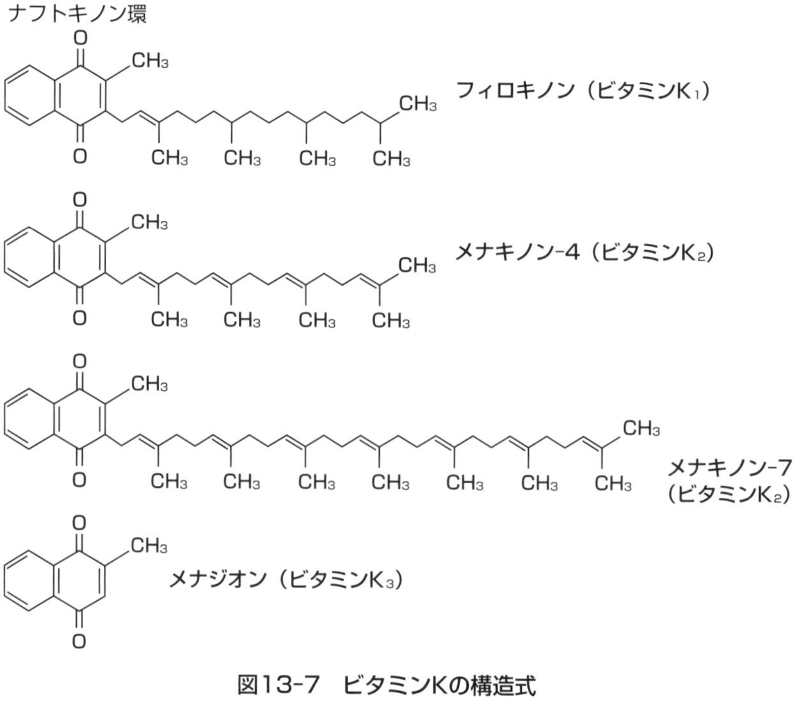

血液凝固
　ビタミンKは，ドイツ語の「血液凝固」を表すKoagulationに由来する。

骨粗鬆症
　骨の量が減少したり，骨の質が低下したりして，骨折しやすくなる病気。

図13-7　ビタミンKの構造式

物質を投与されている人にビタミンK欠乏の報告がある。ビタミンK欠乏症としては，新生児における胃腸管から出血する新生児メレナ（消化管出血），乳児における頭蓋内出血が知られている。これはビタミンKが胎盤を通過しにくいため蓄積量が少ないこと，母乳中のビタミンK含量が低いこと，新生児では腸内細菌叢が形成途中であることなどが原因と考えられている。出生後にビタミンK製剤投与による予防対策が普及している。ビタミンK欠乏により，血液凝固活性をもたない異常プロトロンビンという非カルボキシ化プロトロンビン（PIVKA-II：protein induced by vitamin K absence II ）が増加するので，ビタミンK欠乏の指標となる。PIVKA-II はDCPともよばれ，肝臓の腫瘍マーカーとしても利用されている（図13-9）。

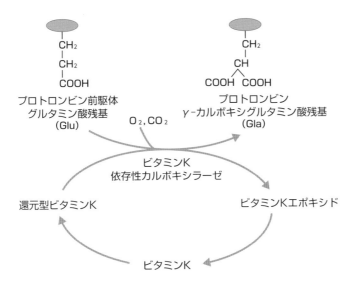

図13-8　ビタミンKによるプロトロンビンのカルボキシ化

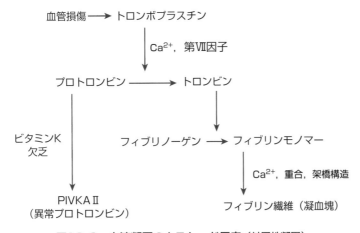

図13-9　血液凝固のカスケード反応（外因性凝固）

2. 水溶性ビタミン

　水溶性ビタミンには，ビタミンB群8種類とビタミンCがある（**表13-2**）。ビタミンB群は主に補酵素として解糖系やクエン酸回路（TCA回路）に関与している。ビタミンCは抗酸化作用を有し多様な機能がある。水溶性ビタミンは過剰に摂取しても尿中に排泄されるので通常の食事をしている限り過剰症はない。

2.1　ビタミンB₁

（1）ビタミンB₁の特徴

　ビタミンB₁は化学名を**チアミン**という。天然にはチアミン，チアミン一リン酸，チアミン二リン酸（チアミンピロリン酸ともいう），チアミン三リン酸が存在している（**図13-10**）。これらのビタミンB₁化合物は，摂取後チアミンになって吸収され，生体内で再びリン酸化される。生体内では主に補酵素型であるチアミン二リン酸（TDP）として存在している。

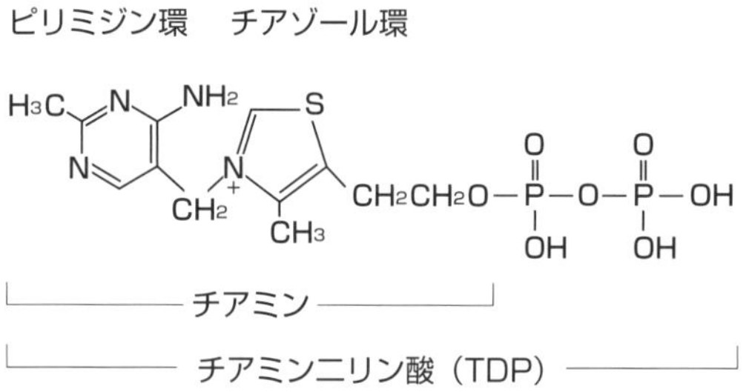

図13-10　ビタミンB₁（チアミン）の構造式

（2）生理機能

　ビタミンB₁は，糖代謝や分岐鎖アミノ酸代謝に関わる反応に関与している。ペントースリン酸経路におけるトランスケトラーゼ，解糖系のピルビン酸からアセチルCoAを生成するピルビン酸デヒドロゲナーゼ，クエン酸回路の2-オキソグルタル酸デヒドロゲナーゼ，分岐鎖アミノ酸由来の分岐鎖ケト酸の酸化的脱炭酸反応に関与する分岐鎖α-ケト酸デヒドロゲナーゼなどの補酵素として働いている。

（3）欠乏症

　ビタミンB₁が欠乏すると糖代謝がスムーズに進まなくなる。糖質の多い食事やアルコールを大量に摂取したとき，ビタミンB₁の要求量が高まり，欠乏するおそれがある。欠乏症として**脚気，多発性神経炎，ウェルニッケ脳症**がある。脚気の症状は，倦怠感，下肢のしびれ感，心悸亢進，心拡大，腱反射の減退や消失などである。ウェルニッケ脳症は慢性アルコール中毒患者でみられ，眼球運動障害，運動失調，意識障害などの症状がおこる。

脚気
　ビタミンB₁欠乏により生じる倦怠感，手足のしびれ，下肢の浮腫などの症状。

多発性神経炎
　末梢神経に機能不全がおこる。

ウェルニッケ脳症
　意識障害，眼筋麻痺，失調性歩行を引きおこす。

表13-2　水溶性ビタミン

一般名	化学名	補酵素型	機能	酵素	欠乏症	過剰症*
ビタミンB₁	チアミン	チアミンニリン酸 (TDP)	糖代謝・分岐鎖アミノ酸代謝	・酸化的脱炭酸反応　ピルビン酸デヒドロゲナーゼ ・クエン酸回路　2-オキソグルタル酸デヒドロゲナーゼ ・分岐鎖アミノ酸　分岐鎖α-ケト酸デヒドロゲナーゼ	脚気，多発性神経炎，疲労感（倦怠感），ウェルニッケ脳症	
ビタミンB₂	リボフラビン	フラビンアデニンジヌクレオチド (FAD)　フラビンモノヌクレオチド (FMN)	酸化還元反応	・クエン酸回路　コハク酸デヒドロゲナーゼ ・β酸化　アシルCoAデヒドロゲナーゼ	皮膚炎，口内炎，口角炎	
ビタミンB₆	ピリドキシン　ピリドキサール　ピリドキサミン	ピリドキサールリン酸 (PLP)　ピリドキサミンリン酸 (PMP)	アミノ基転移反応　アミノ酸代謝	・アミノ基転移反応　AST，ALT ・アミノ酸脱炭酸反応　ヒスチジンデカルボキシラーゼ	皮膚炎，口唇炎	末梢組織障害，シュウ酸腎結石
ナイアシン	ニコチン酸　ニコチンアミド	ニコチンアミドアデニンジヌクレオチド (NAD)　ニコチンアミドアデニンジヌクレオチドリン酸 (NADP)	酸化還元反応	乳酸デヒドロゲナーゼ　ピルビン酸デヒドロゲナーゼ　アシルCoAデヒドロゲナーゼ　グルコース6-リン酸デヒドロゲナーゼ	ペラグラ（皮膚炎，下痢，認知症）	皮膚発赤，肝障害
パントテン酸	パントテン酸	補酵素A (CoA)	酸化還元反応		神経障害，皮膚炎	
葉酸	プテロイルグルタミン酸	5,6,7,8-テトラヒドロ葉酸 (THF)	一炭素単位代謝　DNA合成		巨赤芽球性貧血，口内炎，舌炎，神経管閉鎖障害 (NTD) の発症リスク増大（妊娠中）	悪性貧血の潜在化
ビタミンB₁₂	シアノコバラミン	アデノシルコバラミン　メチルコバラミン	DNA合成　メチル基転移	メチオニンシンターゼ　メチルマロニルCoAムターゼ	巨赤芽球性貧血（悪性貧血）	
ビオチン	ビオチン	ビオチン	糖新生　脂肪酸合成	ピルビン酸カルボキシラーゼ　アセチルCoAカルボキシラーゼ	皮膚炎，脱毛，湿疹，卵白障害	
ビタミンC	アスコルビン酸	—	抗酸化作用		壊血病（コラーゲン合成障害），風邪（抵抗力低下）	

*過剰症は，橋詰直孝編著：医歯薬出版，2003，p.113ページから抜粋

（4）過　剰　症

　通常の食品を摂取している人で過剰症はおこらない。これは余剰のビタミンB_1はチアミンのまま，あるいはチアミン酢酸などに異化された後に排泄されることによる。しかし，チアミン塩酸塩の慢性的な摂取は，頭痛，いらだち，不眠などを引きおこす。

2.2　ビタミンB_2

（1）ビタミンB_2の特徴

　ビタミンB_2は化学名を**リボフラビン**という。リボフラビンは，小腸から吸収され門脈を経て肝臓に取り込まれ，細胞内でリン酸が結合して**フラビンモノヌクレオチド**（FMN），さらに，アデノシン二リン酸が結合して**フラビンアデニンジヌクレオチド**（FAD）になる（図13-11）。これらは酸化還元反応の補酵素となる。ビタミンB_2は，熱には安定であるが，光やアルカリ性条件で分解されやすい。食品中では補酵素型として存在し，調理，消化過程において遊離のリボフラビンとなり小腸から吸収される。

（2）生　理　機　能

　FADおよびFMNは，多くの酸化還元反応の補酵素として働く。FADはクエン酸回路におけるコハク酸デヒドロゲナーゼや，脂肪酸のβ酸化におけるアシルCoAデヒドロゲナーゼなどのエネルギー代謝に関係している。FMNを補酵素としたものには電子伝達系のNADHデヒドロゲナーゼがある。

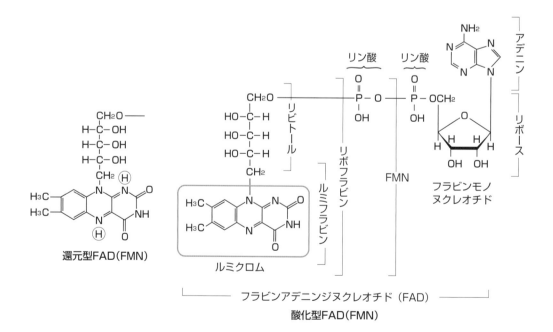

図13-11　ビタミンB_2（リボフラビン）の構造式

（3）欠　乏　症

　ビタミンB$_2$が欠乏すると成長障害がおこる。その他に，口内炎，口角炎，舌炎，**脂漏性皮膚炎**が生じる。

脂漏性皮膚炎
　皮脂の分泌が多い場所を中心におこる皮膚炎で，頭皮や顔面に，赤くカサカサした湿疹が生じる。

2.3 **ビタミンB$_6$**

（1）ビタミンB$_6$の特徴

　ビタミンB$_6$活性を有する化合物には，**ピリドキシン，ピリドキサール，ピリドキサミン**の3種類がある。細胞に取り込まれたピリドキサールは，ピリドキサールキナーゼによってリン酸化され，補酵素型であるピリドキサール5′-リン酸（ピリドキサールリン酸：PLP）となる。ピリドキシン5′-リン酸（ピリドキシンリン酸：PNP）およびピリドキサミン5′-リン酸（ピリドキサミンリン酸：PMP）も酸化されてPLPに変換される（図13-12）。

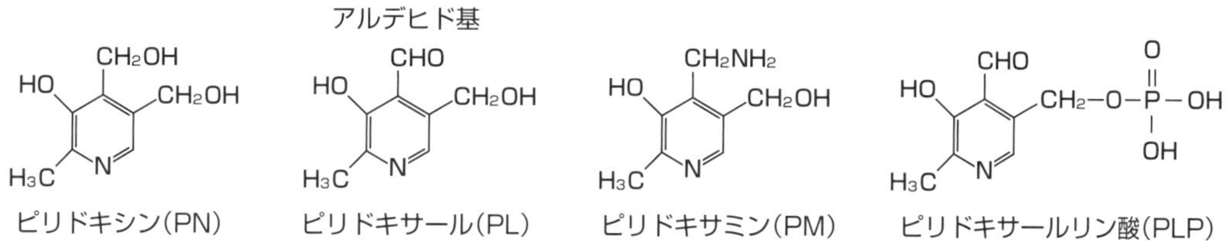

アルデヒド基

ピリドキシン(PN)　ピリドキサール(PL)　ピリドキサミン(PM)　ピリドキサールリン酸(PLP)

図13-12　ビタミンB$_6$の構造式

（2）生　理　機　能

　ビタミンB$_6$はPLPの形でアミノ基転移反応，アミノ酸脱炭酸反応，ラセミ化反応など100種類以上の酵素の補酵素として働いている。

　肝臓，腎臓，筋肉に存在しているアスパラギン酸アミノトランスフェラーゼ（AST）およびアラニンアミノトランスフェラーゼ（ALT）は，α-アミノ酸のアミノ基とα-ケト酸に転移する反応を触媒している。

　アミノ酸脱炭酸反応としては，ヒスタミンを生じるヒスチジンデカルボキシラーゼや神経伝達物質であるγ-アミノ酪酸（GABA）を生成するグルタミン酸デカルボキシラーゼがある。

（3）欠　乏　症

　ビタミンB$_6$が欠乏すると，皮膚炎，口唇炎，口内炎，貧血，神経炎がおこる。また，トリプトファンの代謝中間体であるキサンツレン酸や，メチオニンの代謝中間体であるホモシステインの尿中排泄量が増加する。

2.4 **ナイアシン**

（1）ナイアシンの特徴

　ナイアシンとは**ニコチン酸**と**ニコチンアミド**の総称である（図13-13）。アミノ酸のトリプトファンはナイアシン活性を有し，トリプトファン60mgに対して，ナイ

アシン1mgの割合で生体内で転換される。このためトリプトファンを十分に摂取すれば，ナイアシンの摂取不足はおこらない。

（2）生理機能

　ナイアシンは補酵素型であるNAD$^+$（ニコチンアミドアデニンジヌクレオチド），NADH（還元型ニコチンアミドアデニンジヌクレオチド），NADP$^+$（ニコチンアミドアデニンジヌクレオチドリン酸），NADPH（還元型ニコチンアミドアデニンジヌクレオチドリン酸）として，数多くの代謝反応に関与している。NADは解糖系（乳酸デヒドロゲナーゼ），β酸化（アシルCoAデヒドロゲナーゼ），クエン酸回路（ピルビン酸デヒドロゲナーゼ）における中間代謝物の酸化還元反応の補酵素として関与している。その際生じる還元型NAD（NADH）は電子伝達系に導入され，ATPの産生に関与している。ペントースリン酸経路のグルコース6-リン酸デヒドロゲナーゼはNADPを補酵素として必要とし，その際生じる還元型NADP（NADPH）はアセチルCoAから脂肪酸やコレステロールがつくられるときに水素供与体として必要である。

（3）欠乏症

ペラグラ
　ペラグラの症状は3D（dermatitis（皮膚炎），diarrhea（下痢），dementia（認知症））とよばれる。

　ナイアシンの欠乏症として皮膚炎，下痢，認知症を特徴とする**ペラグラ**が知られている。中南米ではトリプトファン含量の少ないトウモロコシを主食としているためペラグラが発症しやすい。

（4）過剰症

　通常の食品を摂取しているヒトで，過剰摂取による健康障害が発現したという報告はない。ニコチン酸摂取による軽度の皮膚の発赤作用があるが，一過性のものである。

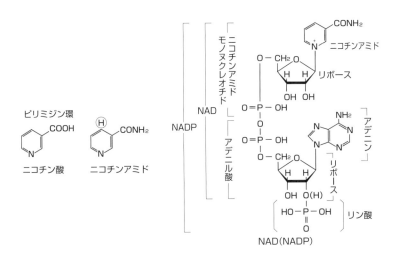

図13-13　ナイアシン（ニコチン酸）およびNAD（NADP）の構造式

2.5 パントテン酸

（1）パントテン酸の特徴

パントテン酸はパントイン酸とβ-アラニンからなる化合物である（図13-14）。

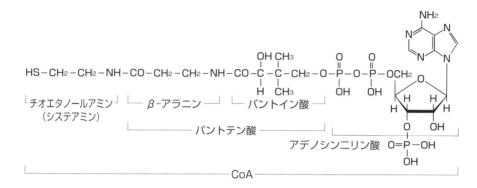

図13-14　パントテン酸とCoAの構造式

（2）生理機能

パントテン酸は補酵素A（コエンザイムA，CoA）の構成成分である。**アセチルCoAやアシルCoA**として糖質代謝（主としてクエン酸回路），脂質代謝（主として脂肪酸合成とβ酸化経路），エネルギー代謝に関係している。分岐鎖アミノ酸の代謝にも関与している。

（3）欠乏症

パントテン酸は食品に広く存在している。腸内細菌によっても合成されるため欠乏することはまれである。

2.6 葉酸

（1）葉酸の特徴

葉酸（プテロイルグルタミン酸）はプテリジン核，*p*-アミノ安息香酸，グルタミン酸から構成されている（図13-15）。食品中の葉酸はグルタミン酸が1個から数個結合しており，γ-グルタミルヒドロラーゼによりグルタミン鎖が切断されてから吸収される。生体内ではプテリジンが葉酸レダクターゼによって還元されて補酵素型の5,6,7,8-テトラヒドロ葉酸（THF）となり機能している。

（2）生理機能

テトラヒドロ葉酸（THF）は，メチル基やメチレン基などの一炭素基と結合してメチルTHFやメチレンTHFとなり，それぞれ一炭素単位化合物の代謝に関与している（図13-16）。すなわち，プリンヌクレオチド，ピリミジンヌクレオチドの合成，アミノ酸の代謝，その他種々のメチル基転移反応に関与している。

(＊テトラヒドロ葉酸(THF)：プテリジンの5,6,7,8位に水素が結合したもの)

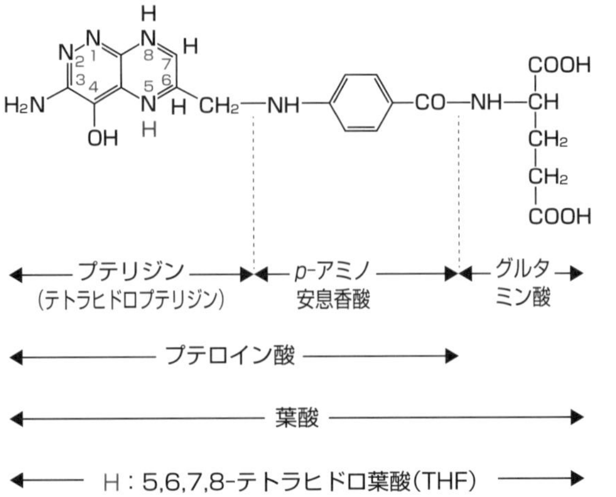

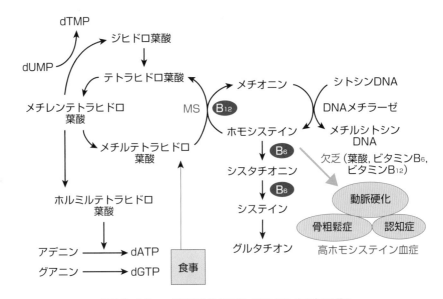

図13-15　葉酸（プテロイルモノグルタミン酸）の構造式

図13-16　一炭素単位代謝とビタミン欠乏の影響

MS
　メチオニン合成酵素は，ホモシステインのメチル化を触媒する。

巨赤芽球性貧血
　葉酸やビタミンB_{12}の欠乏に起因する貧血で，DNA合成が阻害され，細胞核の成熟障害をもつ巨赤芽球が骨髄中に出現する。

神経管閉鎖障害
　胎児において頭部や尾部神経管の閉鎖障害によりおこる中枢神経系の異常のことである。二分脊椎，無脳症などがある。

（3）欠　乏　症

葉酸が欠乏するとDNAの合成が阻害され，**巨赤芽球性貧血**になる。妊娠前後の葉酸の摂取が胎児の**神経管閉鎖障害**（NTD）の発症リスクを減少させる。

2.7　ビタミンB_{12}

（1）ビタミンB_{12}の特徴

ビタミンB_{12}は分子内にコバルトをもち，赤いビタミンでコバラミンともよばれる（**図13-17**）。動物性食品に含まれ体内では肝臓に貯蔵されている。分子量はビタ

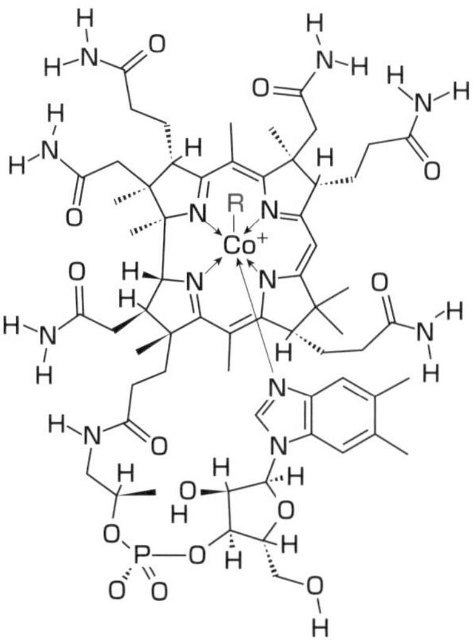

図13-17　ビタミンB$_{12}$の構造式

Rに入る置換基

−CN	シアノコバラミン
−CH$_3$	メチルコバラミン
−アデノシン	アデノシルコバラミン

ミンの中で最も大きい。上方配位子の違いにより，**アデノシルコバラミン，メチルコバラミン，ヒドロキソコバラミン，シアノコバラミン**がある。

（2）生 理 機 能

　血液中では血漿タンパク質であるトランスコバラミンIIと結合して輸送され，肝臓ではトランスコバラミンIと結合して貯蔵される。ビタミンB$_{12}$の補酵素型としては，アデノシルコバラミンとメチル基が結合したメチルコバラミンがある。メチルマロニルCoAムターゼはアデノシルコバラミンを補酵素とし，奇数鎖脂肪酸やバリン，イソロイシン，スレオニンの代謝に関与している。メチオニンシンターゼはメチルコバラミンを補酵素とし，ホモシステインとメチルテトラヒドロ葉酸をメチオニンとテトラヒドロ葉酸にする。

（3）欠 乏 症

　ビタミンB$_{12}$の吸収には胃の壁細胞から分泌される**内因子**が必要である（p.144参照）。このため胃炎や胃粘膜の萎縮が進むと内因子の分泌が少なくなり，ビタミンB$_{12}$の吸収が低下し，欠乏症がおこる。ビタミンB$_{12}$の欠乏症としては巨赤芽球性貧血がある。これはメチオニンシンターゼ反応の低下により，一炭素単位の輸送体である葉酸が再生されず，DNA合成が阻害されるからである。その他の欠乏症として神経障害がある。

> **内因子**
> 　胃の壁細胞から分泌されるビタミンB$_{12}$結合タンパク質。

2.8　ビ オ チ ン

（1）ビオチンの特徴

　高等動物および酵母では必須のビタミンである。ビオチンは，遊離で存在しているものと，タンパク質中のリシンと共有結合して存在しているものがある（図3-18）。食品中のタンパク質結合型ビオチンは，タンパク質分解酵素によりビオシ

> **ビオシチン**
> 　ビオチンとリシンが結合したもの。他のテキストには，補酵素型としてビオチンが書かれているものもあるが間違いである。

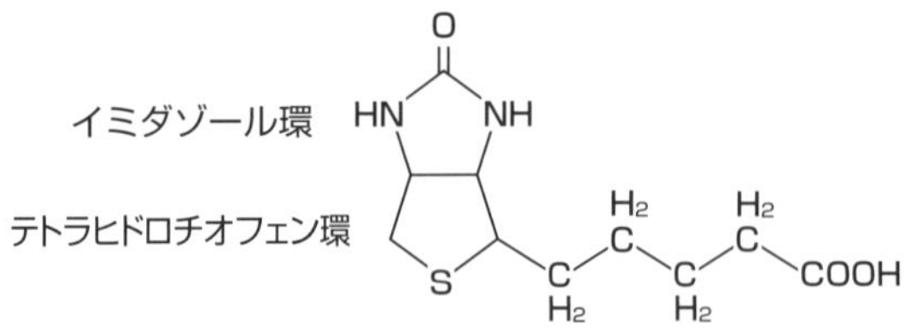

図13-18 ビオチンの構造式

チン（ビオチニルリシン）になり，次にビオチニダーゼによってビオチンが遊離されて吸収される。

（2）生理機能

細胞内で遊離したビオチンは，そのまま4種類あるカルボキシラーゼの補酵素として働く。糖新生におけるピルビン酸カルボキシラーゼ，脂肪酸合成におけるアセチルCoAカルボキシラーゼおよびアミノ酸代謝におけるプロピオニルCoAカルボキシラーゼやメチルクロトニルCoAカルボキシラーゼの補酵素としてカルボキシ化反応を触媒している。

（3）欠乏症

ビオチンの欠乏症は皮膚炎や脱毛である。ビオチンはさまざまな食品に含まれ，腸内細菌によっても合成されるので，通常の食生活をしている人で欠乏することはない。しかし，卵白中の**アビジン**はビオチンと強固に結合する（解離定数Kd値は10^{-5}mol/L）。このため，腸管でのビオチン吸収が阻害されるので，生の卵白を大量に摂取すると欠乏症状を引きおこす。これを卵白障害という。また乳児における**医原性ビオチン欠乏症**が知られている。

2.9 ビタミンC

（1）ビタミンCの特徴

ビタミンCは化学名を**アスコルビン酸**といい，抗壊血病因子として見出された。還元型のL-アスコルビン酸と，酸化型のL-デヒドロアスコルビン酸がある（図13-19）。補酵素作用は不明である。食品では野菜類，果実類，いも類に多く含まれている。ビタミンCはほとんどの動物ではD-グルコースから生合成できるが，ヒト，サル，モルモットなどでは，ビタミンCの合成に関わるL-グロノラクトンオキシダーゼが遺伝的に欠損しているため合成できない。このため食品などから摂取する必要がある（図13-20）。

（2）生理機能

ビタミンCは水溶性の抗酸化物質として働き，生体内で生成する活性酸素の消去・捕捉を行う。ビタミンCは**コラーゲン**を構成するアミノ酸のプロリンとリシンの水酸化反応に関与し，コラーゲン分子が正常な三次構造をとるのを助ける。その他の機能に，植物性食品由来の非ヘム鉄の吸収促進，**カテコールアミン**（ドーパミ

アビジン
卵白に含まれるタンパク質の一種。ビオチンと強固に結合する。グラム腸性細菌ストレプトマイセスによりつくられるストレプトアビジンもビオチンと強く結合する。

医原性ビオチン欠乏症
ビオチン含量が十分でない治療用特殊ミルクのみで哺育した人工栄養乳児でみられる。

コラーゲン
コラーゲンは動物の結合組織を構成する主要タンパク質であり，骨，皮膚，血管などに多く存在する。

カテコールアミンの合成
カテコールアミンを生合成する酵素チロシンヒドロキシラーゼやドーパミン-β-ヒドロキシラーゼの活性化に補因子として必要である。

ン，ノルアドレナリン，アドレナリン）の合成，生体異物の代謝などがある。副腎に
は高濃度のビタミンCが蓄えられている。ビタミンCが不足すると副腎皮質の働き
が低下する。

（3）欠 乏 症

ビタミンCの欠乏症は壊血病（p.5参照）である。これはコラーゲン合成に異常
をきたし，血管の結合組織の形成が傷害を受け，皮下や歯肉など身体各部から出血
する。このほか，喫煙により，血中アスコルビン酸量が低下することが知られてい
る。喫煙者は推奨量以上にビタミンCを摂取する必要がある。

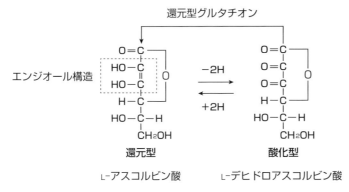

図13-19　アスコルビン酸の構造式

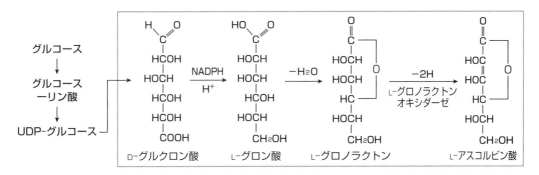

図13-20　ビタミンCの生合成

第14章 ビタミンの代謝と応用

　三大栄養素のほかに生体内で合成できない有機化合物としてビタミンがある。このためビタミンは，不足するとそれぞれに固有の欠乏症状を誘発する。脚気がビタミンB$_1$の欠乏によることが明らかにされてから，欠乏症について多くのことが解明されてきた。しかし，ビタミンの生化学的機序は明らかにされたが，ビタミンが欠乏するとどうして皮膚炎がおこるのか不明なことが多い。生化学的知見と臨床症状との関連についてはいまだにブラックボックスにある。これと並行して，ビタミンの新たな生理機能の解明や，疾病予防における分子生物学的な探索が行われている。本章では，従来から知られているビタミンの補酵素としての生理機能以外に，近年明らかにされてきたビタミンの働きについて解説する。

1. ビタミン

1.1 ビタミンD

　ビタミンDの主な生理機能は，小腸，腎臓，骨におけるカルシウムの代謝調節機能である。ビタミンDが欠乏すると，腸管からのカルシウム吸収が低下し，また，腎臓でのカルシウム再吸収が低下するため低カルシウム血症になる。これに伴って副甲状腺ホルモンが増え，骨吸収が促進されることになる。骨端線閉鎖前の小児ではくる病が，成人では骨軟化症が発症する。くる病では，長管骨の骨端線の拡大が認められる。腎臓における1α水酸化は，ビタミンDの活性化に重要であるので，慢性腎臓病では，**活性型ビタミンD**（p.129参照）の産生が低下し，骨粗鬆症や大腿骨近位部骨折のリスクが増大する。

1.2 ビタミンB$_{12}$

　食品中のビタミンB$_{12}$は，胃酸やペプシンの作用でタンパク質から遊離され，唾液腺由来のハプトコリン（HC）と結合する。次いで十二指腸においてHCが膵液中のタンパク質分解酵素により分解されると，ビタミンB$_{12}$は胃の壁細胞から分泌される内因子（intrinsic factor : IF）に移行し複合体（IF-B$_{12}$複合体）を形成する。IF-B$_{12}$複合体は，回腸下部に存在する受容体を介して吸収される。胃がん等で胃を切除している人や高齢者で胃の機能が低下している人は，内因子の不足によりビタミンB$_{12}$の吸収が低下する。

　ビタミンB$_{12}$が欠乏すると巨赤芽球性貧血を発症する。血液所見では平均赤血球

容積（MCV）が高くなる。また，手足のしびれなど末梢神経の障害としても現れる。ビタミンB$_{12}$の供給源は動物性食品であり，植物性食品には一部の藻類を除いてほとんど存在しない。よって菜食主義者は欠乏に注意する必要がある。

1.3　葉　　酸

　葉酸は一炭素単位化合物の代謝に関係し，DNAの合成，アミノ酸の代謝，メチル基転移反応に関わる。葉酸の代表的な欠乏症は**巨赤芽球性貧血**である。妊娠前後の葉酸の摂取が胎児の**神経管閉鎖障害**の発症リスクを低減させることがわかっている。そのため，妊娠を計画している女性や妊娠の可能性のある女性に対して，葉酸の摂取が推奨されている。葉酸欠乏による血中ホモシステインの上昇は動脈硬化の危険因子である。血中ホモシステイン高値と，認知症や骨粗鬆症との関連性も知られている。**サルファ薬（剤）**は腸内細菌叢に影響を与え葉酸の生合成を阻害するため，葉酸欠乏になることがある。

サルファ薬（剤）
　スルホアミド部位をもつ合成抗菌剤・化学療法薬（剤）の総称。抗生物質とはよばない。現在使用されている医薬品としては，スルファメトキサゾールがある。

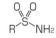

2.　ビタミン様物質

　ビタミンは現在13種類知られているが，それ以外に，ビタミンの定義には当てはまらないが生体内で重要な役割を果たす微量栄養素がある。これらをビタミン様物質とかバイオファクターなどとよぶ。カロテノイド，フラボノイド，カルニチンなどがある。

2.1　カロテノイド

　カロテノイドは，橙色，赤色，黄色を呈する脂溶性物質である。自然界には約600種類のカロテノイドが発見されている。食品ではニンジンに含まれる**β-カロテン**（図14-1）やトマトに含まれる**リコペン**，柑橘類に含まれる**β-クリプトキサンチン**（図14-1）がよく知られている。α-カロテン，β-カロテン，γ-カロテン，β-クリプトキサンチンはプロビタミンAとして働いている。カロテノイドは抗酸化物質として脂質の過酸化反応を抑制している。目の網膜にはルテインとゼアキサンチン（図14-1）があり，光による酸化障害から目を保護している。このほか疾病との関わりでは，喫煙者やアスベスト暴露労働者を対象にした研究で，β-カロテンをサプリメントとして摂取すると，肺がんリスクが有意に上昇することが示されている。血清リコペン濃度やリコペンの消費量が高いことと前立腺がんの有意なリスク低減との関連がある。

2.2　フラボノイド

　フラボノイドとは，C$_6$（A環）-C$_3$-C$_6$（B環）を基本骨格とする化合物の総称である。ヒドロキシ基が結合したものが多く存在し，**ポリフェノール**と総称される化合物の範疇に入る。かつてはビタミンPともよばれていたが，ビタミンではない。

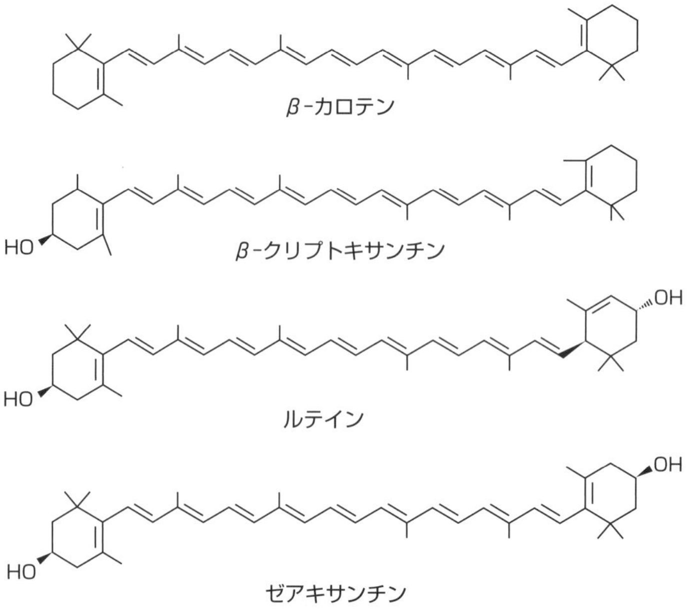

β-カロテン

β-クリプトキサンチン

ルテイン

ゼアキサンチン

図14-1　代表的なカロテノイドの構造式

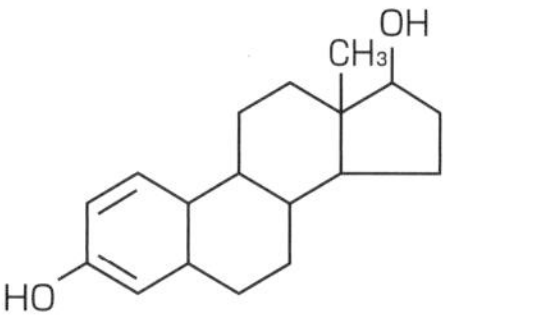

エストロゲン（女性ホルモン）

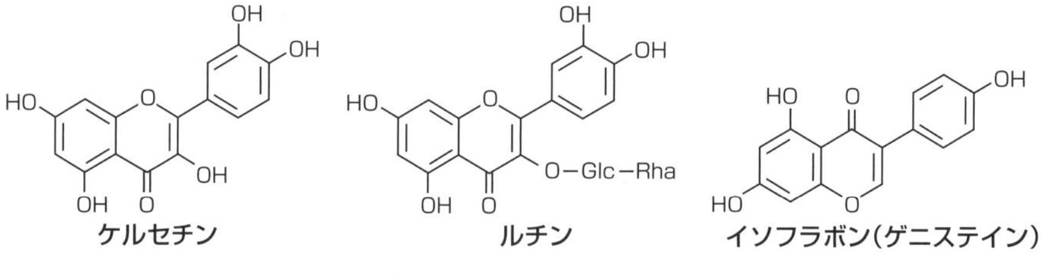

植物に含まれる無色から黄色の色を呈する植物色素である。ポリフェノールの一種でフラボノイド類に分類されているものとして，タマネギに含まれる**ケルセチン**，ソバに含まれる**ルチン**，大豆に多い**イソフラボン**などがよく知られている（図14-2）。抗酸化作用を基盤とし，抗動脈硬化作用や抗がん作用，またイソフラボンは女性ホルモン様作用を有しているので，骨粗鬆症予防などが期待されている。

ケルセチン　　　　ルチン　　　　イソフラボン（ゲニステイン）

図14-2　代表的なフラボノイド類の構造式

2.3　カルニチン

　カルニチン（図14-3）は，ヒトではリシンとメチオニンから生合成されるのでビタミンではない。カルニチンは，植物性食品にはほとんど含まれず，動物性食品から摂取している。生体内では，遊離カルニチンとアシル基と結合したアシルカルニチンとして存在している。カルニチンの役割は，脂肪酸からのアシルCoAのミトコンドリア内への運搬である。すなわち，アシルCoAはカルニチンと結合しアシルカルニチンとなり，ミトコンドリア内膜を通過できる。ミトコンドリア内で再び

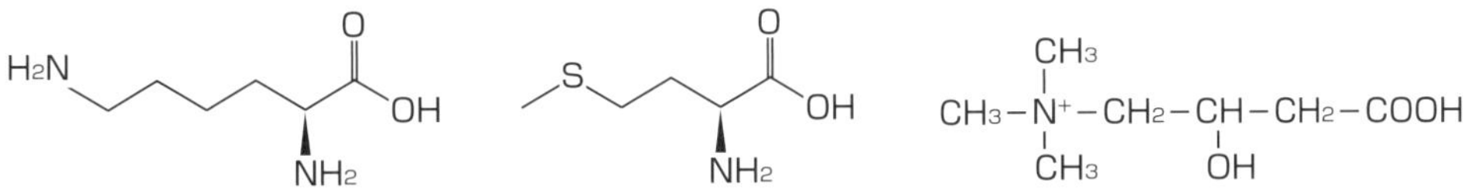

図14-3　L-カルニチンの構造式

アシル CoA となり，β酸化によりアセチル CoA となりクエン酸回路に入る（p.64参照）。よって，エネルギー代謝の盛んな筋肉にカルニチンは豊富である。

　カルニチン欠乏には原発性と二次性がある。欠乏症状は長鎖脂肪酸の利用障害に起因し，脂肪肝や，飢餓時や異化亢進時における糖新生障害による低血糖，尿素サイクル異常に伴う高アンモニア血症を示し，新生児や乳幼児では**ライ**（Reye）**症候群**として知られている。

ライ症候群
急性脳症と肝障害を特徴とする。病理学的所見では，著明な脳浮腫と，特徴的な脂肪肝が認められる。原因は不明であるが，ウイルス感染症やアスピリン服用が関わっている。

2.4　ユビキノン

　ユビキノン（**図14-4**）は生物に広く存在している。ミトコンドリア内膜に存在し，電子伝達系における電子伝達体の１つとして，呼吸鎖複合体ⅠとⅢの電子の仲介を果たしている。ユビキノンは構造中にイソプレン単位が10個あり，補酵素Q，コエンザイム Q10（CoQ10）ともよばれる。ユビキノンは動物の生体内で合成されるのでビタミンではない。ユビキノンの抗酸化物質としての作用がよく解析されている。

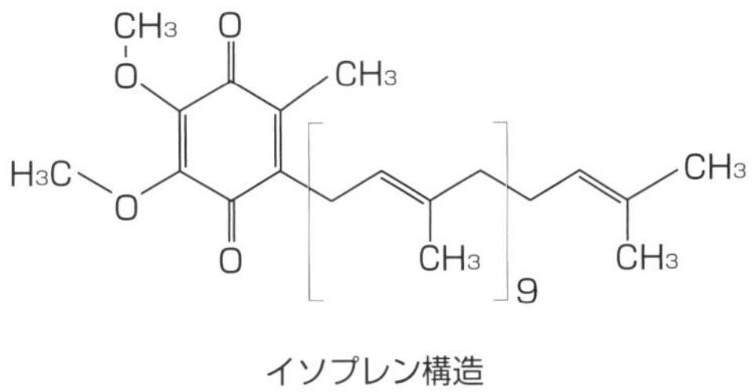

イソプレン構造

図14-4　ユビキノン（コエンザイムQ10）の構造式

　ユビキノンは必ずしもミトコンドリア内膜だけに存在するわけではなく，ほかの膜領域では還元型ユビキノンは，脂質の過酸化を防ぐ働きがある。

2.5　不飽和脂肪酸

　不飽和脂肪酸であるリノール酸，リノレン酸，アラキドン酸は必須脂肪酸といわれ，かつてビタミンFとよばれた。現在ではあまりよばれない。

3. ビタミンと薬

（1）エトレチナートと高脂肪食

レチノイドはビタミンAおよびその誘導体の総称で，一般に上皮組織の増殖や分化を調節する作用がある。エトレチナート（商品名チガソン）（**図14-5**）はビタミンAの誘導体で，ビタミンAと類似した化学構造である。ビタミンAには皮膚や粘膜を正常に保つ作用があり，乾癬や魚鱗症などの**角化異常症**の治療薬として用いられる。しかし，ビタミンAにはレチノイドX受容体を介して細胞の分化や細胞死を誘導する。このため妊婦におけるビタミンA過剰症として胎児における形態異常の誘発が知られている。

エトレチナートはビタミンAと同様の作用を示すため，ビタミンA過剰症と類似した副作用を生じる可能性がある。つまり本剤にも催奇形性があるので，妊婦，産婦，妊娠する可能性のある婦人には使用が禁じられている。このほか高中性脂肪血症の患者への投与は脂質代謝障害の危険性が高いことや，高脂肪食摂取後に本剤の吸収が増加するという報告がある。

レチノイン酸（**図14-5**）はビタミンAのカルボン酸誘導体で，いくつかの立体異性体が存在する。その一つである13-シス-レチノイン酸（**図14-5**）は**イソトレチノイン**として，主に尋常性挫創（ニキビ）の治療に使用されている。副作用として，妊婦および妊娠している可能性がある場合，胎児に先天異常，流産，早産，死産を引きおこす可能性があり，使用は禁忌である。

なお，レチノイン酸の外用剤の場合にも，副作用として，皮膚症状，炎症後の色素沈着，催奇形性が問題となる。しかし外用における催奇形性は，服用量や吸収率などから考慮すると内服薬に比べ非常に低い。アメリカではレチノイン酸外用では催奇形性はありえないとしている。妊婦のみ注意すれば十分である。

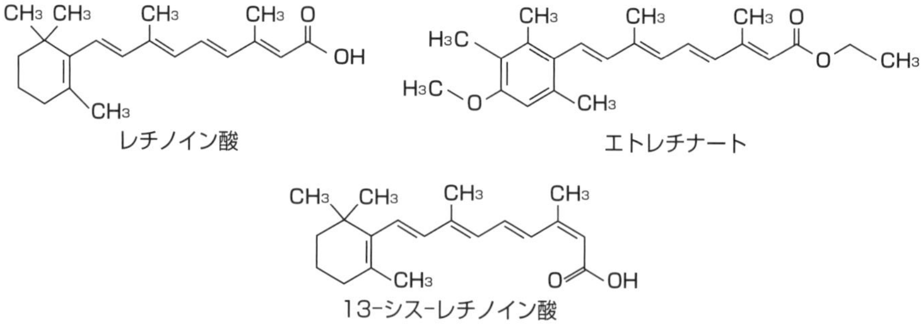

角化異常症
角質層（表皮を構成する角化細胞）が肥厚・角化（分厚く硬くなる）とともに乾燥して粗くなる病気である。タンパク質遺伝子の異常によるものと考えられている。

イソトレチノイン
わが国では，重大な健康被害のおそれのため未承認医薬品で，医師の承認がない限り輸入や使用ができない。海外では，経口薬をアキュテイン（商品名）として販売している。

図14-5　レチノイン酸とその誘導体

（2）ビタミンK，Eとワルファリン

ワルファリンカリウムは，ビタミンKが関与する凝固系の働きを抑制する抗凝固剤で，血を固まりにくくし，血栓症の治療として用いられる。ワルファリン（商品

名ワーファリン）の服用時は，納豆などのビタミンKを多く含む食品の摂取は，この薬の働きを弱めるので控えなければならない。また相互作用は明らかでないが，ワーファリンを服用時の大量のビタミンE（トコフェロール）の摂取は出血傾向を高めることがある。

（3）葉酸と抗てんかん薬

　一部の抗てんかん薬の中には，血中葉酸濃度を低下させるものがある。妊娠の可能性のある女性において，特にバルプロ酸（バルプロン酸）かカルバマゼピンを投与されている場合，神経管閉鎖障害の発症リスク低減のために葉酸の補充が望ましい[1]。

（4）ビタミンCとエストロゲン

　ピル服用者が大量のビタミンCを服用すると，低エストロゲンピルでも高エストロゲンピルと同じ作用がみられている。つまり，ビタミンCによりエストロゲンの代謝が遅くなり，結果として血中エストロゲン濃度を上昇させる可能性がある。

　このほか，ビタミンサプリメントを医薬品と一緒に摂取すると，多様な相互作用が報告されている（**表14-1**）。

表14-1　医薬品との併用に注意が必要なビタミン

ビタミン	医薬品	相互作用
ビタミンA	角化症治療薬チガソン※	ビタミンA過剰症と似た副作用（頭痛，吐き気）が惹起
ビタミンD	強心剤	強心剤の作用が増強，ジギタリス中毒症状を惹起
ビタミンE	血液凝固防止剤ワルファリン	ビタミンEの大量摂取により出血傾向が増強する可能性
ビタミンK	血液凝固防止剤ワルファリン	ワルファリンの効果を著しく弱める
ビタミンC	エストロゲン	エストロゲンの代謝阻害による血中エストロゲン濃度の上昇
葉酸	抗てんかん薬バルプロ酸（バルプロン酸）	相互に血中濃度を低下

※一般名：エトレチナート　　　　　　　　　　　　　（薬剤情報提供システムから引用，改変）

引用文献

1 ）日本神経学会：てんかん診療ガイドライン2018，第13章てんかんと女性（https://www.neurology-jp.org/guidelinem/tenkan_2018.html）

■ ビタミン　重要項目チェックリスト

以下の項目について，あらためて確認し，その構造，機構，作用等をまとめてみよう。

☐ 脂溶性ビタミンは，水溶性ビタミンに比べて体内に蓄積しやすい。

☐ 脂溶性ビタミンには，腸内細菌が合成するものがある。

☐ ビタミンAの活性体は，遺伝子発現の調節に関与する。

☐ ビタミンAは，ロドプシンの構成成分である。

☐ 日照を受ける機会が少ないと，ビタミンDの必要量は増加する。

☐ 活性型ビタミンDは，核内受容体に結合して作用する。

☐ レチノイン酸は，遺伝子発現を調節する。

☐ カルシウムの摂取量が多いと，ビタミンDの必要量が減少する。

☐ ビタミンD_3は，7-デヒドロコレステロールから合成される。

☐ ビタミンDの欠乏では，骨塩量が減少する。

☐ ビタミンCは，ビタミンEラジカルをビタミンEに変換する。

☐ ビタミンEは，LDLの酸化を防ぐ。

☐ ビタミンEの必要量は，不飽和脂肪酸の増加時に高まる。

☐ ビタミンEは，生体膜中の脂質過酸化を抑制する。

☐ ビタミンKは，腸内細菌によって合成される。

☐ ビタミンKの欠乏では，血液が凝固しにくくなる。

☐ ビタミンKは，骨芽細胞でのオステオカルシンの生成を促進する。

☐ ビタミンB_1は，組織内で飽和すると，過剰分が尿中に排泄される。

☐ 糖質が少なく脂質の多い食事を摂取すると，ビタミンB_1の摂取量は少なくてすむ。

☐ ビタミンB_1は，ピルビン酸脱水素酵素の補酵素である。

☐ ビタミンB_1の欠乏では，乳酸の血中濃度が上昇する。

☐ ビタミンB_2は，脂肪酸からのエネルギー産生に必要である。

☐ タンパク質の異化が亢進すると，ビタミンB_6の必要量は増加する。

☐ ビタミンB_6は，アミノ酸代謝の補酵素として働く。

☐ ナイアシンの必要量は，エネルギー消費量が多くなると増加する。

☐ ナイアシンの必要量は，タンパク質摂取量の影響を受ける。

☐ 脂肪酸の合成には，パントテン酸が関与している。

☐ パントテン酸は，コエンザイムA（CoA）の構成成分である。

☐ 核酸の合成が亢進すると，葉酸の必要量は増加する。

☐ メチルコバラミンは，核酸合成に関わる補酵素として作用する。

☐ ビオチンは，生卵白中のアビジンと結合する。

☐ ビオチンは，脂肪酸合成の補酵素として関与している。

☐ ビタミンCは，還元作用をもつ。

☐ ビタミンCは，コラーゲンの生成に必要である。

☐ ビタミンCが欠乏すると，出血傾向がみられる。

☐ カロテノイドは，抗酸化作用をもつ。

第15章 代謝の臓器間のつながり

　ヒトは摂取した栄養素からエネルギーを産生したり，身体を形づくったりしている。その過程を代謝という。各栄養素にはそれぞれの代謝経路が存在するが，それらの代謝過程は，臓器間による分業が行われている。また，代謝過程のバランスは栄養素の摂取状況等により制御を受けている。

1. 糖質代謝の臓器間のつながり

　糖質は，生体のエネルギー源として非常に重要な栄養素である。そのため，さまざまな臓器の協働により，代謝が制御されている。

1.1 食後・食間期の糖質代謝

　糖質を含む食事を摂取した食後期には，**グルコース**が小腸から吸収され，門脈を介して肝臓に送られる。肝臓において一部が**グリコーゲン**として蓄えられ，残りは血液中を介して筋肉や脂肪組織等，ほかの臓器に送られる。

　食間期（空腹期）には，血糖値の維持のため，ホルモン分泌等の作用により肝臓におけるグリコーゲンの分解や糖新生が促進される。

1.2 各臓器における糖質代謝

　エネルギーの産生，エネルギー源の貯蔵，血糖値の維持など，糖質の代謝はさまざまな臓器の協働によって行われている。

（1）肝　　　臓

　グルコースは，グリコーゲンとして貯蔵され，肝臓には最も高濃度で蓄えられている。このグリコーゲンは，**血糖値**が低下したときなどにグルコースに分解され，血液中に放出される。また，食事から糖質が十分に得られないときには，非糖質の化合物からグルコースを合成する。これを**糖新生**という。さらに，脂肪酸からケトン体を生成し，脳や筋肉などにエネルギー源として供給する。

（2）筋　　　肉

　血液中のグルコースは筋肉中にも取り込まれて，グリコーゲンとして貯蔵される。筋肉中のグリコーゲン濃度は肝臓よりも低いが，全身の筋肉の重量が大きいため，全体としてのグリコーゲン貯蔵量は最大となる。糖質が十分に得られない場合，グリコーゲンを分解し，筋肉のエネルギー源として利用する。しかし，筋肉ではグリコーゲンからグルコース 6-リン酸となるが，グルコース 6-ホスファターゼ

がないのでグルコースにはできないために血糖値の維持には使われない。

（3）赤血球

赤血球はミトコンドリアをもたないことから，**クエン酸回路**（TCA回路）や電子伝達系を介したエネルギー産生は行われない。しかし，解糖系は存在することから，解糖系でエネルギー（ATP）を産生すると同時に，乳酸を生成する。生じた乳酸は，肝臓に送られ，糖新生の材料となる（コリ回路）。

（4）脳

脳は大量にエネルギーを消費するが，主にグルコースをエネルギー源としている。飢餓・絶食時にはケトン体も利用される。グリコーゲンはごく微量しか貯蔵されないので，血液から供給されるグルコースを，解糖系，クエン酸回路，電子伝達系により分解しエネルギーを得ている。

1.3　臓器間をまたぐ糖質代謝

糖質を有効に利用するため，特に，肝臓と脂肪・筋肉組織間の物質のやりとりが糖質代謝において非常に重要な役割を果たしている。

（1）肝臓と脂肪組織間のつながり

食間期には，血糖値を上昇させるグルカゴンやアドレナリンなどの分泌が刺激になり，ホルモン感受性リパーゼが活性化され，トリグリセリドからグリセロールと脂肪酸が生成する。このグリセロールは肝臓に輸送され，糖新生の材料となる。脂肪酸は糖新生の材料にはならないが，各組織でエネルギー源として利用されることで，グルコース消費を抑える役割がある（図15-1）。

糖質摂取量が過剰でグリコーゲン貯蔵量を上回るようなとき，血液中のグルコースは脂肪組織に取り込まれ，**トリグリセリド**に変換されて貯蔵される。

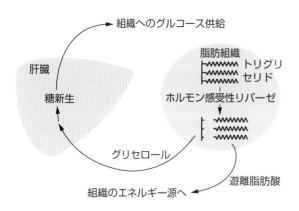

図15-1　脂肪組織と肝臓のつながり

（2）肝臓と筋肉間のつながり

肝臓で行われる糖新生の材料として，筋肉由来の非糖質が利用される。代表的なものが**乳酸**と**アラニン**である。

筋肉では，グルコースからの解糖系，クエン酸回路，電子伝達系を介してエネルギーが産生されている。しかし，急激な運動時など酸素が不足する場合は，解糖系から乳酸を生じる。この乳酸は血液を介して肝臓に運ばれ，糖新生によってグルコースに再合成される。再合成されたグルコースは，再度血流を介して筋肉に送られ，エネルギー源として利用される。この筋肉−肝臓間の乳酸⇔グルコースの循環は**コリ回路**とよばれている（第5章図5-8参照）。

飢餓・絶食時には，筋肉のタンパク質が分解され，エネルギー源として利用される。タンパク質の分解で生じたアミノ酸の中で，アラニンは血液を介して肝臓に送られ，ピルビン酸を経て糖新生によりグルコースに変換される。再合成されたグルコースは，再度血流を介して筋肉に送られ，エネルギー源として利用される。この筋肉－肝臓間のアラニン⇔グルコースの循環は**グルコース-アラニン回路**とよばれている（第5章**図5-8**参照）。

2. タンパク質代謝の臓器間のつながり

摂取された**タンパク質**は，体内でのタンパク質合成に用いられるが，それだけではなく，エネルギー産生や，糖質や脂質への変換も行われる。また，アミノ酸の種類によって，代謝される臓器が異なる。

2.1 食後・食間期のタンパク質代謝

食後には，アミノ酸が小腸から吸収され，肝臓から血中を介して全身に送られる。血糖値が上昇するとインスリンが分泌されるが，その作用によりアミノ酸の筋肉組織などへの取り込みが促進され，組織でのタンパク質合成の促進，分解の抑制がおこる。

食間期（空腹期）には，血糖値が低下するため，肝臓での糖新生がおこる。このとき，筋肉などの体タンパク質の合成は抑制される。一方で分解は促進され，一部のアミノ酸は肝臓に送られて糖新生の材料として使われる。また，クエン酸回路に入り，エネルギー産生にも利用される。

2.2 各臓器におけるタンパク質代謝

タンパク質はアミノ酸に分解されて代謝される。各臓器において代謝されるアミノ酸の種類や代謝経路に関しては，大きな違いがある（**図15-2**）。

（1）小　　腸

タンパク質はアミノ酸に分解され，小腸で吸収されるが，グルタミンやグルタミン酸の多くは小腸で代謝され，エネルギー源やほかのアミノ酸の合成材料になる。代謝されないアミノ酸は，門脈を介して肝臓に輸送される。

（2）肝　　臓

小腸から送られてきたアミノ酸のうち分岐鎖アミノ酸（BCAA：ロイシン，イソロイシン，バリン）以外が代謝される。分岐鎖アミノ酸は血中を介して全身に輸送される。

アミノ酸の分解で生じるアンモニアが尿素回路を介して無毒な尿素に変換される。生成した尿素は腎臓に送られる。

筋肉から送られてきたアラニンを，糖新生によりグルコースに変換する（グルコース-アラニン回路）。生成したグルコースは再び血中を介して全身に運ばれる。

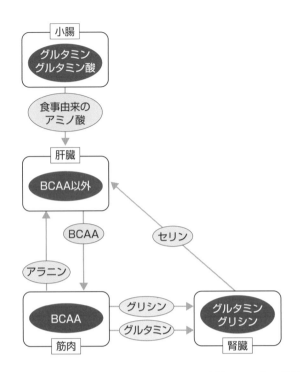

図15-2 アミノ酸の臓器間輸送とアミノ酸種による主な代謝臓器

（3）筋　　肉

　血中からアミノ酸を取り込み，筋タンパク質を合成する。また，筋タンパク質を分解し，血中にアミノ酸を放出する。放出されたアラニンは肝臓に送られ，糖新生に利用される（グルコース–アラニン回路）。分岐鎖アミノ酸が主に代謝され，エネルギー源として利用される。

（4）腎　　臓

　グルタミンを代謝し，グルタミン酸とアンモニアを生成，アンモニアを尿中に排泄する。また，肝臓で生成した尿素を尿中に排泄する。

3. 脂質代謝の臓器間のつながり

　摂取された脂質は，体内でエネルギー源や細胞膜，ホルモン等の材料として使われる。中性脂肪としても知られるトリグリセリドは，体内における貯蔵エネルギー源であり，必要時には分解され，ほかの臓器に輸送され，エネルギー源として利用される。

3.1 食後・食間期の脂質代謝

　食事から脂質を摂取した食後期には，脂質は複合ミセルを形成して小腸から取り込まれ，吸収細胞内でカイロミクロンに取り込まれた後，リンパ管，血中を介して全身に輸送される。カイロミクロン内のトリグリセリドは，末梢組織に発現するリ

ポタンパクリパーゼ（LPL）の働きにより，脂肪酸（遊離脂肪酸，FFA）を放出する。放出された脂肪酸は，組織でエネルギー源として利用されたり，貯蔵脂肪としてのトリグリセリドの材料となる（図15-3）。血糖値上昇後に分泌されるインスリンは，脂肪組織のLPLを活性化し，脂肪組織への脂肪酸の取り込みを促進することで，脂肪を貯蔵するように作用する。

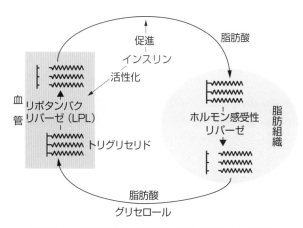

図15-3　脂肪組織での脂質の取り込みおよび放出

食間期（空腹期）には，脂肪組織に蓄えられていた脂肪がホルモン感受性リパーゼの作用によりグリセロールと脂肪酸に分解され，血中へ放出される（図15-3）。放出された脂肪酸は血液中では，70～80％がアルブミンと結合しており，主に肝臓に運ばれエネルギーとなる。脂肪酸は肝臓などの組織でアセチルCoAに変換され（β酸化），また，グリセロールは解糖系に入ることでエネルギー源として利用される。

3.2 各臓器における脂質代謝

貯蔵エネルギー源として主に脂肪組織に蓄えられている脂肪は，必要に応じて分解され，ほかの組織へ輸送されてエネルギー源や細胞膜の構成成分として利用される。

（1）小　　腸

食物中の脂質の大部分を占めるトリグリセリドは，小腸内腔で膵液リパーゼにより脂肪酸とモノアシルグリセロールに分解され，胆汁酸塩やリン脂質などと複合ミセルを形成し，小腸で吸収される。吸収後，小腸上皮細胞内においてトリグリセリドに再合成され，カイロミクロンに取り込まれる。カイロミクロンは，リンパ管を経て血中に入り，全身の筋肉や脂肪組織等にトリグリセリドを供給する。

（2）肝　　臓

肝臓に存在するトリグリセリドは，VLDL（超低密度リポタンパク）に取り込まれて全身に輸送される。脂肪組織から送られてきた遊離脂肪酸はβ酸化によりエネルギーの産生に使われ，グリセロールは糖新生にも利用される。

末梢細胞のグルコース供給が十分でないとき，血中遊離脂肪酸の濃度が上昇し，ケトン体の合成が亢進する。ケトン体（アセト酢酸，3-ヒドロキシ酪酸，アセトン）は，血流によって脳や筋肉，心臓に運ばれ，エネルギー源として利用される。

（3）脂 肪 組 織

血中を介して輸送されてきたリポタンパク中のトリグリセリドは，リポタンパクリパーゼ（LPL）の作用により，脂肪酸が遊離され脂肪組織に取り込まれる。取り込まれた脂肪酸は，トリグリセリドに再合成される。このトリグリセリドは，エネ

ルギーが不足したときにホルモン感受性リパーゼにより脂肪酸とグリセロールに分解され，血中を介して肝臓などほかの組織に輸送されて，エネルギー源として利用される。

参考文献

田地陽一編：栄養科学イラストレイテッド　基礎栄養学　第4版，羊土社，2020

■ 代謝　重要項目チェックリスト

以下の項目について，あらためて確認し，その構造，機構，作用等をまとめてみよう。

- ☐ 食後には，肝臓のグリコーゲンの合成が亢進する。
- ☐ 空腹時には，肝臓のグリコーゲンはグルコースに分解され血液中に放出される。
- ☐ グリコーゲンの貯蔵総量は，肝臓より筋肉に多い。
- ☐ 肝臓のグルコース利用は，血糖値の影響を受ける。
- ☐ 食事を摂取できない状態が続くと，脳では，エネルギー源としてのケトン体の利用が行われる。
- ☐ コリ回路で生成したグルコースは，筋肉で利用される。
- ☐ コリ回路では，乳酸からグルコースが産生される。
- ☐ 筋肉は，糖新生を行わない。
- ☐ グルコース・アラニン回路によるグルコースの生成は，空腹時に増加する。
- ☐ 摂取タンパク質は，糖質や脂質に変換される。
- ☐ 食後に血糖値が上昇すると，筋肉タンパク質の分解は抑制される。
- ☐ タンパク質摂取量の増加によって，尿素合成は増加する。
- ☐ アミノ酸の筋肉への取り込みは，インスリンにより促進される。
- ☐ 食後には貯蔵脂肪の合成が促進される。
- ☐ 食後には，脂肪酸の合成が高まる。
- ☐ 空腹時には，脂肪組織におけるトリグリセリドの分解が促進する。
- ☐ 空腹時には，脂肪組織から放出される脂肪酸量は増加する。
- ☐ 空腹時は，脂肪細胞におけるホルモン感受性リパーゼの活性が上昇する。

第16章 核酸の基礎と代謝

1. 核酸とは

　核酸（nucleic acid）は，細胞の核から最初に分離され，リン酸を含む酸性の物質であったことに由来する。体内で栄養素の代謝などの機能を維持するためには，酵素タンパク質をはじめとする多種類のタンパク質が必要である。核酸（遺伝子）にはタンパク質を構成する遺伝情報が収められており，生殖細胞を除くすべての体細胞で同じ構造である。核酸は，核や細胞質中だけでなく，量は少ないもののミトコンドリア内にも存在し，細胞の増殖，遺伝情報の伝達，タンパク質の生合成など生命活動に関与している。

　核酸は，五炭糖の構造の違いにより，リボースを含む**リボ核酸（RNA）** とデオキシリボースを含む**デオキシリボ核酸（DNA）** に分類される。DNAは遺伝子の本体であるのに対し，RNAはDNAの遺伝情報を読み取り，タンパク質を合成するのを補佐する役割を果たしている。

　タンパク質の多くがアミノ酸の重合によってつくられているように，核酸は多くのヌクレオチドの重合によって形成される。

2. 核酸と遺伝子

2.1 ヌクレオチド

　核酸を構成する塩基には，プリン環構造をもつ**プリン塩基**と，ピリミジン環構造をもつ**ピリミジン塩基**とがある（**図16-1**）。プリン塩基は，プリン環をもち，**アデニン（A）** と**グアニン（G）** がある。ピリミジン塩基は，ピリミジン環をもち，**ウラシル（U）**，**シトシン（C）**，および**チミン（T）** がある。ウラシルはRNA，チミンはDNA，シトシンはRNAとDNAの構成材料となる。核酸を構成する五炭糖はリボースとデオキシリボース（**図16-2**）で，それぞれRNAとDNAの骨格となる。

　構成成分が塩基と五炭糖とリン酸の３種類からなるものを**ヌクレオチド**，塩基と五炭糖のみからなるものを**ヌクレオシド**という。リン酸は，五炭糖の5′ または3′ -OH基に１〜３個結合して，ヌクレオチドを形成する（**表16-1**）。核酸は，遊離の形のヌクレオチドも特有な働きをもつ。例えば，ATPは人体にとって不可欠な高エネルギーリン酸化合物であり，GTPも同様である。サイクリックAMP（cAMP）

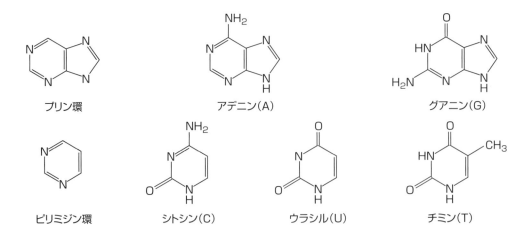

図16-1　核酸に含まれるプリン塩基とピリミジン塩基

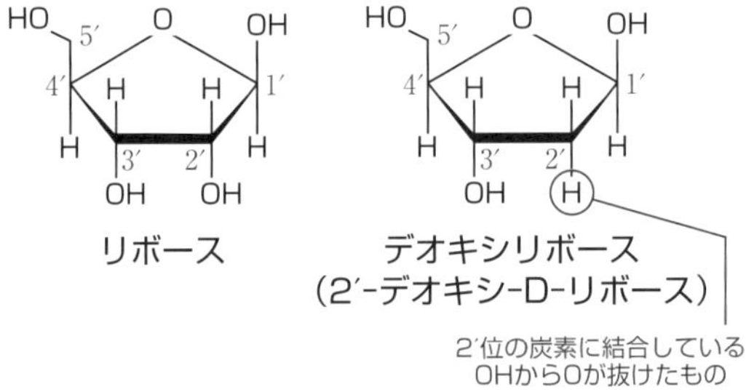

図16-2　核酸を構成する五炭糖

はホルモン作用のセカンドメッセンジャーとして作用する（図16-3）。

●核酸と痛風

　痛風は，「風が吹いても痛い」ということから名前がついた激しい痛みを伴う病気である。尿酸は，血清中で7.0mg/dLで飽和するため，この濃度を超えると尿酸ナトリウム塩（針状結晶）が析出しやすくなる。この結晶が，沈着する部位により痛風関節炎，痛風結節が発症する。

　血中尿酸値の上昇には，①腎臓における尿酸の排泄低下（排泄低下型），②プリン体分解（尿酸産生）の亢進，および③生体内でのプリン体生合成の亢進および食事型プリン体負荷（産生過剰型）が関係する。食事療法を行い，適切なエネルギー摂取による肥満解消は，血清尿酸値を低下させる効果がある。一方，アルコール摂取は，アルコール飲料中のプリン体の摂取だけではなく，内因性のプリン体の分解を亢進させるため，血清尿酸値は上昇する。

表16-1　DNAおよびRNAの構成成分

構成成分		DNA	RNA
塩　基	プリン	アデニン，グアニン	アデニン，グアニン
	ピリミジン	チミン，シトシン	ウラシル，シトシン
五炭糖		デオキシリボース	リボース
リン酸		リン酸	リン酸

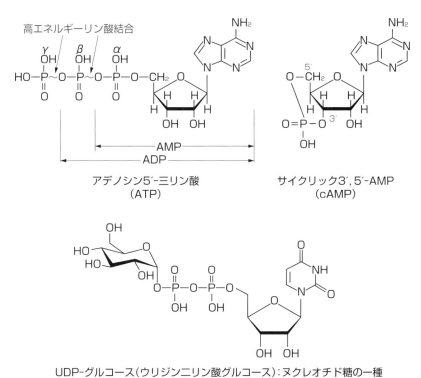

アデノシン5′-三リン酸
（ATP）

サイクリック3′,5′-AMP
（cAMP）

UDP-グルコース（ウリジン二リン酸グルコース）：ヌクレオチド糖の一種

図16-3　ATPおよびcAMPの構造

2.2　DNAの構造と種類

　DNAは4種類のデオキシリボヌクレオチドが，3′,5′-リン酸ジエステル結合によって重合している。DNA鎖中のヌクレオチドの配列を塩基配列といい，これは各生物種の各遺伝子によって決まっている**遺伝暗号**である。DNAのもう1つの特徴は，アデニン（A）とチミン（T），グアニン（G）とシトシン（C）が水素結合によってA-T，G-C間の塩基対を形成して二本鎖となり，一本は5′側から3′側に配列され，他方は3′側から5′側に配列され，互いに相補的な鎖となっている。二本のDNA鎖は塩基対を形成することにより，少しずつ右巻きにねじれた**二重らせん構造**となっている（ワトソン・クリックの二重らせん構造，**図16-4**）。

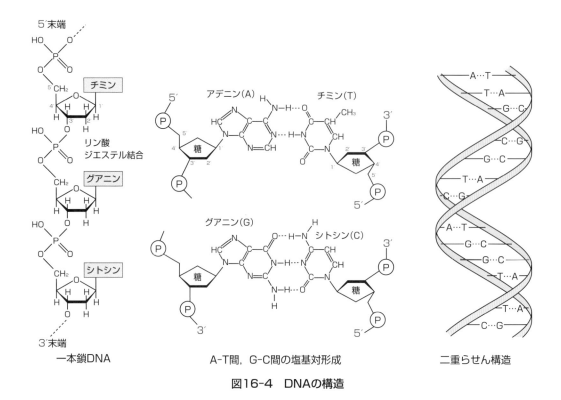

一本鎖DNA　　　　　A-T間，G-C間の塩基対形成　　　　　二重らせん構造

図16-4　DNAの構造

2.3 RNAの構造と種類

　RNAは，A（アデニン），G（グアニン），U（ウラシル），C（シトシン）の4種類の
リボヌクレオチドが重合したものであり，RNAの大部分は一本鎖構造である。す
べての生物では，RNAを遺伝子情報の発現（タンパク質の生合成）に利用している。
RNAにはDNAから情報を写し取ってくる**メッセンジャーRNA**（mRNA：伝令

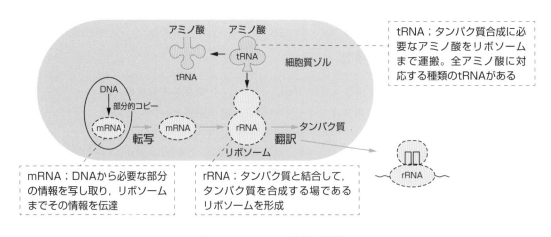

tRNA；タンパク質合成に必
要なアミノ酸をリボソーム
まで運搬。全アミノ酸に対
応する種類のtRNAがある

mRNA；DNAから必要な部分
の情報を写し取り，リボソーム
までその情報を伝達

rRNA；タンパク質と結合して，
タンパク質を合成する場である
リボソームを形成

図16-5　RNAの役割と種類

RNA），タンパク質の素材であるアミノ酸を供給する**トランスファーRNA**（tRNA：転移RNA），そしてタンパク質を合成する細胞小器官（リボソーム）の構成要素である**リボソームRNA**（rRNA）の3種がある。このほかにも，細胞内にはRNAの**前駆体**（hnRNA：ヘテロ核RNA）や小分子RNA（snRNA：核内低分子RNA）などがみつかっている（**図16-5**）。

前駆体
　特定の物質の前段階にある物質のことである。

3. プリンヌクレオチドおよびピリミジンヌクレオチドの代謝

　ヌクレオチドの生合成には，糖やアミノ酸を基質として新たに合成する経路（**新生経路**，*de novo*経路）と核酸の代謝分解過程で生成するヌクレオチドや塩基を利用して合成する経路（**再生経路**，**サルベージ経路**）とがある。なお，核酸成分の生合成における主要な中間体は，プリン類ではイノシン酸（イノシン5′-一リン酸，IMP），ピリミジン類ではウリジル酸（ウリジン5′-一リン酸，UMP）である。

3.1　プリンヌクレオチドの*de novo*合成

　プリンヌクレオチドの生合成は，プリン塩基，リボース，リン酸が別々に合成されるのではなく，次のように行われる。

　まず，プリンヌクレオチド生合成（*de novo*合成）の出発物質で構造の中心となるのは，ペントースリン酸経路から供給されるリボース5-二リン酸であり，いったん5-ホスホリボシル1-二リン酸（ホスホリボシルピロリン酸，PRPP）に変換され，塩基部分に窒素原子と炭素原子が次々と付加されてIMPが形成される。窒素原子は，非必須アミノ酸（アスパラギン酸，グルタミン，グリシン）から供与され，炭素原子は葉酸誘導体である10-ホルミルテトラヒドロ葉酸（10-ホルミル-THF）から供与される。なお，PRPPは，ピリミジンヌクレオチドの合成やプリンヌクレオチドの再生経路にも必要である。

　続いて，IMPから一リン酸ヌクレオチドであるAMPとGMPがそれぞれ別の経路で合成される。生成したAMP，GMPは，ヌクレオチド一リン酸キナーゼ，ヌクレオチド二リン酸キナーゼによりATP，GTPに変換され核酸合成の原料となる（**図16-6**）。

3.2　ピリミジンヌクレオチドの*de novo*合成

　ピリミジンヌクレオチドの生合成（*de novo*合成）は，プリンヌクレオチドの生合成（*de novo*合成）とは異なった経路である。

　まず，塩基部分の前駆体となる炭酸，グルタミン酸のアミド基，アスパラギン酸からオロト酸が合成され，さらにPRPPからリボース5-リン酸が供与されて，オロチジル酸（オロチジン5′-一リン酸，OMP）が形成される。オロト酸の合成には，必須アミノ酸のグルタミンとアスパラギン酸および二酸化炭素が必要で，中間体としてカルバモイルリン酸が形成される。

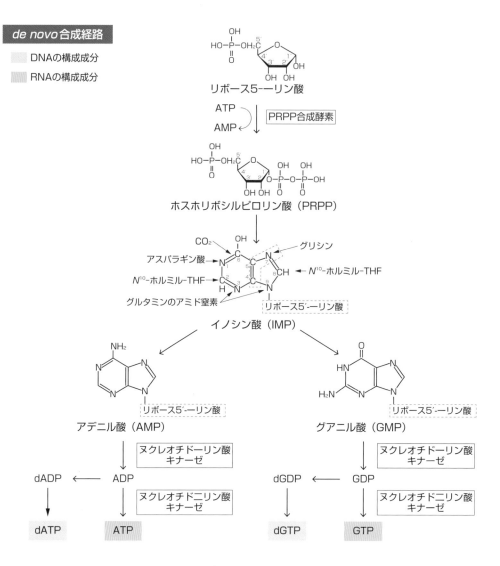

図16-6 プリンヌクレオチドの合成経路

　続いて，オロチジル酸からUMPが合成され，UMPを前駆体としてUMPとチミ
ジン5′-一リン酸（dTMP）が合成され，それぞれリン酸化されてウリジン5′-三
リン酸（UTP）およびチミジン5′-三リン酸（dTTP）となる。なお，UTPからは
シチジン5′-三リン酸（CTP）が生成される（図16-7）。

3.3 プリンヌクレオチドの分解

　プリンヌクレオチドであるグアニル酸（グアノシン5′-一リン酸，GMP）は加水分
解的に脱リン酸化してグアノシン（G）になり，さらにリボース5′-一リン酸の切
断によって遊離塩基のグアニンとなり，さらに脱アミノしてプリン塩基のキサンチ
ンになる。アデニル酸（アデノシン5′-一リン酸，AMP）は，アデノシンデアミナー
ゼによって脱アミノし，イノシン酸（イノシン5′-一リン酸，IMP）になり，ヒポキ

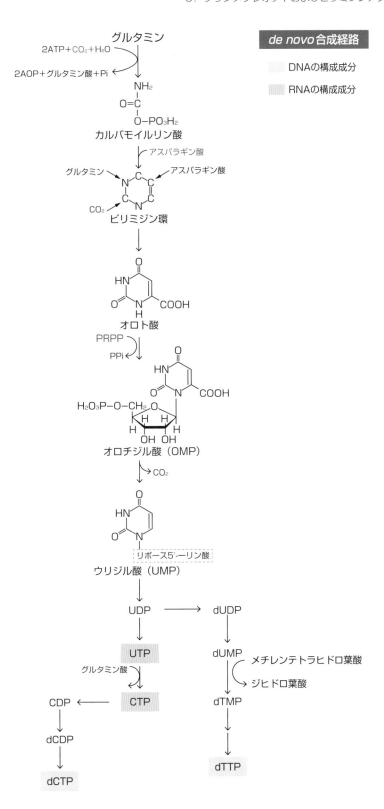

図16-7　ピリミジンヌクレオチドの合成経路

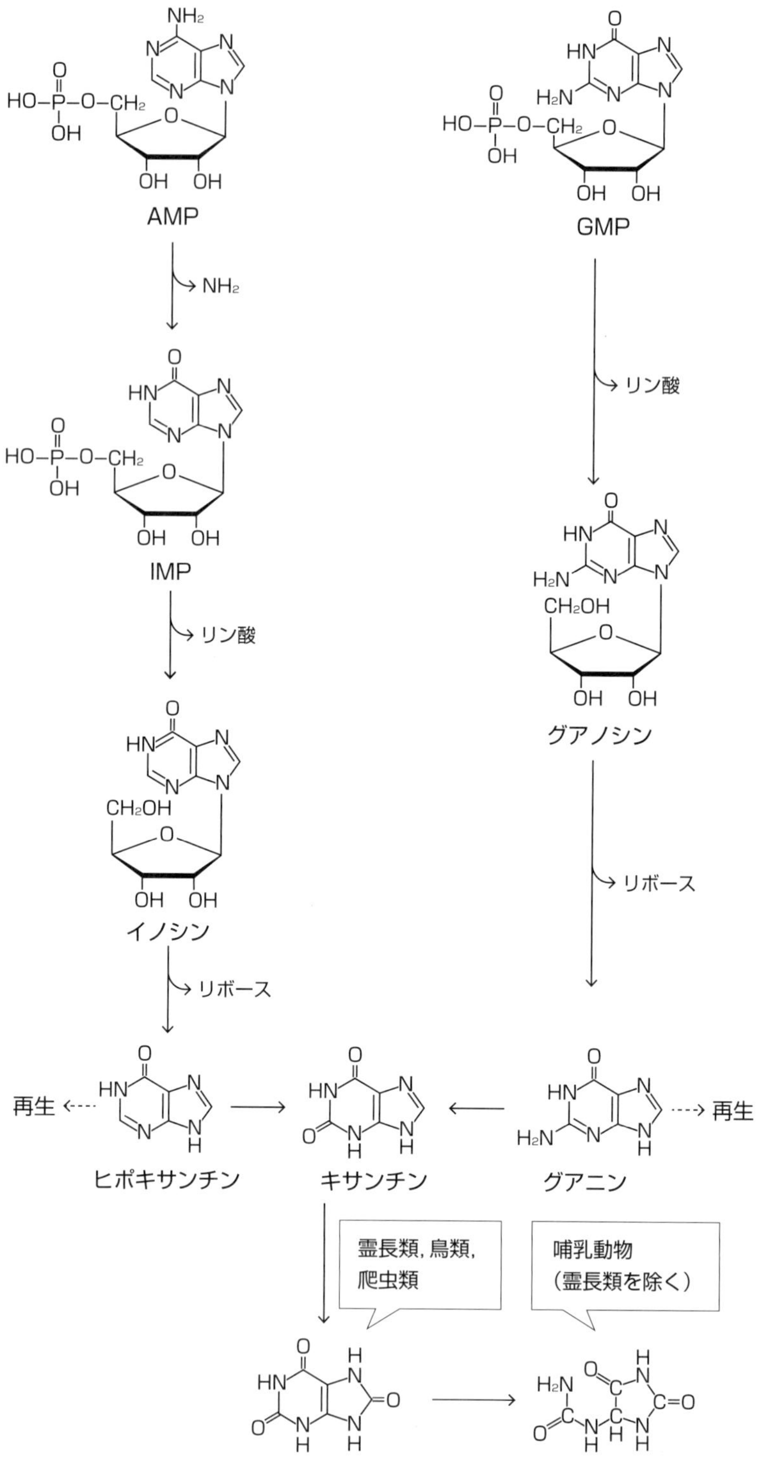

図16-8　プリンヌクレオチドの分解経路

サンチンを経てキサンチンデヒドロゲナーゼによってキサンチンとなり，さらに尿酸へと変換される。

　ほとんどの哺乳動物ではプリン塩基がさらに分解され，ウリカーゼによって水溶性の高いアラントインになる。しかしヒトを含む霊長類ではアラントインを合成することができず，尿酸がプリンの最終分解物となる。尿酸は強力な抗酸化物質であるが水に難溶性であることから，ヒトでは血中濃度が過剰になると高尿酸血症の原因となる（図16-8）。

　ヌクレオシドや塩基を完全に分解しないで利用して，ヌクレオチドを合成する経路がサルベージ（再利用）経路である。プリンヌクレオチドの分解生成物であるグアニンやヒポキサンチンは，キサンチンを経て尿酸となる。しかし，グアニル酸

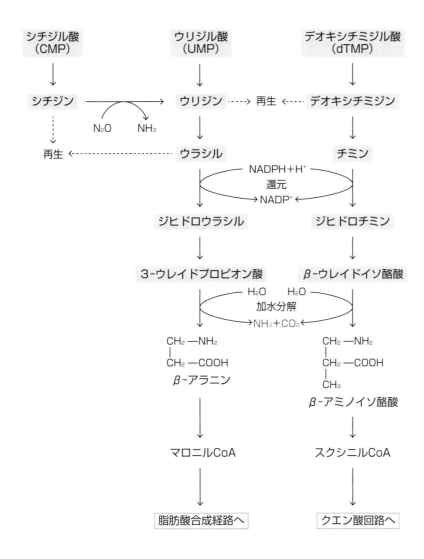

図16-9　ピリミジンヌクレオチドの分解経路

（グアノシン一リン酸；GMP）の加水分解で遊離されるグアニンの多くは，PRPPと反応して再びヌクレオチドAMPとなる。アデニル酸（アデノシン一リン酸；AMP）の分解で生じたヒポキサンチンもPRPPと反応してヌクレオチドIMPを合成するサルベージ経路がある。

　ピリミジンヌクレオチドの場合には，多くが β -アラニン，二酸化炭素，アンモニアまで完全に分解されるので，分解生成物はヌクレオチド合成にはほとんど利用されない。

3.4　ピリミジンヌクレオチドの分解

　ピリミジンヌクレオチドの分解において，最初にウラシルとチミンが重要な代謝中間体として遊離する。ウラシルとチミン共通で，ピリミジン塩基はまず還元され，ついで加水分解を受けて開環する。ウラシルの分解では二酸化炭素とアンモニアが放出され β -アラニンを経てマロニルCoAに代謝され，脂肪酸合成に使われる。チミンの分解物である β -アミノイソ酪酸からは最終的にスクシニルCoAが生じ，これがクエン酸回路に入る（図16-9）。

参考文献

・岡純，田中進編：Visual栄養学テキスト　人体の構造と機能および疾病の成り立ちⅡ　生化学，中山書店，2016
・薗田勝編：栄養科学イラストレイテッド　生化学　改訂第2版，羊土社，2012
・佐々木康人，細川優，薗田勝ほか：サクセス管理栄養士講座　人体の構造と機能及び疾病の成り立ちⅠ　生化学，第一出版，2012
・川村越監訳：カラー図解　見てわかる生化学　第2版，メディカル・サイエンス・インターナショナル，2015
・クリストファー・K・マシューズほか著，相内敏弘ほか訳：カラー生化学　第4版，西村書店，2015

第17章 遺伝子の発現

　近年，多くの疾患が，遺伝的要因を背景として，環境的要因が働いておこる多因子疾患であることが明らかとなっている。糖尿病やがん，高血圧，そしてうつ病も多因子疾患として認知されている。病気を理解するためには，遺伝的要因を理解すること，つまり，ゲノムや遺伝子の発現の基本を知ることが，非常に重要である。それらの基本を説明していく。

1. 生命の基本原理

　生命の定義をあげるとすると，①「内」と「外」を隔てること，②代謝反応，③自己複製もしくは子孫を残すこと，④恒常性の維持である。これらは，密接に関連している。つまり，細胞の生存に必要なタンパク質を生み出すためや，自己複製を行うための「情報」は，**遺伝子**の中に「書き込まれ」ている。いわば，遺伝子は生命「情報」の設計図とよぶことができる。

　そこで，必要になってくるのは，必要な「情報」のみをこの設計図からどのようにして「取り出し」たり，まったく同じ「設計図」をコピーしたりする仕組みである。そのシステムが，セントラルドグマ（中心命題）である。

2. セントラルドグマ

　遺伝子は，生体で必要なタンパク質の設計図であり，その本体はDNAである。遺伝子からタンパク質がつくられることを**遺伝子発現**という。遺伝子発現には，2つのステップがある。①DNAの塩基配列（遺伝子）と同じ塩基配列をもったRNA（mRNA）を合成するステップが**転写**である。②mRNAが細胞質に存在するリボソームにたどり着き，mRNAの塩基配列の指定したとおりにアミノ酸が連結されてタンパク質が合成されるステップが**翻訳**である。また，DNAは，細胞分裂の際にコピーされ，新しい細胞に受け継がれる。これを**DNAの複製**という。以上のような仕組みは，原核生物からヒトに至るまで普遍的であることから，**セントラルドグマ**とよばれている（**図17-1**）。

セントラルドグマ
　中心的定理という意味がある。遺伝情報がDNA→RNA→タンパク質と伝達されること。

3. 遺伝子の複製

　DNAは，二重らせん構造をしている。DNAの複製は，アデニン（A）とチミン

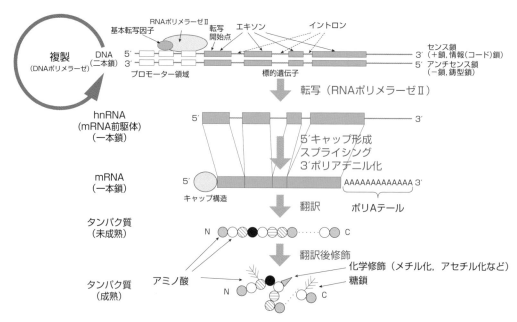

図17-1　生体のセントラルドグマ

（T），グアニン（G）とシトシン（C）の相補性を利用してDNAが合成される。複製は，二本鎖DNAの途中に存在する複製開始点とよばれる部分から始まり，同時に両側に向かって進む。複製が行われている部分を複製フォークという。複製時には，DNAヘリカーゼによって二本鎖DNAの水素結合が切断されて一本鎖となる。この一本鎖DNA（親鎖，旧鎖）は，そのまま鋳型となって，互いに向かい合う鎖（娘鎖，新鎖）をDNAポリメラーゼによって相補的に複製される。

　DNAポリメラーゼは，5′から3′側の方向にしかDNA鎖を伸長することができない。複製の際に3′から5′方向の鎖を鋳型にした場合は，娘鎖は複製フォークと同じ方向に連続的に伸長できるので，この鎖のことをリーディング鎖という。一方，5′から3′方向の鎖を鋳型にした場合は，まずDNAプライマーゼが10塩基程度の鋳型に相補的な**RNAプライマー**を合成する。次にDNAポリメラーゼによってRNAプライマーから5′から3′側の方向にDNA鎖を伸長させ，短いDNA断片（この断片を岡崎フラグメントという）を不連続に合成する。その後にRNAプライマー部分をDNAに置き換えたのちに，DNAリガーゼによって短いDNA断片同士が連結される。このように不連続に複製されるDNA鎖をラギング鎖という（**図17-2**）。

RNAプライマー
　DNAを合成するために必要な，DNAポリメラーゼの足場の役割をする十数塩基対程度のRNA。

4. タンパク質の生合成（転写と翻訳）

4.1　転写，RNAポリメラーゼ，プロモーター

　DNAからRNAを合成する過程を**転写**という。RNAには，種々の機能をもったRNAが存在する。主なRNAとして，①タンパク質のアミノ酸配列情報をもつ

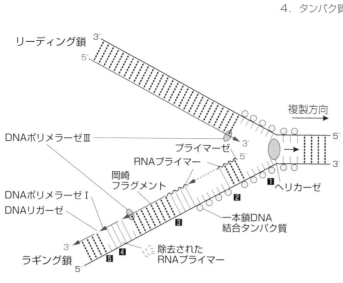

リーディング鎖

複製方向

DNAポリメラーゼⅢ
プライマーゼ
RNAプライマー
岡崎
フラグメント
DNAポリメラーゼⅠ
DNAリガーゼ
一本鎖DNA
結合タンパク質
Ⅰ　ヘリカーゼ
Ⅱ
Ⅲ
ラギング鎖
⑤　**④**
除去された
RNAプライマー

図17-2　DNAの複製

mRNA（伝令RNA，メッセンジャーRNA），②アミノ酸を結合してリボソームに運ぶ
役割をもつtRNA（運搬RNA，転移RNA，トランスファーRNA），③リボソームの構
成因子となっているrRNA（リボソームRNA）がある。転写の反応を触媒している
酵素が，RNAポリメラーゼである。RNAポリメラーゼは，Ⅰ，Ⅱ，Ⅲの3種類存
在しており，それぞれ役割が違う。**RNAポリメラーゼⅡ**は，タンパク質をコード
するmRNAの前駆体である**hnRNA**の合成に関与している。RNAポリメラーゼは，
RNA合成開始にプライマーを必要としない。

　転写が行われるのは，DNAの中の転写開始部位から転写終了部位までである。
転写開始点の5′側（上流）には，RNAポリメラーゼⅡが結合し，転写の開始に関
わる**プロモーター領域**と，転写活性を促進するエンハンサーや，抑制するサイレン
サーとよばれる調節領域が存在する。プロモーター領域に存在するTATAボック
スとよばれる塩基配列に，**基本転写因子**が結合し，さらにRNAポリメラーゼⅡが
結合することで転写開始複合体が形成する必要がある。RNAポリメラーゼⅡは，
DNAの二重らせん構造をほどきながら，片側の鎖（アンチセンス鎖）の塩基配列を
鋳型にして，相補的な塩基をもつ**リボヌクレオチド**を5′→3′の方向に結合してい
く。RNAポリメラーゼは，転写終了部位まで達すると，RNAポリメラーゼが
DNAから離れて，転写が終了する。

4.2　mRNAの成熟（プロセシング）

　転写によって合成されたmRNAの前駆体（hnRNA）は，**キャッピング，ポリア
デニル化，**そして**スプライシング**を経て，成熟したmRNAとなる。この修飾の過
程をプロセシングとよんでいる（**図17-1**）。

（1）キャッピング

　転写されたhnRNAの5′末端はリン酸基が遊離しており，ここにGTPが結合し

**RNAポリメラーゼ
の役割**
　Ⅰ：rRNA前駆体
の合成
　Ⅲ：tRNA前駆体
の合成

**hnRNA（ヘテロ核
RNA）**
　heterogeneous
nuclear RNAの略。
一次転写産物RNA，
mRNA前駆体とも
よばれる。転写によ
ってまず形成される
RNAであり，この際
はエキソンもイント
ロンも含む。

リボヌクレオチド
　RNAの構成因子
でリン酸，リボー
ス，核酸塩基からな
る。4種類のリボヌ
クレオチド三リン酸
（ATG，GTP，CTP，
UTP）がある。

た後に，メチル化された7-メチルグアノシンとなる。この構造をキャップ構造という。

（2）ポリアデニル化（ポリA鎖付加）

転写されたhnRNAの3′末端は，AAUAAAの特徴的な配列が存在している。この配列のことをポリアデニル化（ポリA鎖付加）シグナル配列という。このポリA鎖（ポリAテール）は，RNA分解酵素からmRNAを保護する働きがある。

（3）スプライシング

転写したRNAには，アミノ酸配列をコードしているエキソン（コード領域）と，コードしていないイントロン（非コード領域）が含まれている。プロセシングの過程では，イントロンの部分が切断されて，エキソン同士が連結されることで成熟mRNAが完成する。真核生物にはエキソンとイントロンが存在しているが，原核生物はエキソンのみである。

4.3 翻訳

成熟mRNAは，核膜を通過して細胞質に移され，リボソーム上でタンパク質に翻訳される。翻訳の過程で重要な要素は下記のとおりである。

（1）遺伝暗号

mRNAの塩基配列は，mRNA上の3つのヌクレオチド配列の組み合わせ（トリプレット）で1つのアミノ酸をコード（指定）している。この3つの連続するヌクレオチド配列をコドンという。mRNAの4塩基（A,U,G,C）が，3つ並んでできるコドンの組み合わせは，$4 \times 4 \times 4 = 64$通りである。その中で，AUGは翻訳開始を指定するメチオニンであるため，開始コドンという。また，UAA，UAG，UGAの3種類は，対応するアミノ酸をもたず翻訳が終了することを意味しているので，終止コドン（ナンセンスコドン）という。メチオニンとトリプトファンは，1つのコドンしかもたないが，そのほかの18種類のアミノ酸は，複数のコドンをもっている（表17-1）。

（2）アミノアシルtRNA

翻訳では，mRNA上のコドンに対応するアミノ酸を正確に選択して，リボソーム上に運ぶ必要がある。そのとき重要になるのがtRNAである。tRNAは，mRNAとアミノ酸とも結合できるアダプター分子であり，数十種類存在している。それぞれのtRNAは，クローバーリーフのような特徴的な二次構造をしており，ATPで活性化された1種類のアミノ酸が結合している。またtRNAは，分子内に3つの連続するアンチコドンをもっており，mRNAのコドンと塩基の相補性により結合する。アミノアシルtRNA合成酵素が2分子のATPを消費してtRNAの3′末端側にアミノ酸を結合する。このアミノ酸が結合したtRNAをアミノアシルtRNAという。

S（スベドベリ）
沈降速度を表す単位で，数値が大きいほど沈降速度が速い。

（3）リボソーム

リボソームは，タンパク質の合成の場であり，タンパク質とrRNAからなる複合体である。大サブユニット（50S）と小サブユニット（30S）から構成されている。

表17-1　DNAの遺伝暗号表

		U		C		A		G	
			第2塩基						
第1塩基	U	UUU UUC	Phe (F) フェニルアラニン	UCU UCC UCA UCG	Ser (S) セリン	UAU UAC	Tyr (Y) チロシン	UGU UGC	Cys (C) システイン
		UUA UUG	Leu (L) ロイシン			UAA UAG	終止	UGA UGG	終止 / Trp (W) トリプトファン
	C	CUU CUC CUA CUG	Leu (L) ロイシン	CCU CCC CCA CCG	Pro (P) プロリン	CAU CAC	His (H) ヒスチジン	CGU CGC CGA CGG	Arg (R) アルギニン
						CAA CAG	Gln (Q) グルタミン		
	A	AUU AUC AUA	Ile (I) イソロイシン	ACU ACC ACA ACG	Thr (T) スレオニン	AAU AAC	Asn (N) アスパラギン	AGU AGC	Ser (S) セリン
		AUG	Met (M) メチオニン（開始）			AAA AAG	Lys (K) リシン	AGA AGG	Arg (R) アルギニン
	G	GUU GUC GUA GUG	Val (V) バリン	GCU GCC GCA GCG	Ala (A) アラニン	GAU GAC	Asp (D) アスパラギン酸	GGU GGC GGA GGG	Gly (G) グリシン
						GAA GAG	Glu (E) グルタミン酸		

第3塩基: U, C, A, G

大サブユニットと小サブユニットが結合すると，①アミノアシルtRNA結合部位（A部位），②合成されたポリペプチド鎖を結合したtRNAが結合しているペプチジルtRNA結合部位（P部位），③アミノ酸もペプチドも結合していないtRNAの結合部位（E部位），の3つの部位が出現する。

（4）翻訳の過程

アミノ酸をコードしているmRNAの翻訳領域の両端には，非翻訳領域が存在する。翻訳自体は，mRNAの5′側に存在する開始コドン（AUG：メチオニンをコードしている）から始まり，3′方向に進み，終始コドン（UAA, UAG, UGA：アミノ酸をコードしていない）で終わる。翻訳されるタンパク質は，N末端側から合成が進み，C末端側で終了する。翻訳は，①翻訳開始複合体の形成，②翻訳伸長反応，③翻訳終結反応の3段階のプロセスで行われる（図17-3）。

1）翻訳開始複合体の形成

翻訳開始のメチオニンがアミノアシルtRNAに結合してホルミル化され，小サブユニット（P部位）と結合する。そこにmRNAが結合して，小サブユニットが開始コドンまで移動すると，大サブユニットが結合する。その後，リボソームがmRNA上をコドン1つ分ずつ移動し，2番目のコドンに対応するアミノアシル

① 翻訳の開始　　② ペプチド鎖の伸長　　③ 翻訳の終了

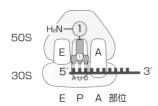
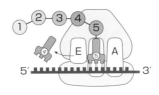
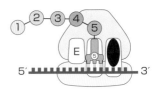

図17-3　翻訳の過程

リボザイム（リボ酵素）

　酵素活性をもつRNA分子。特定の塩基配列をもつRNA鎖であり，RNAを切断，再結合，挿入したりする触媒活性をもっている。

解放因子タンパク質

　翻訳終結タンパク質ともいわれる。終止コドンと相補的なアンチコドンを有しているtRNAと立体構造がよく似たタンパク質である。

リボソーム複合体

　翻訳時に形成されるリボソームであるmRNA，tRNAの複合体。

tRNAが結合すると，ホルミルメチオニンがtRNAから解離して，最初のペプチド結合が形成される。タンパク質の合成（翻訳）において，**リボザイム**（リボ酵素）とよばれるRNAが触媒として重要な働きをしている。

２）伸長反応

　メチオニンが解離したtRNAはリボソームから離れると，2番目のコドンに対応するアミノアシルtRNAが結合して，ペプチド結合が生じる。このように，3塩基ずつずれながら，ペプチド結合が次々と形成されていく。

３）翻訳終結反応

　リボソームが終止コドンまで達すると，そこに**解放因子タンパク質**が結合する。その後，**リボソーム複合体**が，すべてバラバラに解離し，ポリペプチド鎖（タンパク質）合成が終了する。ただ，合成されたタンパク質は，アミノ酸がペプチド結合でつながったもの（一次構造）で，未熟なタンパク質であることが多い。次に，この未熟なタンパク質は，一次構造に基づく特定の立体構造（二次構造，三次構造）を形成したり，化学修飾を受けたりすることで，成熟タンパク質となる。

4.4　翻訳後修飾

　タンパク質は，①アミノ酸配列にしたがって固有の立体構造を形成（フォールディング），②タンパク質の構造を切断，③化学的な修飾（リン酸化，メチル化など）により，成熟タンパク質となり，機能を発揮するようになる。このように，タンパク質が翻訳後に成熟する過程のことを**翻訳後修飾**という（**図17-1**参照）。

① タンパク質のフォールディングに関与する結合には，イオン結合，水素結合，ファンデルワールス力，疎水的相互作用，ジスルフィド結合（S-S結合）などがある。翻訳後にこれらの結合が適切に形成され，成熟なタンパク質となる。

シグナルペプチド

　分泌タンパク質や一部の膜タンパク質の前駆体のN末端に存在する15〜30アミノ酸残基からなる部分。分泌型のタンパク質が膜を通過することを指令する役割をもつ。

② タンパク質は，細胞内のさまざまな細胞内小器官に局在したり，細胞外に分泌されたりして，その機能を発揮する。細胞で合成されたタンパク質には，細胞内外のどこに局在化するかという「行き先」を指定する特殊なアミノ酸配列が内在している。例えば，インスリンは，膵臓のβ細胞の粗面小胞体で合成される（プレプロインスリン）。その後，粗面小胞体内で，**シグナルペプチド**が切断されて，プロインスリンとなり，小胞体内でジスルフィド結合が形成され，ゴルジ体内でタンパク質分解酵素による限定分解を受けることにより，活性型のインスリンに

変換され，細胞外へ分泌される。

③　タンパク質は，リン酸化，アセチル化，メチル化，ビオチン化や糖鎖付加などの化学修飾を受ける。最終的には立体構造（三次元構造）を形成する。

5.　DNAの発現の調節

遺伝子の発現は，時と場所をしっかりと認識して，調節が行われている。遺伝子発現の調節は，①DNAの構造変化（転写前のレベル），②mRNAの合成（転写レベル），③mRNAの分解（転写後レベル），④タンパク質の合成（翻訳レベル），そして⑤翻訳後修飾（翻訳後レベル）という段階で巧みに行われている。

5.1　DNAの構造変化（転写前のレベル）

DNAは，核内でそのままの形で存在しているのではなく，ヒストンとよばれるタンパク質の複合体に巻きつき，ヌクレオソームという形で存在している。ヌクレオソームが連なった構造をクロマチンという。ヒストンは，アセチル化，メチル化，リン酸化やユビキチン化など多様な化学修飾を受け，このヒストン修飾がクロマチン構造の安定化に関与している。つまり，ヒストンタンパク質の化学修飾が変化すると，クロマチン構造が変化し，巻きついているDNAがほぐされたり，巻きつきが強固になったりして，mRNAの転写を調節することが知られている。

5.2　mRNAの合成（転写レベル）

転写は，転写開始部位の上流に存在するプロモーターや，エンハンサー，サイレンサーなどの特別なDNAの塩基配列に，タンパク質性の転写因子や転写共役因子（コファクター）が相互作用することにより調節されている。その代表的な例として，**ステロイドホルモン**があげられる。ステロイドホルモンが，標的遺伝子の転写調節部位に存在する**ホルモン応答エレメント**（HRE）という塩基配列に結合すると，遺伝子の転写が促進される。

5.3　転写後の調節

転写後の遺伝子の発現調節には，転写の**減衰**（アテニュエーション），RNAの核外輸送の阻害や分解の促進など，たくさんの段階でおこっている。その中でmiRNAによる翻訳抑制がある。

5.4　疾患事例：先天性代謝異常症

DNA上にある遺伝子の塩基配列に1か所でも変異が生ずると，種々の異常形質が誘起される。これを単一遺伝子病という。単一遺伝子病は3つのタイプに分類できる。その1つの常染色体性潜性遺伝子病は，変異遺伝子のホモ接合によって異常形質が生じるものである。代表的なものとして，アミノ酸代謝異常症（第11章

ステロイドホルモン
　男性ホルモンであるテストステロンや，女性ホルモンでなるエストロゲン，副腎皮質ホルモンである糖質コルチコイドや鉱質コルチコイド，脂溶性ビタミンであるビタミンAやビタミンDなどがある。

ホルモン応答エレメント
　ホルモンが結合したタンパク質が結合可能な標的遺伝子上の配列のこと。

減衰
　DNAから転写されるmRNAの配列がRNAポリメラーゼの作用に干渉し，mRNAの転写を中断させる遺伝子発現調節機構のこと。

miRNA
　microRNAの略。21〜25塩基程度の一本鎖RNAであり，ゲノム上にコードされているがタンパク質へは翻訳されないnon-cording RNAである。

p.104参照）や糖質代謝異常症なとの先天性代謝異常症が知られている。

（1）先天性アミノ酸代謝異常症

1）フェニルケトン尿症

フェニルアラニンからチロシンを合成するフェニルアラニン水酸化酵素の遺伝子欠損により，血中のフェニルアラニンやフェニルケトン体の濃度が上昇する疾患のことで，発達遅延や中枢神経障害をおこす。この患者に対しては，血中のフェニルアラニンの濃度を低く維持するためにフェニルアラニンの摂取量を制限する食事療法がとられる。

2）ホモシスチン尿症

シスタチオニンβ合成酵素や5,10-メチレンテトラヒドロ葉酸レダクターゼの遺伝子欠損が原因でおこる疾患である。血中ホモシステインやメチオニン濃度の上昇によって，知的障害，骨格異常，脳梗塞などを引きおこす。この疾患の患者には，メチオニン制限食やシスチンを多く含む食事療法や，ビタミンB_6やB_{12}，葉酸の併用が有効である。

ホモシスチン尿症
メチオニンの代謝産物であるホモシステインの重合体であるホモシスチンが尿中に排泄される。

3）メープルシロップ尿症

分岐鎖2-オキソ酸デヒドロゲナーゼ複合体を構成する遺伝子欠損が原因でおこる疾患である。低血糖や，ケトアシドーシスによる意識障害や，発育障害や知的障害が知られている。この疾患の患者に対しては，分岐鎖アミノ酸の摂取量を制限する食事療法がとられる。

（2）糖質代謝異常症

1）ガラクトース血症

ガラクトース1-リン酸ウリジルトランスフェラーゼやガラクトキナーゼの遺伝子が欠損することで引きおこされる疾患である。この患者は，ガラクトースやガラクトース1-リン酸が体内に蓄積することで，白内障や栄養障害を引きおこす。その患者に対しては，ガラクトースやラクトースの摂取量を制限する食事療法がとられる。

2）糖原病

グリコーゲン代謝関連酵素群にいずれかの遺伝子が欠損することにより発症する疾患である。この疾患では，肝臓でのグリコーゲン代謝が阻害されることから，低血糖，肝肥大，乳酸アシドーシスなどを呈する。この患者に対しては，血糖値を維持するために，食事の回数を増やしたり，経腸栄養が実施されたりすることもある。

第18章 遺伝子の応用

　疾患は，遺伝的要因を背景として環境的要因が働いて病気がおこる多因子疾患である。遺伝子がどのようなものであり，遺伝子がどのように機能を発揮するかについては前章で述べてきた。近年，遺伝子の働きは，遺伝子を人為的に操作することによって明らかになり，また，そこから得られた知見が，新たな遺伝子操作や生命操作の技術につながってきた。これらの技術が，疾患の治療に利用されることが夢ではなくなってきた。この章では，遺伝子の応用として，遺伝子操作技術や生命操作技術について概観する。

1. 遺伝子の操作

　遺伝子を試験管内または生物体内で人工的に操作することを，遺伝子操作という。この遺伝子操作の基本は，遺伝子を自由に「切る」「貼る」そして「増やせる」技術で，遺伝子の挿入や遺伝子の組換えなどを指しており，遺伝子クローニングとよばれている。

1.1 遺伝子クローニング

　細胞のDNAから特定の遺伝子領域を単離して，たくさんのコピーをつくることを遺伝子クローニングという（図18-1）。遺伝子クローニングには，目的の遺伝子をベクターとよばれる自己複製する遺伝因子に挿入することにより行われる。**ベクター**には，**プラスミド**とよばれる小さな環状二本鎖DNAや特定のウイルスなどがある。目的の遺伝子をベクターに挿入する際は，DNA鎖を切断する**制限酵素**と，DNAリガーゼとよばれるDNA鎖をつなぎ合わせる酵素が使用される。

　これらを利用して目的の遺伝子が挿入されたキメラDNA，つまり，ベクターをつくることができる。そのベクターを外来遺伝子として，大腸菌やウイルスに導入し，発現させることを**形質転換**という。このようにして目的の遺伝子や遺伝子産物（タンパク質）を大量に調製することができる。実際，インターフェロンなどの**サイトカイン**やインスリンなどのホルモンは，それらのヒト遺伝子をクローニングし，**大腸菌**などに導入し大量に発現させることができ，医薬品として利用されている。

1.2 ポリメラーゼ連鎖反応（PCR）

　ポリメラーゼ連鎖反応（polymerase chain reaction：PCR）とは，微量のDNAから目的のDNA領域を大量に増幅することができる方法である（図18-2）。これは，

制限酵素
　細菌がもっている外来DNAを切断するためのヌクレアーゼ。制限酵素は，通常4〜8残基からなる特定の配列を認識してDNAの二本鎖を切断する。

サイトカイン
　細胞から放出されるペプチド性因子であり，免疫や炎症反応の制御，あるいは細胞間相互作用に関与する。

大腸菌
　腸内細菌の一種で，ヒトを含む大部分の哺乳類の大腸に存在する。グラム陰性である。大腸菌は，最もよく研究された微生物であり，遺伝子工学で多用されている。

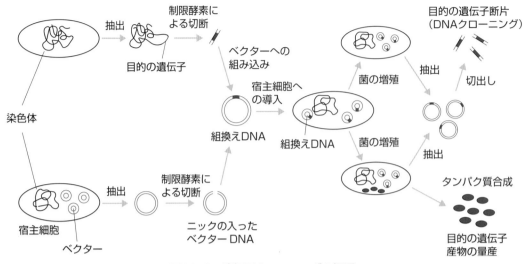

図18-1　遺伝子クローニングの概要

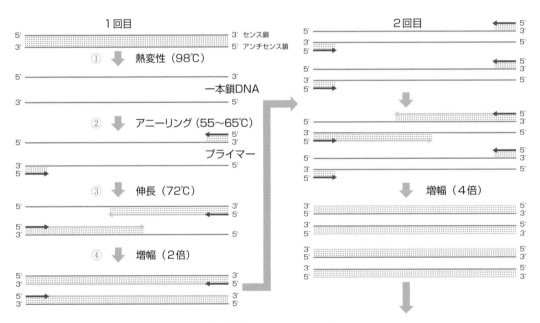

図18-2　PCR法の原理

　DNAの複製を人為的に行う方法である。PCRは，①二本鎖DNAを加熱し，二本鎖を形成している水素結合を切断して，一本鎖DNAにする（この過程をDNAの変性という）。②目的の遺伝子領域を挟み込むように，2種類の相補的な短い合成ヌクレオチド（プライマー：1つはセンス鎖と同じ塩基配列を，もう1つはアンチセンス鎖と同じ塩基配列をもつ）を用意する。これらのプライマーを水素結合させる反応をアニーリングという。③耐熱性DNAポリメラーゼによって，DNAの合成が行われる。これらの3つの反応によって，④理論的に目的のDNAの量が2倍になる。このサ

イクルを数十回繰り返すことで，大量にDNAを合成することができる。PCR法は，疾病の遺伝子診断，犯罪捜査，親子鑑定から食品偽装およびウイルス感染（微生物感染）の判別法に至るまで，さまざまな用途で用いられている。

1.3　ノザンブロッティング

組織や臓器からすべてのRNAを抽出して，変性剤の存在下，ゲル電気泳動で分子量によって分離する。分離したRNAを特殊なメンブレンに転写して，その後，放射線などで標識したプローブ（目的のmRNAと相補的配列の短い断片）と反応させて，目的のmRNAと特異的に結合（ハイブリダイズ）したプローブの放射線量を検出し，特定のmRNAの量的比較やRNAのサイズの検出を行う。この方法を**ノザンブロッティング**という（**図18-3**）。

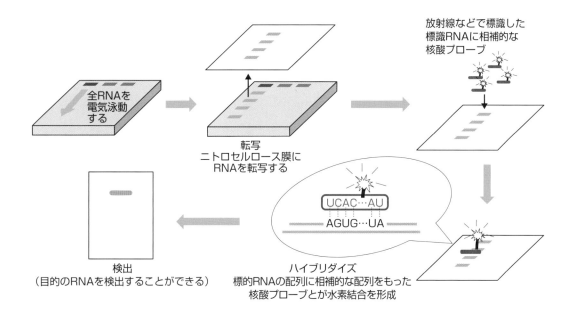

図18-3　ノザンブロッティング

1.4　定量的PCR

ポリメラーゼ連鎖反応（PCR）を用いて，増幅されたDNA断片を経時的にその増幅率を測定できる方法のことを**定量的PCR**（リアルタイムPCR，RT-PCR）という（**図18-4**）。組織や細胞における特定のmRNA発現量を比較検討する方法として用いられることが多い。組織や細胞から抽出したRNAを，**逆転写酵素**によって，逆転写反応（RNAからDNAを合成する反応）させることで，相補的なDNA（complementary DNA：cDNA）を合成させる。このcDNAをPCRすれば，組織中の目的のmRNAのみを増幅させることができる。このPCR中に蛍光物質などを取り込ませることで，電気泳動することなく，増幅量をリアルタイムで把握できるようになった。

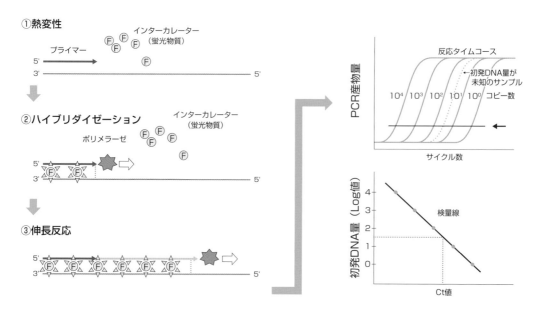

図18-4 リアルタイムPCRの原理

1.5 塩基配列の決定

遺伝子DNAの配列を知ることは，分子生物学的に非常に重要である。DNAの塩基配列を決定することをシークエンスという。シークエンスでは，サンガー法とよばれる方法が主に用いられている。このサンガー法では，ジデオキシヌクレオチドというヌクレオチドを用いる。

DNAの合成では，1つのヌクレオチドの3′-位ともう1つのヌクレオチドとの5′-位の間にリン酸ジエステル結合を形成する。ジデオキシヌクレオチドは，DNAを構成しているデオキシヌクレオチドと違い，3′-位の水酸基から酸素が脱離して水素基となっているために，リン酸ジエステル結合を形成できない。A, G, T, Cの4種類のジデオキシヌクレオチドを添加してDNA合成反応を行うと，蛍光標識したジデオキシヌクレオチドが取り込まれた時点でDNA合成が停止する。この取り込みはランダムにおこるので，1塩基ずつ異なる長さのDNA鎖が合成され，これらを電気泳動により分離し，塩基配列を結合し，自動塩基配列決定装置（シークエンサー）により解読する。ヒトのゲノム配列は，世界中の科学者がしのぎを削り，その全塩基配列の解明を行った結果，2003年にすべての配列が決定された。最近では，次世代シークエンサーによって短時間でゲノム配列を把握できるようになった。

1.6 DNAマイクロアレイ

DNAマイクロアレイ（**図18-5**）は，一度に数万種類の遺伝子発現を網羅的に解析可能な方法である。この方法では，多種類の遺伝子に対応するプローブをスライ

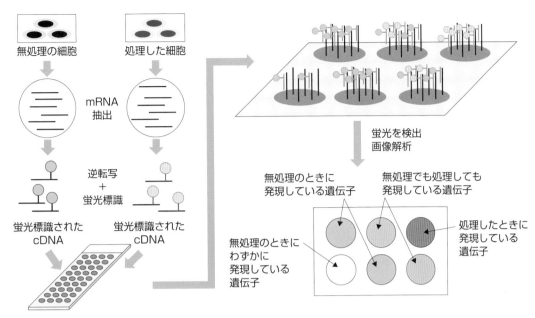

図18-5　DNAマイクロアレイの原理

ドに結合させた後，組織や細胞から抽出したRNAを蛍光物質とともに逆転写反応させたcDNAとを反応させ，相補的塩基対を形成させる（ハイブリダイゼーションという）。その後，スライドの蛍光強度を測定し解析する。このDNAマイクロアレイによって，異常細胞やある状況の細胞の，mRNAの発現パターンや発現量の増減を網羅的に把握することが可能となり，病気の診断や治療に応用されている。

1.7　RNA干渉（RNAi）

　RNAの中には，低分子RNAとよばれており，その中でmiRNA（マイクロRNA），siRNA（低分子干渉RNA）などが知られている。一般に低分子RNAとは，20残基程度の塩基配列をもつRNAであり，その配列に相補的な配列のmRNAに結合することで遺伝子発現の調節がなされている。このことをRNA干渉（RNAi）という。RNA干渉により任意の遺伝子の発現を抑制することが可能である。

1.8　クローン動物

　個体の体細胞は，すべて同じゲノムDNAを有しているが，別個体では，異なるゲノムDNAである。しかし，一卵性双生児の場合は，別個体でありながら，同じゲノムDNAを有している。こういう動物のことをクローン動物という。

1.9　遺伝子改変動物

　遺伝子工学の進歩によって，個々の遺伝情報を人為的に変化させた動物をつくり出せるようになってきた。生命科学分野では，特定の遺伝子が生体内でどのような

1997年に体細胞由来のクローン羊（ドリー）を誕生させて以来，さまざまな生物種で実施可能であることが証明された。しかし，生命倫理の問題が重くのしかかっている。

　機能があるのかを明らかにするために必須の技術となっている（**図18-6**）。

　その技術では，①分裂初期の受精卵から取り出した**胚性幹細胞**（ES細胞：全能性を有する細胞）に，標的遺伝子を改変した遺伝子を導入する。②相同組換えによって，もともとある遺伝子と置換することで，改変した遺伝子を有するES細胞ができる。③ES細胞を胚移植することで，遺伝子を改変した動物を作製することができる。特に，標的遺伝子を完全に発現できなくなった動物のことを**ノックアウト動物**，逆に，特定の遺伝子を発現できるようになった動物を**ノックイン動物**（トランスジェニック動物）という（**図18-7**）。

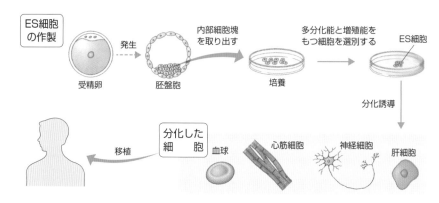

図18-6　ES細胞の作製と分化[1]

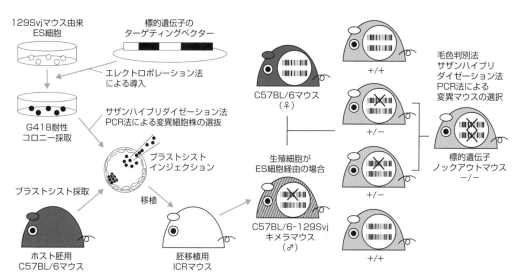

図18-7　ノックアウトマウスの作り方

1.10　クリスパー（遺伝子編集）ゲノム編集

　近年のバイオテクノロジー技術の中で，最も注目されている技術がゲノム編集である。その中心となっているシステムが，CRISPR（Clustered Regularly Interspaced Short Palindromic Repeats）/Cas システム（クリスパーとよばれる）である。

　本来CRISPRシステムは，細菌や古細菌がウイルス感染から防御するためのシステムの1つである。①細菌は，バクテリオファージなどのウイルスに感染すると，ウイルスDNAを分解し，特定の塩基配列の遺伝子断片を細菌自身のゲノムに取り込み，ウイルスの侵入情報を「記憶」することができる。②同じ塩基配列をもつウイルスが，再度侵入すると，ウイルスDNAから転写されたRNAが，その侵入ウイルスのDNA情報を照合する。③このRNAによって誘導されたCasタンパク質とよばれる酵素が，侵入ウイルスのDNAを切断するシステムである。

　この技術は，生命現象を解明する強いツールとなっているのみならず，遺伝子改変作物や動物の作出や，遺伝子治療への応用に期待されている。

2. 医療への応用

2.1 遺伝子治療

　ヒトゲノムプロジェクトが完了した結果，遺伝子レベルでの異常を検出できるようになった。異常遺伝子の存在がわかると，遺伝子を外部つまり人為的に導入することで，正常な遺伝子を発現させたり，異常な遺伝子の発現を抑えたりすることも可能となってきた。このような治療のことを**遺伝子治療**という。現在では，重症の疾患であり，ほかに適切な治療法がない場合に限って，臨床研究に用いられている。具体的事例としては，アデノシンデアミナーゼ欠損症という重症の免疫不全症や，囊胞性線維症，末期がんの患者に対して用いられている。

2.2 再生医療とiPS細胞

　機能が低下したり，損なわれた組織や器官を回復させる**再生医療**が注目を集めている。再生医療研究の主体は，未分化な細胞を用いて分化させることで正常な細胞をつくり出して，それを体内に移植するものであった。その未分化細胞は，受精卵からES細胞（体性幹細胞）を取り出してくる必要があった（本章1.9，遺伝子改変動物を参照）。しかし，受精卵を使用しなければならないことから，生命倫理のうえで重要な問題が重くのしかかっていた。

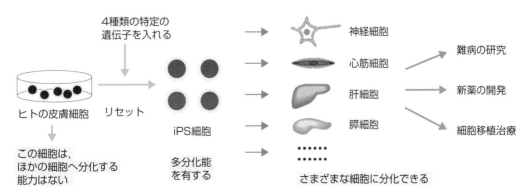

図18-8　iPS細胞とその応用

　　　そのような中で2006年，山中伸弥は，体細胞に特定の４つの遺伝子を導入することで，分化したプログラムをリセットして，さまざまな細胞に分化可能な能力（多能性）を有する細胞をつくり出すことに成功した。この細胞をiPS細胞（人工多能性幹細胞）という（**図18-8**）。この細胞は，患者本人の体細胞からつくることができることから，移植時の拒絶反応がおこることもなく，また生命倫理上の問題も少ない。しかし，移植先でiPS細胞ががん細胞へ転換する可能性など安全性に関して，クリアしなければならない課題はある。現実的な再生医療への応用に向けて，精力的に研究が進められている。

参考文献
1）鈴木孝仁，本川達雄，鷲谷いづみ：新課程チャート式シリーズ　新生物―生物基礎・生物，数研出版，p.268，2016

■ 核酸・遺伝子　重要項目チェックリスト

　以下の項目について，あらためて確認し，その構造，機構，作用等をまとめてみよう。

☐ アデノシン 三リン酸（ATP）は，ヌクレオチドである。
☐ ポリヌクレオチドは，糖とリン酸分子が交互に結合した構造をもつ。
☐ 核酸は，リン化合物である。
☐ ゲノムとは，ある生物がもつ遺伝子情報全体の総称である。
☐ 遺伝子変異の中には，一塩基多型（SNP）がある。
☐ サルベージ経路は，プリンヌクレオチドを合成する経路である。
☐ アデニンの最終代謝産物は，尿酸である。
☐ キサンチンは，プリンヌクレオチドの代謝産物である。
☐ 尿酸は，プリン体の代謝産物である。
☐ DNAポリメラーゼは，DNAの複製に関与する。
☐ 鋳型DNAに，転写開始部位（プロモーター）が存在する。
☐ 転写は，RNAポリメラーゼによって触媒される。
☐ イントロンは，開始コドンをもつ。
☐ tRNA（転移RNA）は，アミノ酸を結合する。
☐ 糖原病Ⅰ型では，肝臓にグリコーゲンが蓄積する。
☐ ポリメラーゼ連鎖反応（PCR）法には，プライマーが必要である。
☐ ポリメラーゼ連鎖反応（PCR）法は，DNAを増幅する。
☐ iPS細胞は，移植時の拒絶反応がおこりにくい。

第19章 ホルモンの基礎

　食物を吸収し，利用できる形にまで消化・分解し，エネルギー産生や物質合成を行う一連の過程が代謝である。これを全身レベルで効率よくコントロールするためにさまざまな機構が存在するが，その代表的なものはホルモンによる代謝の制御である。

1. ホルモンと作用機序の基礎

　ホルモン（hormone）とは，特定の器官で合成・分泌され，血流などにのって体内を循環し，特定の組織に作用してその機能を調節するものであり，生体の恒常性（ホメオスタシス）の維持に重要である。つまりホルモンは，細胞外から細胞へ情報を伝えるファーストメッセンジャーに含まれる。標的細胞では，受容体に結合することで，細胞内での情報伝達物質（セカンドメッセンジャー）の産生に働く。

1.1 ホルモンの化学構造による分類

　ホルモンにはペプチドホルモン，ステロイドホルモン，アミノ酸誘導体ホルモンに大別される種々の構造のものがある。

（1）ペプチドホルモン

　ペプチドホルモンは，前駆体ペプチドとして合成され，必要に応じて切断されることにより活性を有するホルモンになる。視床下部ホルモンと下垂体前葉ホルモン，膵臓のランゲルハンス島から分泌されるインスリンとグルカゴンなどのほか主なものを**表19-1**に示す。

（2）ステロイドホルモン

　ステロイドホルモンはコレステロールから合成されるホルモンである（**表19-2**）。脂溶性であり細胞膜を通過できる。

（3）アミノ酸誘導体ホルモン

　アミノ酸誘導体ホルモンは，アミノ酸を誘導体化したホルモンである（**表19-3**）。表に示した4種のホルモンはすべて芳香族アミノ酸であるチロシンから合成される。

1.2 ホルモンの標的細胞への作用機序による分類

　ホルモンにはさまざまな化学構造のものが存在する。特に，水溶性ホルモンと脂溶性ホルモンでは細胞膜透過性が異なることから，細胞に対する作用機序が異なる。

表19-1　代表的なペプチドホルモン

ホルモン名	分泌器官	主な機能
甲状腺刺激ホルモン（TSH）	下垂体前葉	甲状腺ホルモンの分泌促進
成長ホルモン（GH）	下垂体前葉	身体成長
副腎皮質刺激ホルモン（ACTH）	下垂体前葉	副腎皮質ホルモンの分泌促進
バソプレッシン（VP）	下垂体後葉	腎臓の水再吸収促進
オキシトシン（OT）	下垂体後葉	子宮の収縮
グルカゴン	膵臓α細胞	血糖上昇，グリコーゲン分解，脂肪分解
インスリン	膵臓β細胞	血糖降下，グルコース取り込み促進，脂肪合成
ガストリン（G）	胃	胃酸，ペプシノーゲンの分泌促進
セクレチン（S）	十二指腸	膵臓の重炭酸塩の分泌の促進
コレシストキニン（CCK）	十二指腸	胆嚢収縮，膵酵素と重炭酸塩の分泌の促進
胃抑制ペプチド（GIP）	小腸	胃液分泌と胃の収縮の抑制，インスリン分泌の促進
上皮小体ホルモン（パラトルモン，PTH）	副甲状腺	骨，腎臓，小腸から血液へのCa^{2+}取り込み促進
カルシトニン（CT）	甲状腺	骨，腎臓から血液へのCa^{2+}取り込み促進
ソマトメジン（C, SM-C）	肝臓	インスリン様成長作用（IGF-1），細胞の成長，分裂

表19-2　代表的なステロイドホルモン

ホルモン名	分泌器官	主な機能
糖質（グルコ）コルチコイド	副腎皮質	糖新生を促進する作用
鉱質（ミネラル）コルチコイド	副腎皮質	血液中のナトリウム，カリウムイオンの濃度の調節
アンドロゲン	精巣，副腎皮質	精子形成，タンパク質の同化作用
エストロゲン	卵巣	乳腺細胞増殖促進，卵巣排卵制御，骨吸収の抑制
プロゲステロン	卵巣，胎盤	受精卵の着床，妊娠の維持

表19-3　代表的なアミノ酸誘導体ホルモン

ホルモン名	分泌器官	主な機能
トリヨードチロニン（T_3）	甲状腺	エネルギー産生，熱産生の促進，血糖値の上昇作用
チロキシン（T_4）	甲状腺	エネルギー産生，熱産生の促進，血糖値の上昇作用
アドレナリン（エピネフリン）	副腎髄質	グリコーゲン分解による血糖値の上昇作用
ノルアドレナリン（ノルエピネフリン）	副腎髄質	グリコーゲン分解による血糖値の上昇作用

（1）水溶性ホルモンの受容機構

　水溶性ホルモンは細胞膜を通過できない。したがって，水溶性ホルモンが細胞に情報を伝えるためには細胞外にホルモン結合部位をもった膜タンパク質としての受容体が必要になる（**図19-1**）。ホルモンが結合した受容体は，細胞膜部分でほかのタンパク質と相互作用し，細胞内に情報を伝える。細胞内の情報伝達の機構としてはセカンドメッセンジャーとしてのcAMP（サイクリックAMP）やcGMP（サイクリックGMP）の合成，タンパク質リン酸化酵素を介したタンパク質のリン酸化などがある。

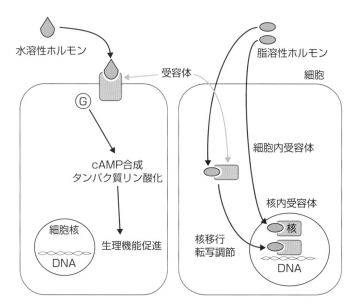

図19-1　代表的な水溶性，脂溶性ホルモンの作用機序

（2）脂溶性ホルモンの受容機構

脂溶性ホルモンは自由に細胞膜を通過できる。したがって受容体は細胞内に存在し，細胞内でホルモンと結合する（図19-1）。これらの受容体はホルモンと結合後，細胞核に輸送され，遺伝子DNAの標的領域に直接結合することで転写因子として働き，下流遺伝子の発現調節に直接作用する。

1.3 ホルモンの分泌調節

ホルモンは，さまざまな器官で調節作用を示し恒常性を維持する。そのためには環境の変化を検知し，ホルモン分泌を調節する上位機構が必要である。主な上位機構として，ほかのホルモンによる調節，体液成分の濃度による調節，自律神経による調節がある。

2. ホルモンによる代謝制御

内分泌系はホルモンによる器官の制御に働く器官系であるが，代謝に関わる器官もさまざまなホルモンによる制御を受けている。

2.1 内 分 泌 腺

内分泌腺はホルモンを産生して血中やリンパ液中に放出，標的器官の機能を調節するのに働く。内分泌腺は身体の複数の箇所に存在し，それぞれ特徴的なホルモンの産生と標的器官の調節機能を有する（図19-2）。

視床下部から放出されるホルモンは，総称して視床下部ホルモンとよばれるペプチド性ホルモンである。摂食中枢や満腹中枢として機能している視床下部ホルモン

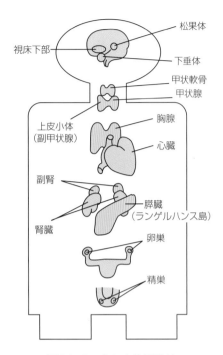

図19-2　主な内分泌腺[1]

は主に下垂体前葉に作用し，そこからのホルモン放出を促進あるいは抑制する。

代表的なものは，副腎皮質刺激ホルモン放出ホルモン（CRH），甲状腺刺激ホルモン放出ホルモン（TRH），性腺刺激ホルモン放出ホルモン（GnRH），成長ホルモン放出ホルモン（GRH），プロラクチン放出ホルモン（PRH），ソマトスタチンなどである。

下垂体は視床下部の下部に存在する内分泌腺であり，前葉と後葉がある。放出されるホルモンは，ペプチドホルモンである。

下垂体前葉ホルモンは，成長ホルモン（GH），甲状腺刺激ホルモン（TSH），副腎皮質刺激ホルモン（ACTH），卵胞刺激ホルモン（FSH），黄体形成ホルモン（LH），プロラクチン（PRL，乳腺刺激ホルモン）の6種類が知られている。下垂体後葉ホルモンはオキシトシンとバソプレッシンである。

甲状腺は喉仏のすぐ下にある右葉と左葉とそれらをつなぐ峡部からなる内分泌腺である。甲状腺ホルモンには濾胞上皮細胞で合成されるチロキシン（T_4）とトリヨードチロニン（T_3）がある。細胞内でのエネルギー産生系を活性化し酸素消費量を増やし，タンパク質や核酸の合成を促進する。

甲状腺の傍濾胞細胞から分泌されるものとして，カルシトニン（CT）が知られている。これは，血液中のカルシウムを骨に沈着させ，血液中のカルシウム濃度を低下させる。

上皮小体は**副甲状腺**ともよばれ甲状腺の背側に位置し，左右2個ずつ計4個ある。上皮小体のホルモンは上皮小体ホルモン（PTH：パラトルモン，パラソルモン）という。骨から血液中にカルシウムを放出させ，腎臓におけるカルシウムの再吸収を促進させることで血液中のカルシウム濃度を上昇させる。

膵臓のランゲルハンス島が担う重要な機能は血糖調節である（**図19-3**）。代表的なものは，血糖値低下に働くインスリンと血糖値上昇に働くグルカゴンである。その他のホルモンとしてソマトスタチン（SST）を分泌するが，これは膵臓自体に作用してインスリンとグルカゴンの分泌を抑制する。

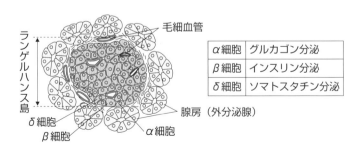

α細胞	グルカゴン分泌
β細胞	インスリン分泌
δ細胞	ソマトスタチン分泌

図19-3　膵臓のランゲルハンス島[2]

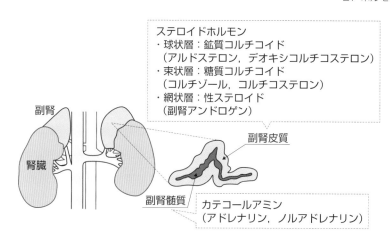

図19-4　副腎の構造と分泌ホルモン

　副腎は腎臓の上部を覆うように存在する。機能的には表層にある副腎皮質と内部にある副腎髄質に分けられ，それぞれ異なるホルモンを分泌する（**図19-4**）。

　副腎皮質のホルモンは総称して**コルチコイド**とよばれる。糖代謝の調節に関わる糖質コルチコイド（グルココルチコイド）と，電解質代謝の調節に関わる鉱質コルチコイド（ミネラルコルチコイド）がある。

　副腎髄質のホルモンはアミノ酸のチロシンから誘導されるアドレナリン（エピネフリン）とノルアドレナリン（ノルエピネフリン）であり，これらはカテコールアミンとよばれる。グリコーゲン分解促進，血糖値上昇作用を示す。

コルチコイド
　副腎皮質(cortical)から分泌されているステロイド様物質で，コルチコステロイドともいう。

2.2　内分泌腺以外に由来するホルモン

　内分泌腺以外でもホルモンは合成・分泌され，代謝機能を制御している。

（1）ガストリン

　胃内に食物が入ってきた刺激により胃内で分泌されるホルモンである。**ガストリン**の主な働きは，胃酸分泌とペプシノーゲン分泌の亢進である。

（2）十二指腸・小腸由来のホルモン

　十二指腸や小腸で分泌されるホルモンとして，セクレチンやコレシストキニンなどが知られている。

（3）脂肪細胞由来のホルモン

　脂肪細胞由来のホルモンには，レプチンとアディポネクチンがある。

引用文献
1）木元幸一，後藤潔，大西淳之編著：Nブックス 四訂 生化学，建帛社，p.53，2021，一部改変
2）荒木英爾，藤田守編著：Nブックス 改訂 人体の構造と機能：解剖生理学，建帛社，p.93，2017

第20章 神経情報伝達系

　ヒトを含むほとんどの生物は，生体内環境を一定に保つメカニズム（恒常性，ホメオスタシス）を備えている。そのためには，外部環境の変化を「情報」として，生体内に適切に伝達しなければならない。神経系は，このような外部「情報」を伝達する主要なシステムである。本章では，生体を構成する細胞間や神経系における「情報」伝達経路について解説する。

1. 情報伝達の種類と機能

　細胞は，細胞内で合成されるホルモンや神経伝達物質などの生理活性物質によって，「情報」のやりとりを行っている。そのやりとりは以下の3種類に大別される。

1.1 オートクリン（自己分泌）

シグナル分子
　親水性シグナル分子（タンパク質ホルモンなど）と疎水性シグナル分子（ステロイドホルモン，ビタミンなど）がある。シグナル（情報）伝達には多様な経路がある。

ケミカルメディエーター
　細胞間の情報伝達に作用する化学物質。ヒスタミン，ロイコトリエンなど。

　分泌された細胞外**シグナル分子**が，それを産生した細胞自身に作用する経路のことを**オートクリン**いう（図20-1（a））。その具体例として，シナプス前終末から放出された神経伝達物質の，シナプス前終末受容体刺激による神経伝達物質放出の抑制があげられる。乳汁の分泌も，乳腺で特殊なホエイタンパク質が産生され，乳汁に分泌され，オートクリン・コントロールされている。

1.2 パラクリン（傍分泌）

　分泌された細胞外シグナルが，それを産生した細胞の近くにある細胞に作用する経路のことを**パラクリン**（傍分泌）という（図20-1（b））。この例として，プロスタグランジンのような炎症系**ケミカルメディエーター**，サイトカイン，そして成長因子などがあげられる。

(a) オートクリン型

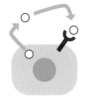

(b) パラクリン型

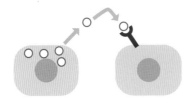

(c) エンドクリン型

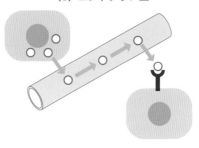

図20-1　細胞間のシグナル伝達の形

1.3 エンドクリン（内分泌系）

　分泌された細胞のシグナル分子が，血液内で運ばれて，遠く離れた標的細胞の受容体に結合して作用する経路のことを**エンドクリン（内分泌系）**という（**図20-1 (c)**）。このようなシグナル分子のことをホルモンという。脳下垂体や副腎，膵臓のランゲルハンス島，脂肪細胞などの内分泌細胞から多くのホルモンが分泌されている。

　なお，シグナル分子が分泌する細胞と標的細胞が接着することで，シグナルが伝達される経路のことを**ジャクスタクライン（ジャクスタクリン，接触型）**という。

ジャクスタクライン
　細胞間接着とシグナル伝達は密接に関連している。例えば，傷害を受けた部位での血小板の凝集や，内皮の傷害部位，感染部位への好中球や単球の接着は，シグナル伝達と細胞-細胞結合の進行が時空間的に制御されている。

2. 受容体による情報伝達

　ホルモンや神経伝達物質などの生理活性物質によって，分泌細胞からの命令を受け取る作用点となっているのが受容体（レセプター）である。ホルモンや神経伝達物質は，1種類に対して必ず少なくとも1種類の受容体が存在する。すべての受容体は，オンとオフという2つの状態となりうる。通常はオフの状態であり，そこにホルモンや神経伝達物質が結合するとオンの状態（活性化状態）となって働きだす。

　受容体は，①細胞膜受容体，②細胞質受容体，③核内受容体の3つに分けることができる（**図20-2**）。

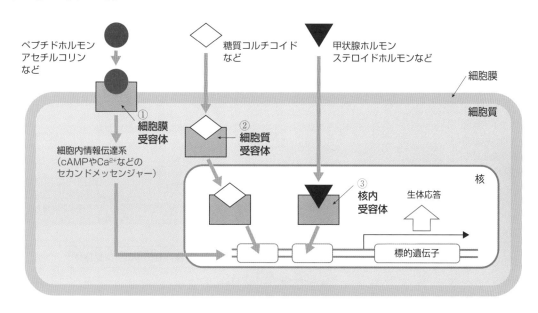

図20-2　受容体の種類

2.1 細胞膜受容体

　細胞膜受容体は，細胞膜貫通型のタンパク質でできている。ホルモンや神経伝達物質の多くは，化学的には親水性であるか，分子量が大きいために，細胞膜を通過

することができない。したがって，このような生理活性物質は，細胞膜の受容体に結合すると受容体分子の立体構造が変化（コンフォメーション変換）して，活性化状態へと変化する。細胞膜受容体は，タンパク質の構造パターンと情報伝達システムの違いから3種類に大別される（**図20-3**）。

（1）Gタンパク質共役型受容体

受容体タンパク質のポリペプチド鎖が，細胞膜の内外を7回貫通した構造をしている受容体の総称である。この受容体は，α，β，γの3つのサブユニットから構成されるGTP結合型タンパク質（Gタンパク質）を介した細胞内シグナル伝達を行う。**アドレナリン受容体**，グルカゴン受容体がこの例である。

（2）1回膜貫通型受容体

受容体タンパク質のポリペプチド鎖が，細胞膜を1回だけ貫通した構造をしている受容体の総称である。この受容体に**リガンド**が結合すると，受容体の立体構造が変化し，受容体の細胞質側に存在する触媒ドメイン（酵素としての働きをもつ部分）を活性化することで，細胞内シグナル伝達をおこす。

（3）イオンチャネル内蔵型受容体

5つのタンパク質（サブユニット）がリング状に会合した受容体である。リガンドが受容体に結合すると，受容体タンパク質の立体構造が変化し，リングの中央

リガンド
受容体に特異的に結合するホルモン，神経伝達物質や酵素などの物質。受容体と結合していないときはリガンドとはいわない。

例としてニコチン性アセチルコリン受容体などがある。

アゴニスト
受容体に結合してホルモンや神経伝達物質と同様の反応を示す物質。一方，アンタゴニスト（拮抗物質）とは，ホルモンや神経伝達物質の働きを阻害する物質。

①Gタンパク質共役型受容体
（7回膜貫通型受容体）

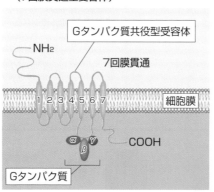

②1回膜貫通型受容体

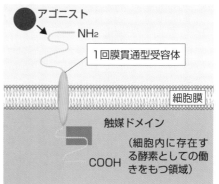

③イオンチャネル内蔵型受容体

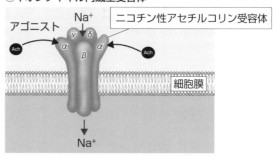

図20-3　細胞膜受容体の種類と構造

で，イオンが通過できる穴が形成される。そこへイオンが流入することで細胞内シグナル伝達がおこる。

2.2　細胞内受容体

リガンドが結合していないときの存在部位によって，細胞質受容体と核内受容体に分けられる。

（1）細胞質受容体

細胞質受容体は，細胞質に存在する受容体である。細胞外のリガンドが，細胞膜を通って細胞内に入り，細胞質に存在する受容体と結合して複合体を形成する。この複合体が核内に移行してDNAと結合して転写調節因子として作用する。

例として，ステロイドホルモン受容体（コルチゾールなど）がある。

（2）核内受容体

脂溶性のホルモンなどの生理活性物質は，細胞膜を通過し，そのまま核内に移行する。核内に存在する核受容体に結合すると，受容体は活性化状態となり，特定の遺伝子の転写因子として働く。

例として，甲状腺ホルモン受容体や，ステロイドホルモン（テストステロンなど）受容体などがある。

3.　細胞内シグナル伝達

ホルモンや神経伝達物質などの生理活性物質の情報を標的細胞の表面膜から，標的細胞の内部にどのように伝えていくかが，細胞内シグナル伝達である。細胞内シグナル伝達には，直接的シグナル伝達と間接的シグナル伝達がある。

3.1　直接的シグナル伝達

1回膜貫通型受容体のように，リガンドが受容体に結合すると，受容体の立体構造が変化する。これによって，細胞内のシグナルタンパク質の機能を調節しながら，細胞内情報を増強していく伝達系である。その代表例は**インスリン受容体**である。

3.2　間接的シグナル伝達

Gタンパク質共役受容体に，リガンドが結合すると，細胞内で隣接するGタンパク質の活性化を介して，**セカンドメッセンジャー**とよばれるものが分子の産生量を調節する。このセカンドメッセンジャーによって，細胞内の因子が次々にシグナル分子を受け渡して，さまざまな酵素活性などを調節していく情報（シグナル）伝達系である。セカンドメッセンジャーとして$cAMP$やCa^{2+}などがある。

インスリン受容体
インスリン受容体は細胞膜表面に存在し，1回膜貫通型受容体である。インスリンが結合すると，チロシンキナーゼが活性化し，インスリン受容体基質のリン酸化などにより作用を及ぼす。

セカンドメッセンジャー
細胞外からの刺激を細胞内の情報（シグナル）伝達系を介して細胞内に伝えるために，細胞内で新たに産生される分子。

4.　神経伝達経路

外部からの「刺激」は，体内に「伝達」されて，適切に「応答」する必要がある。その中心的な役割を担っているのが，神経系である。神経系は，**神経細胞**（ニューロン）が基本単位となっている。ニューロン内では，活動電位により情報が伝

わり，ニューロン間では**神経伝達物質**とよばれる化学分子によりシグナルが伝達されている（**図20-4**）。以下に詳しくみていくことにする。

4.1 活 動 電 位

　神経細胞におけるシグナルは，細胞膜におけるイオンの透過性が変化することによって発生する。通常，細胞は一定の膜電位（内側負として約-60 mV）をもち，それは，負に変化することもあれば（過分極），正に変化することもある（脱分極）。神経細胞や筋線維は，**興奮性細胞**であり，脱分極が一定の値に達し，一過性に急激な膜電位の逆転が生じることを**活動電位**という。これは，細胞膜の興奮であり，つまり，特異的なイオンチャネルによる細胞膜におけるイオン透過性の変化である。

4.2 シナプス・軸索

　神経細胞は，神経細胞の本体である**細胞体**と，それから伸びている**軸索**に分けることができる。細胞体からは，多数の突起が出ており，これを**樹状突起**という。軸索の末端部分は，隣接する神経細胞の細胞体と接しており，このつなぎ目のことを**シナプス**という。この軸索の末端には，神経伝達物質を含んだ**シナプス小胞**が多数存在している。

　神経細胞の細胞膜の興奮によって生じた活動電位は，軸索を伝導して軸索終末部に到達する。この結果，膜電位が脱分極して，終末部の電位依存性Ca^{2+}チャネルが開口し，細胞内へCa^{2+}が流入する。これが引き金となってシナプス小胞がエキソサイトーシスによってシナプス間隙へ放出される。放出された神経伝達物質が，

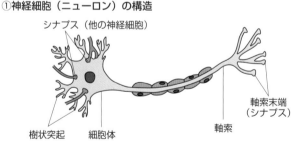

①神経細胞（ニューロン）の構造

シナプス（他の神経細胞）

軸索末端
（シナプス）

樹状突起　　細胞体　　　　　軸索

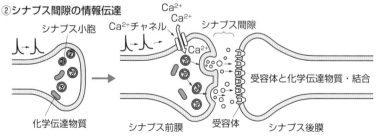

②シナプス間隙の情報伝達

シナプス小胞　　　　　　　Ca^{2+}チャネル　　シナプス間隙
　　　　　　　　　　　　　　　Ca^{2+}
　　　　　　　　　　　Ca^{2+}

受容体と化学伝達物質・結合

化学伝達物質　　　　シナプス前膜　　受容体　　シナプス後膜

図20-4　神経細胞（ニューロン）の構造とシナプス

次の神経細胞の細胞膜（シナプス後膜）に存在する特異的な受容体に結合すると，次の神経細胞が活性化され，刺激が伝達されていく。

4.3 中枢神経系と末梢神経系

　神経系は，中枢神経系（脳や脊髄）と末梢神経系（身体の各器官）とに区別される。外界（環境）からの刺激は，動物の体じゅうに存在する受容器（感覚器官）で受け取られ，末梢神経（求心性神経）を通して，脳や脊髄といった中枢神経系に伝えられる。中枢神経系では，その「刺激」を「意識」して，「指令」を出し，末梢神経（遠心性神経）を通って，末端の筋肉などの効果器（作動体）に伝える（図20-5）。

　中枢神経系は，脳と脊髄からなり，運動や感覚，自律機能などの生体の諸機能を統括する役割をもっている。いわゆる末梢からの情報の「中央指令室」のようなものである。

　末梢神経系は，末梢の各器官（効果器や受容器）と中枢神経とを結ぶ神経系である。末梢神経系は，伝達する情報により，感覚神経系，運動神経系，自律神経系に大別される。

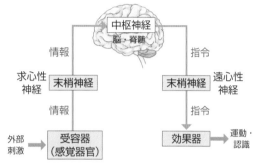

図20-5　求心性神経と遠心性神経

4.4 感覚神経系

（1）感覚神経とは

　感覚神経とは，視覚，嗅覚，味覚，聴覚，触覚などのように，体外からの「情報（刺激）」を感覚器官（末端受容器）で受容して，その情報を中枢神経に伝える神経のことである。感覚器官には，視覚器官や嗅覚器官，味覚器官，聴覚器官，触覚器官，平衡器官などがある。各感覚器官の感覚細胞には，それぞれの刺激に応じた受容体（受容器）が存在し，それが，求心神経（知覚神経）につながっている。刺激を受容する細胞は，感覚細胞（受容器細胞）とよばれている。視細胞，味細胞，嗅細胞などがある。

　感覚細胞には，嗅細胞や触覚に関する細胞のように，それ自体が神経となっていて，細胞体が上皮から離れて深部に位置し，樹状突起の末端に受容器となっている一次感覚細胞と，味細胞のように，それ自身軸索をもたず，別の感覚神経に支配されている二次感覚細胞の2種類がある。

（2）反　　射

　反射とは，大脳での「意識」とは無関係におこる反応のことをいう。本来，外部刺激は，求心神経を通して中枢神経に伝えられるが，感覚情報の中には，大脳に入る前に，脊髄などの中枢神経で遠心性に転じる神経経路もある。この神経経路に情報が伝わると，大脳での「知覚・認知」を待たずに，「反射」を引きおこす。これが，最もよく知られている脊髄反射である。

　熱いものに手が触れると，「思わず手を引っ込める」のは，脊髄反射の一例である。

4.5　運動神経系

　大脳での指令を骨格筋へ伝えるための末梢神経のことを**運動神経**という。脳から末梢へ指令を伝えることから，遠心性神経ともいう。**意識的な運動をつかさどる。**

4.6　自律神経系

　生物が生きていくためには，循環，呼吸，消化，体温調節など，生命の恒常性を保つことが重要である。そのために重要な働きをもっているのが，**自律神経系**である。脳内の**間脳**とよばれる部分から，各器官，臓器，組織へと「情報」を伝える神経であり，全身の血管や内臓などの働きを無意識に調節している。この自律神経によって，気道，血管，血圧，心拍，白血球，そして消化などが制御されている。間脳は，視床と視床下部に大別されるが，特に視床下部は，自律神経の中枢としてとりわけ重要である。

　自律神経系には，**交感神経**と**副交感神経**があり，この2つの神経が相互にバランスをとりながら，多くの効果器（器官や臓器）を制御している（図20-6）。自律神経系において，中枢神経系と効果器の間には，2つのニューロンがある。

① **節前ニューロン**（脊髄から自律神経節まで伸びる神経）の神経伝達物質は，交感神経，副交感神経ともに**アセチルコリン**である。

② 節前ニューロンからアセチルコリンを受容し活性化した**節後ニューロン**（自律神経節から末梢組織へと伸びる神経）は，副交感神経の場合はアセチルコリンを効果器へと放出するが，交感神経の場合そのほとんどは**ノルアドレナリン**（神経伝達物質でもありホルモンでもある）を効果器へと放出する（ただし，汗腺はアセチルコリンである）。

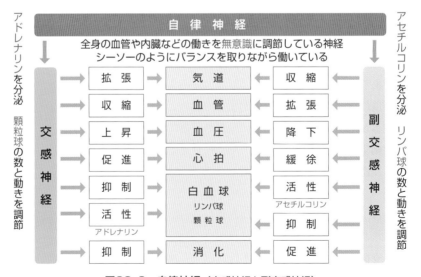

図20-6　自律神経（交感神経と副交感神経）

第21章 ホルモンによる調節

　ホルモンとは，体内の特定の器官で合成・分泌され，血流などにのって体内を循環し，特定の組織に作用することで機能を調節する物質である。

1. ペプチドホルモン

　ペプチドホルモンはホルモン作用を示すペプチドである。標的細胞表面の受容体タンパク質に結合，細胞内のシグナルを活性化することにより機能の調節を行う。

1.1 成長ホルモン

　成長ホルモンは，下垂体前葉で合成・分泌されるペプチドホルモンである。主な代謝調節作用は，グルコース代謝の抑制を介した血糖値低下抑制作用である。

1.2 インスリン

　インスリンは膵臓ランゲルハンス島のβ細胞から分泌されるペプチドホルモンである。血糖値を低下させる作用を担う。プレプロインスリンという形で合成され，その後，プロインスリンとなり，さらにペプチド鎖の切断を受けてインスリンとCペプチドになる（図21-1）。

　インスリンによる血糖低下機構は，肝臓でのグリコーゲン産生促進，骨格筋や脂肪組織におけるグルコースの取り込み促進による。肝臓ではグリコーゲン合成酵素の活性を亢進することで，グルコースからのグリコーゲン合成をすみやかに促進し取り込み，肝臓から血中へのグルコースの放出を抑制する。骨格筋や脂肪組織ではインスリンの作用によりグルコーストランスポーター4（GLUT4）の細胞表面発現を促進することで，グルコースの細胞内への取り込みを促進する。

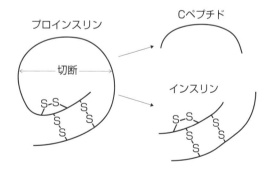

図21-1　インスリンの生合成と構造

血糖値
　血液中のグルコースの濃度のこと。一定の範囲に入るように生体内でコントロールされている。慢性的な高値の状態が継続することを糖尿病という。食後には値が上昇するが，この上昇を低下させる作用を示すホルモンがインスリンである。

1.3 グルカゴン

　グルカゴンは膵臓ランゲルハンス島のα細胞から分泌されるペプチドホルモンである。インスリンとは逆に血糖値を上昇させる作用をもつ。転写・翻訳により大きなペプチド鎖であるプレプログルカゴンとして合成される。これが，細胞により異

なるタンパク質の分解を受け，いくつかのペプチドホルモンになる。膵臓ランゲルハンス島のα細胞における分解ではグルカゴンとなる。グルカゴン分泌は低血糖で促進，高血糖で抑制となる。主な血糖上昇機構は肝臓でのグリコーゲン分解と糖新生の促進である。グリコーゲン分解については，グリコーゲンホスホリラーゼを活性化し，グリコーゲンを分解してグルコース 1-リン酸として遊離する。糖新生についてはフルクトース 1,6-ビスホスファターゼ等の酵素を活性化する。

2. ステロイドホルモン

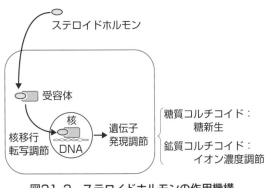

図21-2　ステロイドホルモンの作用機構

ステロイドホルモンはコレステロールから生合成される脂溶性のホルモンである。受容体は細胞や核内に存在し，ホルモンに結合した後に転写因子として働き，調節機能を発揮する（図21-2）。代表的なものは，副腎皮質で生合成・分泌される糖質コルチコイド，鉱質コルチコイドである。

2.1 糖質コルチコイド

副腎皮質ホルモンである**糖質コルチコイド**（グルココルチコイド）にはコルチゾンとコルチゾールがある。糖質コルチコイドは血糖値上昇作用を示すが，これは主に肝臓での糖新生促進作用による。糖質コルチコイドにより発現が促進される糖新生に関わる遺伝子としては，ホスホエノールピルビン酸カルボキシキナーゼ（PEPCK）やグルコース 6-ホスファターゼがある。

2.2 鉱質コルチコイド

副腎髄質ホルモンである**鉱質コルチコイド**（ミネラルコルチコイド）のほとんどはアルドステロンである。鉱質コルチコイドは，血中のナトリウムイオンやカリウムイオンの濃度調節に重要な役割を果たしている。主な標的細胞は腎尿細管であり，標的細胞におけるイオンチャネルの細胞表面での発現を制御することで，イオンの取り込みや排泄を調節している。

3. アミノ酸誘導体ホルモン

アミノ酸誘導体ホルモンはアミノ酸から誘導されるホルモンである。例としては，甲状腺ホルモンであるチロキシン（サイロキシン，T_4）とトリヨードチロニン（トリヨードサイロニン，T_3），副腎髄質ホルモンであるアドレナリンとノルアドレナリンがある。これらはすべてチロシンから生合成される。甲状腺ホルモンは脂溶性のホルモンとして，副腎髄質ホルモンは水溶性のホルモンとして振る舞う。

3.1　甲状腺ホルモン

　甲状腺ホルモンは，甲状腺濾胞細胞内のチログロブリンという大きなタンパク質のチロシン側鎖の**ヨード（Ｉ）化**から合成が始まる。ヨード化チロシン残基の側鎖が2つ結合し，加水分解されて**チロキシン**と**トリヨードチロニン**が合成される（**図21-3**）。甲状腺ホルモンの主な作用はエネルギー産生を活性化し熱産生を促進すること，およびグルコースの腸管からの吸収と肝臓でのグリコーゲン分解の促進により血糖値を上昇させることである。

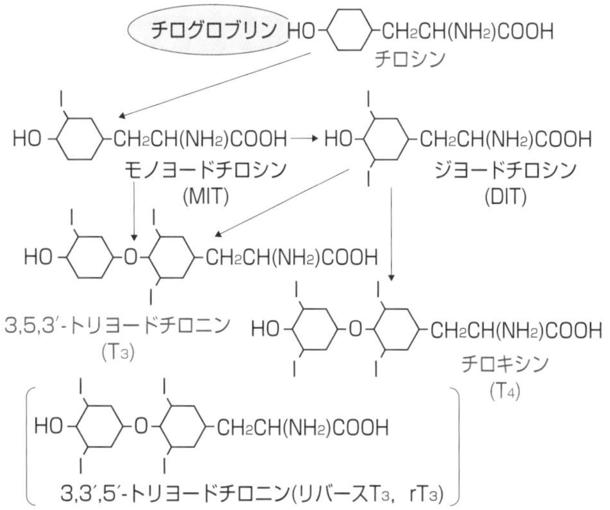

図21-3　甲状腺ホルモンの生合成反応

3.2　副腎髄質ホルモン

　副腎髄質ホルモンである**アドレナリン**と**ノルアドレナリン**は，遊離のチロシンから合成される（**図21-4**）。主な機能はグリコーゲンの分解促進による血糖値の上昇効果であるが，血糖上昇効果に関してはノルアドレナリンよりもアドレナリンのほうが強い。

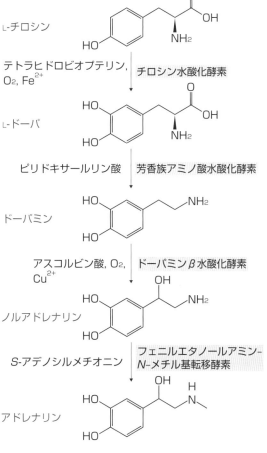

図21-4　副腎髄質ホルモンの生合成

ヨード（Ｉ）
　元素記号Ｉで，ヨウ素ともいう。コンブ，わかめなどの海藻類に多く含まれている。

アドレナリン
　高峰譲吉により発見された最初のホルモン。アメリカでは「エピネフリン」という。

4. 糖質代謝異常とホルモン

糖質の代謝は，消化，吸収，血糖の調節，エネルギー産生とさまざまな段階がある。これら各段階においてホルモンによる制御を受けている。このことは，糖質代謝に関わるホルモンの異常は糖質代謝の異常につながることを意味している。

インスリンの作用については，第5章6 (p.46) の糖尿病の記述を参照のこと。

4.1 糖質代謝の調節に働くホルモン

ホルモンによる糖代謝の作用は，主に血糖値の調節に作用する。代表的なものは，膵臓のランゲルハンス島由来で血糖値低下に働くインスリン（図21-5）と血糖値上昇に働くグルカゴンである。その他の主なものとしては，副腎皮質由来の糖質コルチコイドは肝臓での糖新生を促進して血糖値を上昇させる作用，副腎髄質由来のアドレナリン，ノルアドレナリンはグリコーゲンの分解を促進して血糖値を上昇させる作用を示すものなどがある。

（1）グルカゴンの異常

グルカゴンは，肝臓におけるグリコーゲン分解や，糖新生を促進することで血糖値を上昇させる（表21-1）。従来は，糖尿病の原因はインスリンの機能不全のみが注目されてきたが，現在ではグルカゴンの血中濃度の上昇が糖尿病の一因であることが知られている。

（2）甲状腺ホルモンの異常と糖代謝

甲状腺ホルモンは，小腸からのグルコース吸収促進や肝臓におけるグリコーゲンの分解を介して血糖値を上昇させる（表21-1）。このことから，甲状腺疾患と糖尿病は密接なつながりがあり，合併症となっている場合もある。

（3）糖質コルチコイドの異常

糖質コルチコイド（グルココルチコイド）は，肝臓での糖新生の促進から血糖を上昇させる作用をもつ（表21-1）。糖質コルチコイドの過剰分泌がみられるクッシング症候群では高血糖症状がみられ，糖質コルチコイドの欠乏がみられるアジソン病では低血糖がみられる。

（4）副腎髄質ホルモンの異常

副腎髄質ホルモンは肝臓でのグリコーゲンの分解を促進することで血糖上昇効果を示す（表21-1）。カテコールアミン（アドレナリン）の継続的な分泌亢進はインスリンの分泌を抑制し，グルカゴンの分泌を促進することで，糖尿病と類似の症状を示す。

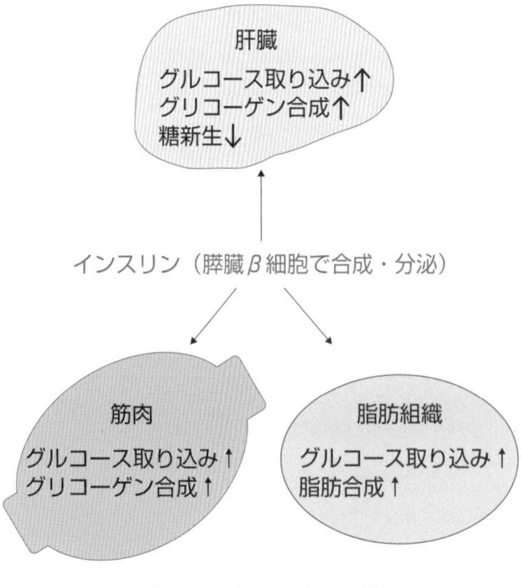

クッシング症候群
下垂体性ACTH分泌亢進症ともいう。ACTH（副腎皮質刺激ホルモン）の過剰により，血中コルチゾールが高値となり，満月様顔貌（ムーンフェイス）や中心性肥満（体幹肥満）など多様な症状を示す。

アジソン病
副腎皮質の破壊により，コルチゾールやアルドステロンなどのホルモン産生が障害を受ける。この結果，水分やミネラルのコントロールが影響し，脱力感や疲労感などの症状を示す。

肝臓
グルコース取り込み↑
グリコーゲン合成↑
糖新生↓

インスリン（膵臓β細胞で合成・分泌）

筋肉
グルコース取り込み↑
グリコーゲン合成↑

脂肪組織
グルコース取り込み↑
脂肪合成↑

図21-5　インスリンの働き

表21-1　主な血糖調節ホルモンの作用

ホルモン名	内分秘腺	主な働き
インスリン	膵臓 ランゲルハンス島β細胞	血糖値低下作用 組織へのグルコースの取り込み グリコーゲンの合成促進
グルカゴン	膵臓 ランゲルハンス島α細胞	血糖値上昇作用 グリコーゲンの分解促進
チロキシン	甲状腺 濾胞上皮細胞	血糖値上昇作用 グリコーゲンの分解促進 腸での糖の吸収促進
糖質コルチコイド	副腎皮質	血糖値上昇作用 肝臓での糖新生促進
アドレナリン (エピネフリン)	副腎髄質	血糖値上昇作用 グリコーゲンの分解促進 交感神経興奮

■ ホルモン・神経情報伝達系　重要項目チェックリスト

　以下の項目について，あらためて確認し，その構造，機構，作用等をまとめてみよう。

- ☐ ステロイドホルモンは，細胞膜を通過して細胞内の受容体に結合する。
- ☐ 甲状腺ホルモンは，血糖値を上昇させる。
- ☐ cAMP（サイクリックAMP）は，セカンドメッセンジャーである。
- ☐ 甲状腺からはチロキシンが分泌する。
- ☐ カルシトニンは，甲状腺から分泌される。
- ☐ インクレチンは，インスリン分泌を亢進させる。
- ☐ アドレナリン受容体は，7つの細胞膜貫通領域をもつ。
- ☐ トリヨードチロニン（T_3）は，核内受容体に結合する。
- ☐ セカンドメッセンジャーは，細胞質内で働く。
- ☐ セカンドメッセンジャーは，タンパク質リン酸化酵素を活性化させる。
- ☐ 神経終末と標的細胞が接合する部位を，シナプスとよぶ。
- ☐ 神経活動電位の伝導速度は，有髄神経が無髄神経より速い。
- ☐ カルシウムイオンは，セカンドメッセンジャーである。
- ☐ 感覚神経は，求心性神経である。
- ☐ ノルアドレナリンは，内分泌系と神経系で働く。
- ☐ 副交感神経終末の伝達物質は，アセチルコリンである。
- ☐ 副交感神経の興奮は，心拍数を減少させる。
- ☐ インスリンは，インスリン受容体のチロシンキナーゼを活性化する。
- ☐ レジスチンは，インスリン抵抗性を上昇させる。
- ☐ アドレナリンは，チロシンから合成される。
- ☐ 血中二酸化炭素の増加により，アドレナリンの分泌が促進される。
- ☐ アドレナリンは，脂肪細胞での脂肪分解を促進する。
- ☐ インスリンは，体脂肪量を増加させる。

第22章 ミネラル・水の基礎

1. 水

1.1 体液の性質と機能

水

　栄養学では水は栄養素に含めていないが，生化学においては，体内での化学変化などにおいて重要であり，水や食物繊維を栄養素として含めることがある。

　成人では体重の約60%が水である。栄養素である糖質，脂質，タンパク質は消化管の消化液によって分解，吸収されるが，溶媒となっているのは水である。体内において，吸収された栄養素は血液に溶けた状態で各組織に輸送され，また，各組織から不要になった分解物を排泄する。このように水は，①栄養素や老廃物の運搬，②発汗による体温調節，③浸透圧の平衡の維持など，生物の生命活動を維持するため重要な役割を果たしている。

（1）分　　布

1）水　分　量

　水分子は極性物質であり，水分子は互いに水素結合をつくり，ほかの分子や電解質を溶解する。

　体内にあって，電解質や栄養素などを含む水（液体）を体液という。体内の水分（体液）は，細胞内にある**細胞内液**，細胞の外である血漿と細胞間質にある**細胞外液**に分けられる。体液量は，年齢，性，体型によって異なり，また体内の水分の割合は，幼児で高く，高齢者では低くなっている（**表22-1**）。

表22-1　体内水分の分布（体重%）

	幼児	成人男子	成人女子	高齢者
細胞内液	40	45	40	27
細胞外液	30	15	14	23
細胞間質液		10.5	10	
血漿		4.5	4	
体液	70	60	54	50

2）細胞内液と細胞外液

　細胞内液と細胞外液では，組成が著しく異なっている。また溶質が異なる濃度で溶けており，浸透圧が生じる。細胞内液には陽イオンとしてK^+，Mg^{2+}，陰イオンとしてHPO_4^{2-}，およびタンパク質が多く，細胞外液には陽イオンとしてNa^+，陰イオンとしてCl^-，HCO_3^-などが含まれ，細胞内液と細胞外液の間の浸透圧が一定に保たれている。またNa^+とK^+の細胞内と細胞外の濃度差は，Na^+-K^+-ATPase（ナトリウム-カリウムポンプ）による能動輸送によるものである。

3）体液の減少と過剰

　体液の減少は，胃腸疾患や意識障害などの摂取量の低下，または発汗や嘔吐，下痢などの喪失量の増加によりおこる。体液の増加は，飲水量の増加または腎不全による排泄量の低下によりおこる。

4）細胞内液，細胞外液の量的異常

細胞内液の減少としては高張性脱水，増加としては低張性脱水がある。細胞外液の増加としては，組織間液の増加である浮腫がある。

（2）水 分 出 納

1）水の摂取と排泄のバランス

成人の1日の水の摂取量の合計は，2,000〜2,500mLであり，飲料水，食物中および**代謝水**から構成される。また成人の1日の水の排泄量の合計も，2,000〜2,500mLであり，尿，糞便および**不感蒸泄**から構成される。尿として1,000〜1,500mL，糞便として100mLである。1日の水の摂取量と排泄量が等しくなることで水分のバランスがとれている（**表22-2**）。

代謝水（燃焼水）は，体内で栄養素が酸化されて生じる水である。つまり糖質，タンパク質，脂質などが代謝される際に産生される水のことで，100gの酸化でそれぞれ60mL，107mL，41mLの代謝水がつくられる。

不感蒸泄は，呼気中や皮膚などから無意識に排泄される水分をいう。環境条件によっても異なるが，1日約900mLが蒸発している（発汗は含まない）。

1日に排泄される尿は，代謝によってつくられる老廃物を水に溶かして体外に排泄するために最低限400〜500mLは必要である。これを不可避尿という。尿量は，下垂体後葉から分泌される**抗利尿ホルモン**（バソプレッシン，バソプレシン）により調節されている。

表22-2　成人1日当たりの水の出納

摂取量（mL）		排泄量（mL）	
飲水量	800〜1,300	尿	1,000〜1,500
食物	1,000	不感蒸泄	900
代謝水	200	（皮膚	500）
		（肺	400）
		糞便	100
計	2,000〜2,500	計	2,000〜2,500

2）尿の生成，腎臓の働き

腎臓は，水やナトリウム（Na）の摂取量により尿の浸透圧を変化させ，体液の浸透圧を一定に保つ働きをしており，細胞外液の浸透圧を一定に保つために尿量と電解質の濃度を調節している。

（3）水 の 調 節

1）恒 常 性

水は水溶性物質や電解質などの溶媒となる。また水は，細胞内と細胞外の浸透圧，血管内と血管外の間の膠質浸透圧，血管内の血漿浸透圧などの維持をしている。水は比熱（1cal/g℃）が金属などに比較して大きいので，熱しにくく，冷めにくいため，体温を一定に保つのに都合がよい。また水は20℃での気化熱が580cal/gのため，発汗による体温の調節に重要である。

腎臓は，細胞外液の浸透圧を一定に保ち，恒常性の維持を行っている。体液量の調節は，**レニン-アンジオテンシン-アルドステロン系**によるNa⁺の再吸収，および抗利尿ホルモンによる水の再吸収が行われている。尿の浸透圧の調節には，腎臓の遠位尿細管と集合管で尿の濃縮および希釈が関わっている。

2）炭酸水素イオン

二酸化炭素は，赤血球内で炭酸デヒドロゲナーゼにより，水と反応して炭酸とな

り，水素イオンと炭酸水素イオンに解離する。

$$CO_2 + H_2O \rightleftarrows H_2CO_3 \rightleftarrows H^+ + HCO_3^-$$

3）体液の緩衝作用

体液には荷電したタンパク質や，Na^+，K^+，HPO_4^-，Cl^-などのミネラルが電離した電解質が含まれる。また，グルコースやアルコール類など電気を通さない非電解質も含まれる。体液や血液の緩衝作用としては，炭酸水素イオン系，リン酸系およびタンパク質系がある。

緩衝作用
　急激な酸や塩基の負荷に備えてpHの変動を小さくするシステム。

血液のpHは7.4（7.35〜7.45）であり，一定に保たれ恒常性が維持されている。この値から外れてくることを**酸塩基平衡異常**という。pHが低くなることが**アシドーシス**，高くなることが**アルカローシス**である。肺胞の低換気によりおこる酸塩基平衡異常を呼吸性アシドーシス，過剰換気によりおこるものを呼吸性アルカローシスとよぶ。また，体液中に酸が過剰に産生された場合を代謝性アシドーシス，塩基が蓄積し酸が喪失した場合を代謝性アルカローシスという。

糖尿病ケトアシドーシスは，血液中のケトン体が増加して，代謝性アシドーシスをおこしたものである。

（4）脱水と浮腫

1）水の欠乏

水の欠乏としては脱水があり，低張性脱水，等張性脱水および高張性脱水の3つのタイプがある。

① **低張性脱水**は，Naが水よりも多く失われるタイプの脱水で，細胞外液の浸透圧が減少し低張となり，細胞外から細胞内に水が移行することにより細胞外液がさらに減少し，血圧低下などがおこる。

② **等張性脱水**は，細胞外液の浸透圧と等しい体液が失われるタイプの脱水で，血漿浸透圧は変わらない。出血，下痢，嘔吐，熱傷などの大量の細胞外液が急激に失われる場合におこる。

③ **高張性脱水**は，Naよりも水が多く失われるタイプの脱水で，血漿浸透圧が増加し高張となり，細胞内から細胞外へ水が移動するため，低張性脱水や等張性脱水のような血圧低下が出現しにくい。細胞内脱水が強いため，口渇感が強い。

2）水の過剰

水の過剰としては，浮腫があり，間質液の産生の増大，灌流障害が原因となる。間質液の増大は，毛細血管圧の上昇などが原因である。間質液灌流障害は，血漿膠質浸透圧の低下やリンパ管の閉塞などが原因である。

2.　ミネラル（無機質）

ヒトの健康を維持するために必要な五大栄養素の1つがミネラルである。ビタミンと同様にエネルギー源にはならないが，不可欠であり，生体内で多様な役割を担っている。しかし，ミネラルは身体の中でつくり出すことはできないため，肉や魚，野菜，海藻などの食物からとる必要がある。このため13種類の必須ミネラルについては，「日本人の食事摂取基準」において摂取基準値が設定されている。

2.1　生 体 成 分

（1）構 成 元 素

　生体を構成する元素は約20種類である。構成元素の種類と割合をみると，炭素（C），水素（H），酸素（O），窒素（N）で96～97％を占め，カルシウム（Ca），リン（P），硫黄（イオウ，S），ナトリウム（Na），カリウム（K），塩素（クロール，Cl），マグネシウム（Mg）などが約3％，鉄（Fe），亜鉛（Zn），銅（Cu），マンガン（Mn）などの微量元素が約0.02％を占める（**表22-3**）。

　元素の体内分布をみると，炭素，水素，酸素，窒素，硫黄，リンは，糖質，タンパク質，脂質および核酸などの有機物の構成元素になっている。カルシウム，マグネシウム，ナトリウム，カリウム，塩素は骨格や体液などを構成する主要な元素である。

2.2　ミネラルの種類と機能

（1）ミネラルとは

　体内に含まれる主要4元素（酸素，炭素，水素，窒素）以外の元素を**ミネラル**（無機質，灰分）とよぶ。ミネラルは，糖質，タンパク質，脂質，ビタミンとともに五大栄養素の1つである。

> **ミネラル**
> ギリシャ語Mineraが語源で，鉱山を構成している鉱物，鉱石（ミネラル）に由来している。

（2）必須ミネラル

　必須ミネラルとは，生物が摂取して生命の維持に必要な元素である。ヒトの必須ミネラルは，カルシウム，ナトリウム，マグネシウム，リン，鉄，亜鉛，マンガン，銅，ヨウ素，セレン，クロム，モリブデン，コバルトの13種類である。このほか，ホウ素，バナジウム，ニッケル，ケイ素，フッ素なども微量であるが必要な元素とされている。このため摂取量が不足すると生理機能が低下し，それぞれ特有の欠乏症を誘発する。一方，必要量以上に摂取すると体内でのミネラルバランスが崩れ，代謝障害などの過剰症がおこる。

（3）多量元素と微量元素

　必須元素は多量元素と微量元素に分けられる。

　多量元素とは，必須元素のうち比較的多量に必要とされる元素であり，体内量が1％を超え，1日の必要量が100mg以上のものと定義される。ヒトにおいては主要4元素と，体内に含まれる割合が比較的多いカルシウム，リン，カリウム，硫黄，ナトリウム，塩素，マグネシウムの11種類である。

　微量元素とは，生命活動に不可欠な元素であるが生体内に保持されている量が少ない元素である。一般に，ヒトにおいては，体内量が10g未満，1日の必要量が100mg未満の元素で，鉄，亜鉛，銅，セレン，クロム，マンガン，モリブデン，コバルト，ヨウ素の9種類が知られている。これらの微量ミネラルには生理作用が不明確のものも存在する。

　必須元素のうち13種類のミネラルについて，「日本人の食事摂取基準」において

表22-3　生体を構成する元素の分類

元素	主要元素	多量元素	多量ミネラル	微量ミネラル[1]	必須ミネラル	「日本人の食事摂取基準（2020年版）」の策定値（1歳以上）			
構成（%）	96〜97		3	0.02	（ヒト）	推奨量（RDA）	目安量（AI）	目標量（DG）	耐容上限量（UL）
酸素	65	○							
炭素	18	○							
水素	10	○							
窒素	3	○							
カルシウム		○	1.5		○	○			○
リン		○	1				○		○
カリウム		○	0.35				○	○	
硫黄（イオウ）		○	0.25						
ナトリウム		○	0.15		○			○	
塩素（クロール）		○	0.15						
マグネシウム		○	0.05		○	○			○[2]
鉄				0.004	○	○			○
亜鉛				Tr[3]	○	○			○
銅				Tr	○	○			○
クロム				Tr	○		○		○
ヨウ素				0.00004	○	○			○
コバルト				Tr	○				
セレン				Tr	○	○			○
マンガン				Tr	○		○		○
モリブデン				Tr	○	○			○
フッ素				Tr	△[4]				

[1] その他：ニッケル，ケイ素，スズ，バナジウム，ホウ素など。
[2] 食品以外の摂取
[3] Tr：微量
[4] WHO（世界保健機関），FAO（国際連合食糧農業機関）は必須ミネラルとしている。

は摂取基準値を策定している（表22-3）。

（4）機能（働き）

　多量ミネラルも微量ミネラルも水の中で解離してイオンとなり，生体機能に不可欠な役割を果たす。これらの元素は，栄養素として食物より摂取する必要がある。ミネラルは，生体構成成分および生体機能の調節因子などとしての役割をもっている。ミネラルの主な働きは次の4つに大別される。

　① 歯や骨など硬組織の構成成分：カルシウム，マグネシウム，リンなど

　② 筋肉や血液など生体組織（タンパク質，脂質）の成分：リン，鉄など

　③ 浸透圧や膜電導などの生体機能の調節：ナトリウム，カリウム，マグネシウム，リン，塩素など

　④ 補欠分子族として酵素反応の促進：マグネシウム，マンガン，銅，亜鉛，コバルト，ヨウ素など

　主なミネラルの概要を**表22-4**，**表22-5**にまとめた。

表22-4　多量ミネラルの特徴

人体構成元素（元素記号）	体内重量（g）	体内分布	主な生理機能	欠乏症	過剰症
カルシウム（Ca）	1,200	硬組織（骨，歯）99%　血液，筋肉，神経	骨，歯の構成成分　血液凝固（第V因子）　神経の刺激伝達，筋収縮など	くる病（乳幼児）　骨軟化症（成人）　骨粗鬆症（閉経後）　テタニー	神経反射の鈍化　高Ca血症：ミルク・アルカリ症候群
リン（P）	500	硬組織（骨，歯）85%　軟組織	骨，歯，細胞膜の構成成分　エネルギー産生に関与　高エネルギー化合物　有機リン酸化合物の構成成分	けいれん，昏睡	低Ca血症
カリウム（K）	200	細胞内液98%	浸透圧の維持　細胞内液の主な陽イオン　神経の刺激伝達など	低K血症：弛緩性麻痺，不整脈	高K血症：致死性不整脈など
硫黄（S）	300	毛髪，爪（ケラチン）	含硫アミノ酸の構成成分　硫脂質の構成成分		
ナトリウム（Na）	100	細胞外液50%	細胞外液の主な陽イオン　浸透圧の維持　Na-Caポンプ	低Na血症：けいれん，昏睡	浮腫，高血圧
塩素（Cl）	150	血漿	細胞外液の主な陰イオン　胃酸の成分　好中球での殺菌作用		
マグネシウム（Mg）	30	硬組織（骨，歯）50〜60%　筋肉	エネルギー産生に関与　300種以上の酵素の補欠分子族	低Ca血症：不整脈，けいれん	まれ（食事性）　Znの吸収障害　軟便，下痢（緩下剤）

2.3　多量ミネラル

（1）カルシウム（Ca）

　カルシウムは，体重の1〜2%を占め，そのほとんどが硬組織（骨・歯）に99%，血液，筋肉，神経細胞に1%が存在している。血液中に存在するカルシウムは約0.1%とわずかであるが，血清総カルシウム濃度は8.8〜10.4mg/dLと一定に保たれている。血清カルシウムの40%はアルブミンと結合し，残りはカルシウムイオンやリン酸やクエン酸との化合物をつくっている。

　カルシウムの生理作用としては，骨格筋，平滑筋および心筋の収縮，血液凝固（第V因子），神経の刺激伝達，細胞内情報伝達物質の活性化などに関与している。体内のカルシウムの調節は，副甲状腺から分泌される上皮小体（副甲状腺）ホルモンであるパラトルモン，甲状腺から分泌されるカルシトニン，体内で合成されるビタミンDや食物から摂取したビタミンDにより調節されている。

　カルシウムの欠乏症としては，長期間のカルシウム摂取の不足により，骨形成不全のくる病（乳幼児）や骨軟化症（成人），および骨量低下による骨粗鬆症（閉経後の女性）を引きおこす。また，神経・筋肉の興奮性が高まり，全身の骨格筋にけいれん，しびれ，感覚異常などの**テタニー**様症状が発現する。一方，カルシウムの過剰症としては，骨粗鬆症の治療のためビタミンD製剤やカルシウムと制酸剤（炭酸

テタニー（tetany）
　血液中のカルシウムやマグネシウムの減少によっておこる手足（四肢）のしびれや筋肉のけいれん。ラテン語tetaniは破傷風やけいれんを意味する。

表22-5　微量ミネラルの特徴

人体構成元素 （元素記号）	体内重量 (mg)	体内分布	主な生理機能	欠乏症	過剰症
鉄（Fe）	3,000 ～4,000	ヘモグロビン(Hb) 70%	造血機能に関与 Hb，ミオグロビンの構成成分 補欠分子族（酸化還元反応）	鉄欠乏性貧血	ヘモシデリン沈着症：神経障害 （小脳失調など）
亜鉛（Zn）	2,000 ～4,000	骨，筋肉90%	味覚，免疫機能に関与 補欠分子族（SODなど）	味覚障害 皮膚炎 成長遅延	まれ Cu欠乏
銅（Cu）	70～100	骨，肝臓，脳，筋肉，血液	鉄代謝に関与 補欠分子族 Hb合成 セルロプラスミン	貧血 メンケス病 （遺伝子病）	ウィルソン病 （遺伝子病）
クロム（Cr）	6以下		糖代謝に関与 耐糖因子の構成成分	耐糖能異常	まれ
ヨウ素（I）	10	甲状腺70～80%	甲状腺ホルモンの構成成分 エネルギー代謝に関与	甲状腺機能障害 甲状腺腫 クレチン症	甲状腺機能低下 甲状腺腫
コバルト（Co）	1.1		ビタミンB$_{12}$の構成成分 補欠分子族	悪性貧血 成長障害	赤血球増多症
セレン（Se）	13		抗酸化作用に関与 GSH-Pxのセレノシステイン	克山病 （Keshan病）	まれ
マンガン（Mn）	15 (10～20)	肝臓,腎臓,毛髪,胆汁	骨，糖脂質の代謝に関与 補欠分子族（SODなど）	まれ	まれ
モリブデン（Mo）	9		補欠分子族	まれ	まれ Cu欠乏症
フッ素（F）	6以下	硬組織（骨・歯） 95%	硬組織の硬化 う蝕の予防		斑状歯

SOD：スーパーオキシドジスムターゼ
GSH-Px：グルタチオンペルオキシダーゼ

ミルク・アルカリ症候群

牛乳などの高カルシウム食品と酸化マグネシウム製剤（制酸剤，緩下剤）や炭酸カルシウム製剤（制酸剤）などのアルカリ性物質を同時に摂取したことによりおこる高カルシウム血症で，全身倦怠感，脱力や意識障害などの原因となる。バーネット症候群ともよばれる。

カルシウムなどのアルカリ性物質）や利尿剤を同時に摂取するとカルシウム吸収が高まり，高カルシウム血症をおこすことがある。これを**ミルク・アルカリ症候群**という。

（2）リン（P）

リンは体内に約500 g（最大850 g）存在し，その多くはカルシウム塩やマグネシウム塩として硬組織（骨・歯）に85%，軟組織に14%，細胞内液，細胞外液，細胞膜に1%存在している。リン酸イオンHPO$_4^-$は細胞内で最も多い陰イオンである。生体内においては，①細胞膜成分であるリン脂質，②高エネルギー化合物であるATPやクレアチンリン酸，③核酸DNAやRNAの構成成分，③糖質やタンパク質のリン酸化，④補酵素（NAD，FAD）の構成成分などとして利用されている。さらに，⑤リン酸化による細胞内シグナル伝達（プロテインキナーゼA，PKA）や酸塩基平衡調節（H$_2$PO$_4^-$）に関与している。体内のリンの調節は，カルシウムと同様に，副甲状腺から分泌される上皮小体（副甲状腺）ホルモンであるパラトルモン，甲状腺から分泌されるカルシトニン，体内で合成されるビタミンDや摂取したビタミンDにより調整されている。

リンの過剰摂取は，カルシウム利用を低下させ，骨形成不全や副甲状腺機能亢進がおこる。

（3）カリウム（K）

カリウムは，体内に約200 g存在し，細胞内液に98％，細胞外液に2％分布している。細胞内液に最も多く含まれる陽イオンで，カリウムイオン（K+）として存在している。

生理作用としては，細胞膜の静止電位や活動電位，心筋の洞房結節などの刺激伝導系などに関与している。体内のカリウム量の調節はナトリウムと同様に，副腎皮質から分泌されるアルドステロン（鉱質コルチコイド）による。

通常の食生活では，カリウムの欠乏症や過剰症はおこらない。しかし，下痢や嘔吐，抗利尿薬などの服用によるカリウム喪失は**低カリウム血症**がおこり，食欲不振，弛緩性麻痺，不整脈などが引きおこされる。一方，腎機能障害により尿中へのカリウム排泄が低下すると**高カリウム血症**がおこる。嘔気，嘔吐や知覚異常，不整脈が引きおこされ，特に不整脈は心停止をおこす可能性が高く，非常に危険である。

（4）硫黄（イオウ；S）

硫黄は体内に約300 g存在し，メチオニン，システイン，シスチンなどの含硫アミノ酸の構成成分として，タンパク質中に存在している。またビタミンB_1，ビオチン，パントテン酸（-SH）の水溶性ビタミンやヘパリン，コンドロイチン硫酸，インスリンにも含まれている。細胞骨格を構成するタンパク質であるケラチン（毛髪や爪）にはシスチンが多く含まれている。

硫黄の生理作用としては，-SH化合物として酸化還元反応や補酵素として機能しているとともに，**含硫アミノ酸や硫脂質**（スフィンゴ硫脂質，グリセロ硫脂質）の構成成分としてそれぞれの役割を果たしている。

（5）ナトリウム（Na）

ナトリウムは，体内に約100 g存在し，細胞外液に約50％，細胞内液に約10％，骨に40％分布している。細胞外液（血漿や細胞間質液）に最も多く含まれる陽イオンで，ナトリウムイオン（Na+）として存在している。

生理作用としては，細胞膜の静止電位や活動電位，**血漿浸透圧**の維持などに関与している。また細胞外のNa+が，グルコースやアミノ酸の輸送に関わっている。つまり小腸からの吸収や腎尿細管からの再吸収においては，ナトリウム・グルコース共輸送体（SGLT1やSGLT2）が関わっている。細胞外の高いNa+濃度を利用して，グルコースとNa+を細胞内に同時に輸送することができる。

体内のナトリウム量は，ホルモン（バソプレッシン，アルドステロン，副甲状腺ホルモン）やレニン−アンジオテンシン−アルドステロン系により調節されている（p.214参照）。例えば，副腎皮質から分泌されるアルドステロン（鉱質コルチコイド）は，腎臓でのナトリウムの再吸収とカリウム排泄を促進している。

長期間にわたるナトリウムの摂取不足は，低ナトリム血症となり，けいれんや昏

睡を引きおこす。一方，ナトリウムを過剰に摂取すると，水分（細胞外液）が血管外に染み出し，皮下組織に貯留することによって浮腫がおこる。長期間の過剰摂取は，高血圧を引きおこす。

（6）塩素（クロール；Cl）

塩素は，体内に約150 g（約0.15%）含まれている。細胞外液の主要な陰イオンとして最も多く含まれている。塩化ナトリウム（NaCl）として食物から摂取され，小腸で吸収される。摂取された塩素の98%以上が尿中に排泄される。

塩素の生理作用は，NaClとして浸透圧，水分平衡，酸塩基平衡の維持，また胃酸の成分である塩酸としてペプシノーゲンのペプシンへの活性化，好中球ではミエロペルオキシダーゼによって酸化力の強いHClO（次亜塩素酸）となって殺菌作用などを行っている。体内の塩素量は，ナトリウムと同様に，副腎皮質から分泌されるアルドステロン（鉱質コルチコイド）により調節されている。

塩素の欠乏や過剰は，食塩摂取量に影響される。

（7）マグネシウム（Mg）

体内に約30 g（体重の約0.05%）が存在し，その50〜60%がリン酸化合物の形で骨に分布する。残りは体液中（血液1%）や軟組織に存在する。血清中のマグネシウムはカルシウムと拮抗作用を示し，カルシウムが増加するとマグネシウムが失われる。

マグネシウムは，ヘキソキナーゼ，ホスホグルコムターゼやATPase（ATP分解酵素）など300種以上の酵素の補欠分子族として働いている。能動輸送系であるNa-Kポンプの維持は，ATPの加水分解エネルギーによるもので，マグネシウムが不可欠である。

マグネシウムが低下すると，低カルシウム血症，筋肉のけんれん，冠動脈の攣縮を引きおこす。一方，食事から過剰にマグネシウムを摂取することはまれである。

マグネシウムを多量に摂取すると，腸管内で炭酸マグネシウム（$MgCO_3$）となり腸管内腔の浸透圧は高くなる。この浸透圧によって水分分泌を引きおこす。つまり浸透圧を正常に維持するため，腸壁から水分が移行する。結果として，便の水分量が増すことによって，便が軟化し，排泄を容易にする。このようなことから酸化マグネシウム（MgO）が緩下剤として使用されている。

2.4　微量ミネラル

（1）鉄（Fe）

体内には3〜4 g（体重の約0.004%）存在している。そのうち，ヘモグロビン（Hb）に約70%，ミオグロビン（Mb）に約3%，カタラーゼ，ペルオキシダーゼ，シトクロム系に少量が分布している。鉄の機能としては，酸素の保持・運搬と酸化還元反応に関与している。体内での形態から2つに分類することができる。機能鉄として，Hb，Mb，シトクロム，カタラーゼ（以上はヘム鉄），トランスフェリン，および貯蔵鉄として，フェリチン，ヘモシデリンがある。

小腸の粘膜細胞に吸収された鉄は，フェリチンとして貯蔵され，アポトランス

緩下剤
非刺激性の塩類下剤に当てはまる便秘薬。

ヘム鉄
ヘモグロビンおよびミオグロビンはヘム鉄とタンパク質のグロビンで構成されている。ヘム鉄はポルフィリン環と鉄により形成されている。

ヘモシデリン
ヘモグロビンが分解される過程で生じる鉄を含む褐色あるいは黄褐色の色素。

フェリンと結合してトランスフェリンとなって肝臓や骨髄などに運搬される。なお，牛肉や牛レバーなどのヘム鉄の吸収率が，大豆やホウレンソウなどに含まれる非ヘム鉄よりも2倍以上高いことが知られている。食事からの鉄吸収率は15％程度とされている。非ヘム鉄の吸収はビタミンCや動物性タンパク質によって高くなるが，シュウ酸，フィチン酸，タンニン，食物繊維は吸収を阻害する。

　鉄の欠乏症としては，Hb合成の低下による**鉄欠乏性貧血**，運動機能や認知機能などの低下が知られている。Hbが分解される過程で生じる非ヘムタンパク質であるヘモシデリンが脳表・脳実質に沈着すると，小脳失調，感音性難聴や視覚障害など多彩な神経障害がおこる。

（2）亜鉛（Zn）

　亜鉛は，鉄に次いで多い微量ミネラルであり，体内に2〜4g存在する。その約90％が骨と筋肉に分布している。亜鉛の重要な役割としては，RNAポリメラーゼ，アルカリホスファターゼ，アルコールデヒドロゲナーゼやスーパーオキシドジスムターゼ（Cu-Zn-SOD）など300種以上の酵素の構成成分として酵素活性を調節している。また，インスリンの合成・分泌やコラーゲン合成などにも関わっている。生理機能としては，亜鉛が味蕾の形態や機能の維持に関わっていることから，味覚との関係が知られている。

亜鉛はゲノム解析により，1,000種以上のタンパク質の安定性に関わっていることが推察されている[1]。

　亜鉛は，栄養摂取の低下，ストレス，アルコールの摂取などにより欠乏することが知られている。欠乏により**味覚障害**のほか，成長遅延，皮膚炎，脱毛，性腺機能低下，免疫機能低下，創傷治癒遅延など多様な症状が現れる。一方，多量の亜鉛の持続的な摂取は，銅の吸収障害による銅欠乏症やSOD活性の低下などをおこす。しかし過剰症について，通常の食品において過剰摂取が生じる可能性はない。

（3）銅（Cu）

　体内に70〜100mg含まれている。骨格筋に50％，肝臓に10％のほか，血液や脳に存在している。銅は腸管から吸収された後，肝臓でタンパク質（アポセルロプラスミン）と結合してセルロプラスミンの形で全身に運ばれる。血液中の銅の約95％はセルロプラスミンと結合している。体内で利用された銅や過剰な銅は，肝臓から胆汁を経て排泄される。

　生理作用としては，赤血球中のSOD，セルロプラスミン（フェロキシダーゼ）など10種類の酵素の構成成分となる。セルロプラスミンはフェロキシダーゼ活性をもち，2価鉄（Fe^{2+}）を3価鉄（Fe^{3+}）に酸化して，鉄輸送タンパク質であるトランスフェリンに受け渡す。このため銅はヘモグロビン（Hb）の構成成分ではないが，Hb合成にも必須のミネラルとして働いている。

　銅が欠乏すると，フェロキシダーゼの活性が低下し，Hb合成が減少する。また鉄の吸収も低下するため，貧血を引きおこす。銅の欠乏症としては，伴性潜性遺伝子病であるメンケス病がある。銅代謝の異常によるもので，血液中銅およびセルロプラスミンの減少などにより障害がみられる。一方，**ウィルソン病**は，常染色体性潜性遺伝子病で胆汁中への銅排泄障害による先天性銅過剰症である。

（4）クロム（Cr）

　体内に存在しているクロムは6mg以下である。クロムには3価と6価がある。天然型はほとんどが3価で，毒性はない。食物から摂取されるクロムは3価で，吸収されると血液中でトランスフェリンと結合して肝臓に運搬される。クロムは，グルコース代謝や脂質代謝に関与しており，クロモデュリンを介してインスリン作用を増強させることが知られている。クロモデュリンはオリゴペプチドで4つのクロムが結合している。クロム欠乏状態では，インスリン作用が低下し，耐糖能の低下が生じることがある。6価クロムは毒性や発がん性があるが，自然界にはほとんど存在しない。

（5）ヨウ素（I）

　ヨウ素は生体内に約10mg含まれ，その70〜80％は甲状腺に存在し，チログロブリンと結合している。甲状腺ホルモン（チロキシン：T_4，トリヨードチロニン：T_3）の構成成分である。

　ヨウ素が慢性的に欠乏すると，甲状腺刺激ホルモン（TSH）の分泌が亢進し，甲状腺が異常に肥大する。いわゆる**甲状腺腫**となり**甲状腺機能低下**がおこる。また妊娠中のヨウ素欠乏は，流産，先天異常，**クレチン症**などを引きおこす。

　ヨウ素欠乏の地域は世界のいたるところに存在しているが，ヨウ素を多く含む海藻を摂取している日本人には欠乏症はほとんどみられない。一方，大量にヨウ素を摂取した場合も，甲状腺でのヨウ素の有機化反応が阻害されるため，甲状腺機能低下や甲状腺腫が発生する。

（6）コバルト（Co）

　体内に1.1mg含まれる。ビタミンB_{12}の構成成分であり，赤血球の成熟に不可欠である。コバルトの生理作用としては，メチルマロニルCoAカルボキシトランスフェラーゼの補欠分子族となっている。

　コバルトが欠乏すると**悪性貧血**を引きおこす。一方，正常な動物およびヒトにおいて，コバルト投与によって赤血球増多症をおこすことが報告されている[2]。「日本人の食事摂取基準」において，摂取基準値は策定されていない。

（7）セレン（Se）

　セレンは，グルタチオンペルオキシダーゼ（GSH-Px）などにセレノシステイン（含セレンタンパク質）として含まれる。GHS-Pxは，肝臓などにおいて活性酸素を除去し組織や細胞の酸化を防いでいる。セレンが欠乏すると，成長障害，筋肉萎縮，肝障害などをおこし，セレン欠乏症としては，心筋梗塞をおこす**克山病**（Keshan disease）が知られている。

（8）マンガン（Mn）

　マンガンは，成人体内に10〜20mg存在する。肝臓，膵臓，腎臓，毛髪などに分布している。骨の発育に重要なミネラルであるほか，骨代謝や糖脂質代謝に関わっている。糖新生におけるピルビン酸カルボキシラーゼや尿素回路のアルギナーゼは酵素活性化にマンガンが必要である。またマンガンは，尿酸代謝におけるキサン

クレチン症

　先天性甲状腺機能低下症（胎児甲状腺機能低下）ともいう。生まれつき甲状腺の働きが低下している先天的な内分泌疾患。出生頻度2,000〜5,000対1。新生児マススクリーニングの対象疾患。クレチン（cretin）は病気の人の意味で，病名はクレチン症（cretinism）。

克山病

　最近はセレン欠乏にウイルス感染が重なったものであるとの報告がある。

チンオキシダーゼや活性酸素抑制酵素であるスーパーオキシドジスムターゼ（Mn-SOD）などの酵素反応にも関与している。

　マンガンの欠乏症は，通常の食生活ではおこらないと考えられている。過剰症については，特異な食事形態やサプリメントの不適切な利用に伴って生じる可能性がある。

（9）モリブデン（Mo）

　モリブデンは，プリン塩基の代謝および尿酸合成に関与しているキサンチンオキシダーゼやアルデヒドオキシダーゼの補欠分子族として酵素反応を触媒する。モリブデン欠乏症は，遺伝性疾患や完全静脈栄養患者でみられているが，通常の食生活ではまれである。一方，耐容上限量は策定されているが，モリブデン過剰摂取に関する症例はきわめて少ない。

（10）フッ素（F）

　WHO（世界保健機関）およびFAO（国際連合食糧農業機関）ではフッ素は必須ミネラルであると考えている。体内に存在するフッ素は6mg以下である。フッ素の95％は硬組織（骨・歯）に存在し，歯や骨の硬度を増強させることが知られている。このため適量のフッ素を塗布することによってエナメル質のヒドロキシアパタイトがフルオロアパタイト（フッ化アパタイト）結晶の形成促進により耐酸性が増し，**う蝕の予防効果**が高くなる。一方，過剰のフッ素を長期間に塗布すると斑状歯が誘発する。

フッ化化合物に抗炎症作用や制がん作用がみられているが[3]，フッ素の生理作用については十分に明確ではない。

引用文献

1 ）宮崎孝：亜鉛欠乏に伴う糖代謝と脂肪酸合成による内臓脂肪蓄積の細胞内分子機構の解明，埼玉医科大学雑誌，**42**，62-66，2015
2 ）長谷川吉康：コバルトの貧血に及ぼす実験的ならびに臨床的研究（第2報），日本内科学会雑誌，**46**，1000-1007，1957
3 ）吉田正人：含フッ素化合物とその生理活性，島根医学，**34**，167-173，2014

参考文献

・厚生労働省：日本人の食事摂取基準（2020年版）策定検討会報告書，2019
・遠藤克己，三輪一智編：生化学ガイドブック 改訂第3版増補，南江堂，2006
・石堂一巳，福渡努編：生化学 人体の構造と機能及び疾病の成り立ち，南江堂，2019

第23章 ミネラルの応用

1. カルシウムと骨代謝

　骨は，アパタイト70％を主成分とするリン酸カルシウム（無機質成分）（骨塩）とコラーゲン30％などのタンパク質（有機質成分）（骨基質）からできており，硬骨や硬組織とよばれ，骨格を形成している。骨は常に一部が破骨細胞により破壊され（骨吸収），一部が骨芽細胞により新しくつくられている（骨形成）。体内のカルシウムのほとんどが骨組織に含まれているため，カルシウム調節は骨代謝に密接な関係がある。

　副甲状腺から分泌される**上皮小体（副甲状腺）ホルモン**（パラトルモン：PTH）は，①骨から血中へカルシウムを放出させる骨吸収を促進，②腎臓の尿細管からのカルシウムの再吸収を促進，③腎臓の近位尿細管でのビタミンD活性化を促進，④腸管からのカルシウムの吸収を促進させることによって，血中カルシウム濃度を上昇させる。また腎臓の尿細管からのリンの再吸収を抑制によって，血中リン濃度を低下させる。

　甲状腺の傍濾胞細胞から分泌されるホルモンである**カルシトニン**は，骨吸収を抑制することにより，血中カルシウム濃度を低下させる（**図23-1**）。

　ビタミンDは，上皮小体（副甲状腺）ホルモンのパラトルモンと共同で血中カルシウム濃度を増加させる。食品中のビタミンDとして，植物中はビタミンD_2，動物中はビタミンD_3である。

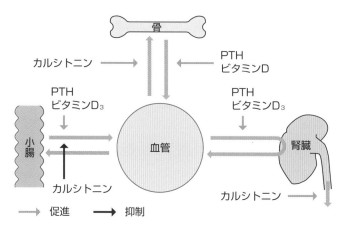

図23-1　カルシウムの代謝調節

ビタミンCは骨基質のコラーゲンの合成に必要であり，ビタミンKは骨基質のオステオカルシンの合成に必要である。

カルシウム欠乏による骨疾患としては，**くる病**（幼児期），**骨軟化症**（成人），**骨粗鬆症**（閉経後の女性）などを引きおこす。一方，カルシウム過剰症には，泌尿器系の結石や軟組織の石灰化がある。また，カルシウムと炭酸カルシウムなどのアルカリ性の制酸剤を同時摂取するとカルシウムの吸収が高まり，高カルシウム血症をおこすことがあり，ミルク・アルカリ症候群という。

2． 血中カルシウム濃度の調節機構

骨と血液中のカルシウムとは密接な関係がある。骨は，常に破骨細胞による骨吸収と骨芽細胞による骨形成を繰り返している。これによって血液中のカルシウム濃度は一定に維持されている。これらはホルモンやビタミンによって調整されている（表23-1，表23-2）。パラトルモン，カルシトニン，ビタミンDにより血中のカルシウム濃度は，約10mg/dLに保たれている。

表23-1　ホルモン分泌による骨代謝・カルシウムの変化

血中カルシウム濃度	ホルモン分泌	骨代謝の変化
上昇させる場合	副甲状腺ホルモン パラトルモン	骨吸収促進，尿細管でカルシウム再吸収促進
	ビタミンD	腸管からのカルシウム吸収促進
低下させる場合	カルシトニン	骨形成促進

表23-2　血中カルシウム動態とホルモン分泌の関連

血中カルシウム濃度	ホルモン分泌	骨代謝と血中カルシウム濃度の変化
増加した場合	カルシトニンの分泌促進	骨形成促進により，血中カルシウム濃度が低下
低下した場合	パラトルモンの分泌促進	骨吸収促進，尿細管でのカルシウム再吸収促進により，血中カルシウム濃度が増加

3． 食塩と血圧

3.1　食塩と血圧

血管壁に与える血液の圧力，いわゆる血圧については，これまでの疫学研究により食塩，特にナトリウムの摂取量と高血圧に正の相関関係があること，カリウムの摂取量と高血圧には負の相関関係があることがわかっている。そのため，高血圧予防には食塩摂取量を減らし，カリウムの摂取量を多くすることが推奨されている。

正常血圧は，最大血圧（収縮期血圧）＜120mmHgかつ最小血圧（拡張期血圧）＜80mmHgとされている。日本高血圧学会ガイドライン2019に示されている高血

圧基準としては，収縮期血圧≦140mmHg，拡張期血圧≦90mmHgとなっている。

3.2 血圧調節

血圧の調節には，さまざまな要因が関わっている。交感神経から分泌される**ノルアドレナリン**および副交感神経から分泌される**アセチルコリン**が，心臓，血管に作用することにより調節されている。また，副腎髄質から分泌される**アドレナリン**，ノルアドレナリンなどのカテコールアミンによっても調整されている。

血圧が低下すると，腎臓の傍糸球体細胞よりレニンが分泌される。血中に分泌されたレニンは，肝臓で産生された血中のアンジオテンシノーゲンをアンジオテンシンⅠへ変換する。アンジオテンシンⅠは，肺のアンジオテンシン変換酵素（ACE）によりアンジオテンシンⅡへ変換され，血管収縮作用により血圧を上昇させる。またアンジオテンシンⅡは，副腎皮質からアルドステロンの分泌を促進させ，腎臓の遠位尿細管でのナトリウムと水の再吸収を促進させ，血圧を上昇させる。このシステムを，**レニン-アンジオテンシン-アルドステロン系**という（図23-2）。

もう1つの血圧調節作用としてカリクレイン-キニン系がある。**カリクレイン**は，血中を流れる血漿カリクレインと，汗腺，唾液腺，膵臓，前立腺，腸管，腎臓などの細胞膜に存在する組織カリクレインがある。カリクレインは，血圧降下に関わっているタンパク質分解酵素の1つである。

キニンには，リジルバラジキニンやブラジキニンがあり，内臓の平滑筋収縮作用や血管拡張作用をもっている。リジルバラジキニンは低分子キニノーゲンに組織カリクレインが作用して生成する。また，ブラジキニンは高分子キニノーゲンに血漿カリクレインまたは組織カリクレインが作用して生成する。

ACE阻害薬として使用されているカプトプリルなどは，昇圧作用があるアンジ

アンジオテンシンⅠには血圧上昇作用はない。

キニン
オータコイドとよばれる。生体内で合成され，ホルモンおよび神経伝達物質以外の生理活性物質である。ヒスタミン，プロスタグランジン，アンジオテンシンなど。

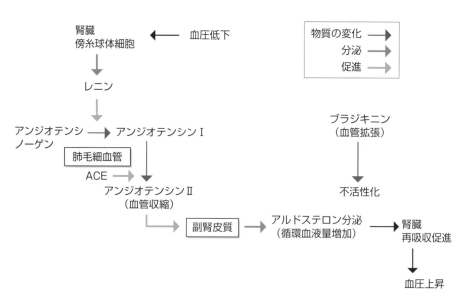

図23-2 レニン-アンジオテンシン-アルドステロン系

オテンシンⅡの産生と降圧作用のあるブラジキニンの分解を阻害する有効な降圧剤である。

4. 亜鉛と味覚

4.1　味蕾の構造

　ヒトの味覚はの大部分は，舌などの表面にある味蕾によって生じる。味蕾は，舌乳頭，軟口蓋，喉頭蓋，咽頭などの粘膜に存在し，そのほとんどは舌乳頭にある。味蕾が存在する舌乳頭は，有郭乳頭が最も多く，茸状乳頭，葉状乳頭も存在する。味蕾は粘膜上皮内にあり，味細胞（味覚受容細胞），支持細胞，基底細胞から構成される。味蕾の表面には，味孔が開口し，味細胞の微絨毛が存在する。唾液に溶解した味物質が微絨毛細胞膜に達すると，味細胞が活性化される。この刺激は，味覚神経を通り脳へ向かう。舌の前2/3は顔面神経の枝の鼓索神経を通り，舌の後ろ1/3と舌根部は舌咽神経を，喉頭蓋は迷走神経を通り，味覚情報が脳へ伝えられる。

4.2　基　本　味

　食塩などの塩味，酢酸，クエン酸などの酸味，グルコース（ブドウ糖），スクロース（ショ糖）などの甘味，塩酸キニーネ，ニコチン，カフェインなどの苦味，グルタミン酸，イノシン酸などのうま味の5つを5基本味という。味蕾には，通常100〜150の味細胞がある。味細胞には，Ⅰ型（暗細胞），Ⅱ型（明細胞），Ⅲ型（中間細胞），Ⅳ型（基底細胞）があり，それぞれの味物質を感知する味覚の受容体が分布している。例えば，Ⅱ型細胞はうま味，甘味，苦味を感知している（図23-3）。

脂肪味
　第6の味覚として，動物実験などで味細胞に脂肪酸に反応する受容体（GPR120など）が認められている。

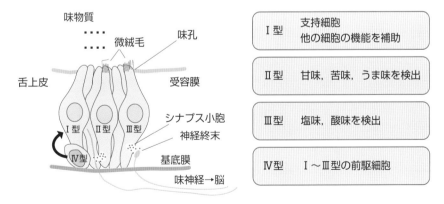

図23-3　味細胞（味覚受容細胞）の構造

4.3　亜鉛と細胞分裂

　亜鉛はDNA合成や細胞分裂に必須な微量元素である。このため，亜鉛の欠乏がおこると，亜鉛を多く含む味蕾の味細胞では，新陳代謝が阻害され味覚障害がおきる。

5.　鉄の体内利用

5.1　ヘモグロビンの合成

　ヘムの生合成はミトコンドリア内から始まり，8段階の反応がある（図23-4）。

　①ヘモグロビンなどのヘムタンパク質は，環状テトラピロール構造のポルフィリンをもっている。ポルフィリンは，グリシンとスクシニルCoAが縮合し，2-アミノ3-オキソアジピン酸を経て，5-アミノレブリン酸（δ-ALA）となる。δ-アミノレブリン酸シンターゼは，ヘム生合成の律速酵素である。

　②δ-ALAは細胞質に移行して，2分子のδ-ALAが脱水縮合し，ポルフォビリノーゲン（PBG）が生成される。

　③4分子のPBGが縮合し，環状テトラピロール構造ができる。

　④その後，細胞質内でウロポルフィリノーゲンⅢ，⑤コプロポルフィリノーゲンⅢ，⑥コプロポルフィリノーゲンは再びミトコンドリアに運ばれ，プロトポルフィリノーゲンⅨ，⑦プロトポルフィリンⅨとなる。

　⑧プロトポルフィリンⅨの中心部に2価鉄（Fe^{2+}）が配位して，ヘム（プロトヘム）が生成する。ヘム（プロトヘム）は，細胞質に出て各組織でアポリポタンパク質と結合してヘモグロビンやミオグロビンなどのヘムタンパク質が合成される。

　ビタミンB_{12}や葉酸が欠乏すると，δ-ALAの基質であるスクシニルCoAの合成が低下するので，ヘモグロビン合成が阻害され悪性貧血がおこる。

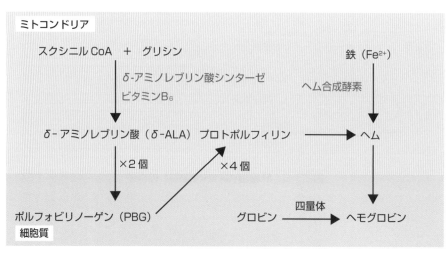

図23-4　前赤芽球内でのヘモグロビン合成

5.2　ヘモグロビンの分解

　ヘモグロビンを含む赤血球は，①脾臓などで破壊され，ヘモグロビンからヘムが遊離する。②ヘムのポルフィリン環が開裂し，青緑色のビリベルジンが生成され，同時に3価鉄（Fe^{3+}）と一酸化炭素を放出する。③ビリベルジンは還元されて赤褐色のビリルビンになる。④脾臓で生成されたビリルビンは，血液中のアルブミンと結合して肝臓へ運ばれる。⑤肝臓ではビリルビンがグルクロン酸抱合を受けて，胆汁色素の成分であるビリルビンジグルクロニドとなり，胆汁中に分泌され，胆嚢で濃縮されて胆汁とともに腸管へ排泄される。⑥ビリルビンは，腸管内で腸内細菌により無色のウロビリノーゲンとなる。⑦ウロビリノーゲンの一部は腸管から吸収されて腸肝循環により肝臓へ取り込まれ，その一部が尿中へ排泄される。⑧尿中のウロビリノーゲンは，酸化されて黄褐色のウロビリンになる（**図23-5**）。

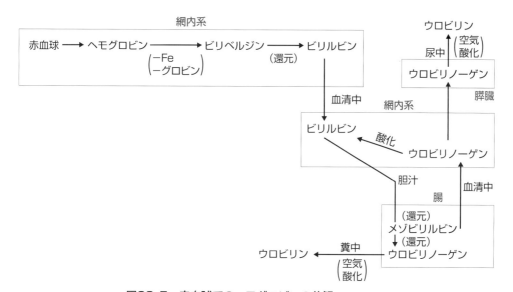

図23-5　赤血球でのヘモグロビンの分解

5.3　ヘム鉄と非ヘム鉄の体内動態

　食品中に含まれる鉄は，ヘム鉄または非ヘム鉄として摂取される。ヘム鉄はヘモグロビン，ミオグロビンなどに由来する鉄であり，赤身の魚や肉に多く含まれる。非ヘム鉄は緑黄色野菜，豆類，などに含まれる。ヘム鉄は，そのままの状態で小腸から吸収され，小腸の粘膜細胞内で開裂して2価鉄（Fe^{2+}）が遊離する。非ヘム鉄は，胃酸とビタミンCなどの還元剤により3価鉄（Fe^{3+}）から水溶性のFe^{2+}となり小腸で吸収される。

　吸収されたFe^{2+}は，ともにヘムオキシダーゼによって酸化されてFe^{3+}となり，アポフェリチンと結合すると可溶性のフェリチン（貯蔵鉄）となる。また血液中に送り出されたFe^{3+}は，2分子のFe^{3+}がアポトランスフェリンと結合し，トランス

フェリン（血清鉄）として血液中を輸送される（図23-6）。鉄は，赤血球のヘモグロビンや筋肉のミオグロビンの構成成分となる。また細胞内の電子伝達系のシトクロムやカタラーゼなどの構成成分となる。

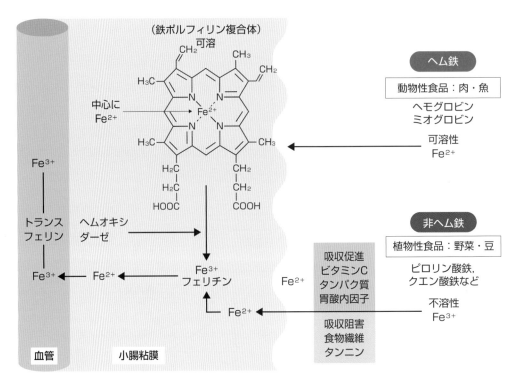

図23-6　ヘム鉄および非ヘム鉄の体内動態

参考文献

田村藍ほか：ポルフィリン生合成とヘム代謝におけるヒトABCトランスポーターの役割，日薬理誌，130，270-274，2007

■ ミネラル・水　重要項目チェックリスト

以下の項目について，あらためて確認し，その構造，機構，作用等をまとめてみよう。

- [ ] ナトリウムは細胞外液（血漿，間質液）中の主要な陽イオン（Na⁺），カリウムは細胞内液中の主要な陽イオン（K⁺）となっている。
- [ ] 不感蒸泄では，水のみが失われる。
- [ ] 不感蒸泄では，電解質の喪失はない。
- [ ] タンパク質が代謝されると，代謝水を生じる。
- [ ] 代謝水は，水分出納における供給源となる。
- [ ] 不可避尿量は，水分摂取量の影響を受けない。
- [ ] 体水分量が不足すると，バソプレッシンの分泌が促進される。
- [ ] バソプレッシンは，血管収縮作用がある。
- [ ] バソプレッシンの分泌は，体水分量が不足すると促進される。
- [ ] アルドステロンの過剰分泌により，代謝性アルカローシスがおきる。
- [ ] 血液のpHが低下すると，呼吸反応は促進される。
- [ ] 激しい嘔吐は，胃液に含まれる水素イオンを喪失するため，アルカローシスになる。
- [ ] 重炭酸イオンは，血液の酸塩基平衡の調節に関わる。
- [ ] 浮腫は，細胞間質液量の増加によって生じる。
- [ ] 低張性脱水では，血圧が低下する。
- [ ] 血清アルブミン値が低いと，浮腫がおこる。
- [ ] カルシウムの吸収率は，年齢による影響を受ける。
- [ ] カルシウムの吸収は，シュウ酸により阻害される。
- [ ] リンは，核酸の構成成分である。
- [ ] 銅は，セルロプラスミンの構成成分である。
- [ ] 銅は，スーパーオキシドジスムターゼ（SOD）の構成成分である。
- [ ] ウィルソン病は，銅の代謝異常症である。
- [ ] ヨウ素が欠乏すると，甲状腺腫を発症する。
- [ ] フッ素のう歯予防効果は，歯の表面の耐酸性を高めることによる。
- [ ] カルシウムの摂取量が不足すると，副甲状腺ホルモン分泌が亢進する。
- [ ] 血中カルシウム濃度が低下すると，活性型ビタミンDの産生が高まる。
- [ ] カルシトニンは骨吸収を下げ，骨からのカルシウム溶出を抑制する。
- [ ] カルシウムは，能動輸送によって吸収される。
- [ ] 血中カルシウムイオン濃度の低下は，骨吸収を促進する。
- [ ] 赤血球の破壊で遊離した鉄は，ヘモグロビンの合成に再利用される。
- [ ] 非ヘム鉄の吸収は，動物性タンパク質により促進する。
- [ ] 鉄の消化管からの吸収は，貯蔵鉄量の影響を受ける。
- [ ] 鉄欠乏が進行すると，血中ヘモグロビン値が低下する前に，血清フェリチン値が低下する。

第24章

血液と尿の生化学

1. 血液の成分

血液は細胞成分である**血球**と，液体成分である**血漿**から成り立っており，血液全体の約45%が血球で，残りの約55%が血漿である。

1.1 血　球

血球は，赤血球，白血球，血小板に分類され，血漿中には水，アルブミンやグロブリン，凝固因子などのタンパク質，糖質，脂質，電解質などが存在する。

1.2 血漿タンパク質

血漿タンパク質の約半分は，アルブミンが占めている。血漿タンパク質の残りはグロブリンというタンパク質が占めており，$\alpha 1$分画には，高比重リポタンパク（HDL），$\alpha 2$分画にはハプトグロビン，セルロプラスミン，β分画には，低比重リポタンパク（LDL），トランスフェリン，γ分画には免疫抗体であるγ-グロブリンが存在する。

2. 血液の機能

血液は体重の約1/12であり，体重60kgの人の場合，約5Lになる。血液は心臓により血管内へ押し出され，圧力（血圧）を伴う流れとして全身に運ばれる。

血液の機能としては，次のようなものがあげられる。

① 酸素を組織の細胞に運び，組織の細胞から二酸化炭素を取り除く。

② 栄養素，老廃物，ホルモンなどを運搬する。

③ 血圧を利用して腎臓で物質の濾過を行う。

④ 体で発生した熱を体表へ運ぶ。

⑤ 免疫を担う白血球を各組織へ運ぶ。

⑥ 血管が破れたときに血液凝固により血液の喪失を防ぐ。

⑦ 血液の緩衝作用により血液のpHを一定に保つ。

⑧ 膠質浸透圧により体液量を一定に保つ。

2.1　ヘモグロビンの構造と性質

　ヘモグロビン（Hb）は酸素の運搬に関与しており，四量体を呈している。各サブユニットの1分子のヘムの中心部の2価鉄に，1分子の酸素が可逆的に結合する。つまりヘモグロビン1分子は，4個の酸素（O_2）と結合する。

　赤血球は無核の細胞で，主な役割は酸素と二酸化炭素の運搬である。酸素は赤血球中のヘモグロビンと結合する。酸素と結合したヘモグロビンを，オキシヘモグロビン（酸素化ヘモグロビン，O_2Hb）という。血液中のヘモグロビンのうち，酸素と結合したオキシヘモグロビンの割合を酸素飽和度といい，酸素分圧と酸素飽和度の関係は**酸素解離曲線**で表される。筋肉中のヘムタンパク質であるミオグロビン（Mb）についても酸素解離曲線で表すことができる（**図24-1**）。

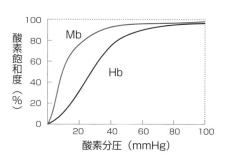

図24-1　酸素解離曲線

　酸素は，ヘムタンパク質であるヘモグロビンやミオグロビンのヘムと結合する。ヘモグロビンはα鎖とβ鎖各2個の4つのサブユニットからなるタンパク質で構成されており，1つのヘムに酸素が結合すると，2つ目のヘムの酸素親和性が増加する。2つ目のヘムに酸素が結合すると，3つ目のヘムの酸素親和性が増す。さらに3つ目のヘムに酸素が結合すると，4つ目のヘムの酸素親和性が増える。この現象を**アロステリック効果**といい，酸素解離曲線がS字状曲線（シグモイド曲線）を呈する。それに対して，ミオグロビンは1つのタンパク質から構成されるため，酸素解離曲線は双曲線を示す。

　ヘモグロビンは一酸化炭素（CO）に対して酸素の200倍以上の親和性をもつため，カルボキシヘモグロビン（COHb）を容易に形成し，一酸化炭素中毒を引きおこす。

赤血球

　赤血球を低張液（塩濃度の薄い溶液）に入れるとヘモグロビンが流失する。これを溶血という。成熟した赤血球は，細胞核，ミトコンドリア，小胞体をもっていないので，タンパク質や脂質を合成できない。

2.2　生 体 防 御

　白血球は，無色で，有核の細胞である。顆粒球，単球およびリンパ球に分けられ，細菌，ウイルス，寄生虫などの病原体に対する生体防御を行っている。

　顆粒球は，細菌を貪食し死滅させる好中球，ヒスタミンを分泌し炎症反応を引きおこす好塩基球，寄生虫を貪食して攻撃し，アレルギー反応にも関与する好酸球に分けられる。

　単球は，各組織では**マクロファージ**になる。マクロファージは細菌だけでなく，原生動物などの大型の異物も貪食する。

　リンパ球は，ウイルス感染細胞を死滅する**T細胞**，抗体を産生する**B細胞**，ウイルス感染細胞や腫瘍細胞を攻撃する**ナチュラルキラー細胞**（NK細胞）などがある。

2.3　血 液 凝 固

　止血に関わるものに血小板と凝固因子がある。血管が損傷して出血がおこると，

血小板が損傷部位に集まり血栓が形成される。これを一次止血という。引き続き，タンパク質である凝固因子による連鎖反応によりフィブリン血栓がつくられる。これを二次止血という。血管の損傷がふさがれると残った血栓が溶解される。これを線溶（線維素溶解）という。

二次止血に関わる凝固因子には，第I～XIII因子までの12種類があり，第VI因子は欠番である。血液凝固のきっかけとなる因子が，血中にある因子の場合を内因子経路，血管外の組織から侵入した因子の場合を外因子経路という。両経路ともに第X因子を活性化し，プロトロンビンをトロンビンに変換する。トロンビンの作用で，血漿中のフィブリノーゲンが不溶性のフィブリンとなり，凝血塊を形成する（図24-2）。

内因子経路は，血中にある第XII因子が損傷を受けた血管壁に触れると，活性型のXIIaになり，第XI因子，第IX因子，第X因子を活性化する。

外因子経路は，血管が損傷されると，血管外にある組織から侵入した第III因子（組織因子・トロンボプラスチン）が第VII因子を活性化してVIIaとなり，第X因子が活性化される。

凝固因子は第IV因子のCa^{2+}以外は，肝臓で合成されるタンパク質である。また第II因子（プロトンビン），第VII因子，第IX因子，第X因子の合成には，ビタミンKが必要である。

二次止血の進行を止める反応として，アンチトロンビン，プロテインC，プロテ

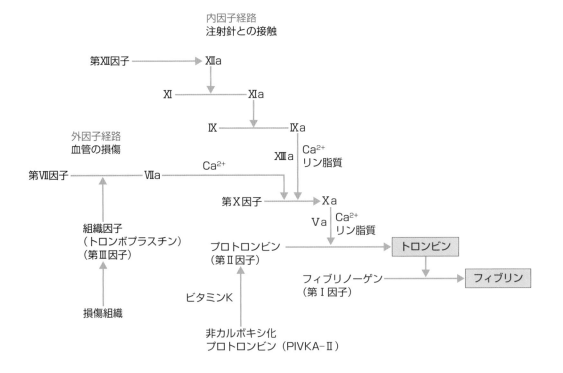

図24-2　二次止血の作用機序

インSなどの凝固阻止因子が血管内に存在する。

　二次止血により形成されたフィブリンは，血中の**プラスミノーゲン**が活性化されることにより生成される**プラスミン**により分解される。

3. 尿 の 役 割

3.1　尿の一般性状

　成人男性の平均尿量は1,500 mL/日，成人女性の平均尿量は1,200 mL/日である。尿比重は1.006～1.022の範囲である。尿のpHは，4.5～8.3の範囲で変化する。

　尿中へ排泄される主な成分は，有機成分では尿素が最も多い。

3.2　尿 の 生 成

　腎臓は不要な最終代謝産物や老廃物のうち，水溶性の物質を尿として排泄する。腎臓への腎動脈は，腎臓内で細かく枝分かれして，輸入細動脈となる。輸入細動脈はボーマン嚢に入り，房状の糸球体を形成し，輸出細動脈としてボーマン嚢から出てくる。ボーマン嚢は，近位尿細管へ続き，ヘンレループ，遠位尿細管，集合管へつながる。この糸球体，ボーマン嚢，近位尿細管，ヘンレループおよび遠位尿細管をネフロンといい，片方の腎臓に約100万個存在する。輸出細動脈は，尿細管の周囲で毛細血管網を形成し，腎静脈に注ぐ。

3.3　尿の再吸収と分泌

　糸球体では，血液中の成分が濾過される。水および分子量の小さい物質（分子量約65,000）は，糸球体で濾過され，ボーマン嚢に集められる。この濾過された水および物質を原尿という。

　原尿は，尿細管および集合管において，その周囲の毛細血管網より血液に吸収される。これを再吸収という。また，尿細管および集合管の細胞やその周囲の毛細血管網の血管から，尿細管腔内へ水および物質が移動することを分泌という。近位尿細管では，Na^+，K^+，グルコース，アミノ酸，リン酸，Cl^-，重炭酸などが再吸収される。ヘンレループでは水が拡散により再吸収される。遠位尿細管では水が再吸収される。集合管では，**バソプレッシン（抗利尿ホルモン）**により水が再吸収され増加する。このようにして，糸球体で濾過された原尿は，尿細管および集合管を通過する間に再吸収と分泌を受けて，尿が生成される。原尿の水の約99%は再吸収され，約100倍に濃縮されて尿として排泄される。

　Na^+は，近位尿細管で80%再吸収され，遠位尿細管で再吸収と分泌が行われ，結果的に約99%が再吸収される。

　K^+は，近位尿細管で60～80%が再吸収され，遠位尿細管で分泌される。

　Ca^{2+}は，近位尿細管および遠位尿細管で再吸収される。

3.4 水分量と浸透圧の調節

血漿と血管の細胞膜との間の浸透圧を**血漿浸透圧**といい, 脳下垂体後葉から分泌されるバソプレッシンにより, 275〜290 mOsm/L に一定に保たれている。

血漿浸透圧は次の式で近似される。

$2 \times Na$ [mEq/L] + (血糖値/18) [mg/dL] + (血清尿素窒素/2.8) [mg/dL]

例えば, Na 140 [mEq/L], 血糖値 90 [mg/dL], 血清尿素窒素 14 [mg/dL] のとき, 血漿浸透圧は 290 mOsm/L に近似される。

バソプレッシンは, 腎臓の集合管からの水の再吸収を促進することにより, 血漿浸透圧を低下させる。

熱中症や脱水などにより体内の水分が失われることで血漿浸透圧が上昇すると, 脳下垂体後葉からバソプレッシンの分泌が促進され, 腎臓の集合管での水の再吸収が増加することにより尿量が減少し, 血漿浸透圧が低下する。

水分の過剰摂取などにより体内の水分が過剰になることで血漿浸透圧が低下すると, バソプレッシンの分泌が抑制され, 腎臓の集合管での水の再吸収が抑制されることにより, 尿量が増加し, 血漿浸透圧が上昇する。

また, 心房から分泌される心房性利尿ペプチドにより, バソプレッシンの分泌が抑制されることにより, 腎臓の集合管での水の再吸収が抑制され, 尿量が増加し, 血漿浸透圧が上昇する。

■ 血液・尿　重要項目チェックリスト

以下の項目について, あらためて確認し, その構造, 機構, 作用等をまとめてみよう。

- □ 血清中にはアルブミンとグロブリンが存在するが, 正常人の血清中にはアルブミンのほうがグロブリンよりも多い。
- □ 血液の pH は, 主として, 二酸化炭素と炭酸水素イオンによって一定に保持されている。
- □ ヘモグロビンは赤血球に含まれ, 酸素の運搬に関与する。
- □ 酸素分圧が低くなると, 酸素とヘモグロビンの親和性は低くなる。
- □ ヘモグロビンは, α 鎖と β 鎖のサブユニット各 2 個ずつと 4 個のヘムから成り立っている。
- □ フィブリノーゲンは血漿中に含まれ, 血液凝固に関与する。
- □ トロンビンは, プロトロンビンから生成される。
- □ トロンビンは, フィブリノーゲンをフィブリンに変換する。
- □ 血管内で凝固した血液は, プラスミンの作用で溶解される。
- □ 体水分量が不足すると, バソプレッシンの分泌が促進される。
- □ バソプレッシンは, 尿量を減少させる。

第25章 免疫の生化学

　細菌からヒトに至るまで，すべての生物は外界からの危険にさらされている。そのような危険に対処するため，生物はそれぞれの特徴や環境に応じて，さまざまな生体防御機構を発達させてきた。免疫系は，微生物・寄生虫などの外来の異物や，腫瘍など体内に発生した自己由来の異物に対する生体防御として機能している。本章では，免疫系の概要およびその栄養との関係について述べる。

1. 免疫系の構成

　免疫系は，**自然免疫**（非特異的防御機構）と**獲得免疫**（特異的防御機構）に大別される（図25-1）。自然免疫とは，微生物などの**抗原**による**感作**を受けたとき，何度目の感作でも同程度の応答がおきる免疫システムのことである。生まれながらに同じ応答を示すことから，自然（＝先天的な）免疫とよばれる。獲得免疫とは，2度目以降に同じ抗原の感作を受けたとき，その防御機能が「特異的」に強化される免疫システムのことである。後天的な感作によって得られた免疫であることから，獲得免疫とよばれる。

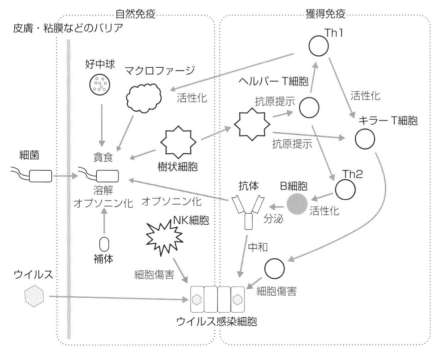

図25-1　免疫の全体像

抗原
　T細胞とB細胞は，細胞ごとに一部のアミノ酸配列が異なり，それぞれT細胞受容体（TCR），B細胞受容体（BCR，BCRの分泌型は抗体となる）を発現する。その異なる領域に特異的に結合し，獲得免疫を誘導する物質のことを抗原という。

感作
　抗原の刺激によってその抗原への応答が強化されること。

　これら2つの防御機構は独立して存在しているのではなく，互いに密接な関係をもつことで防御システムとして機能する。免疫系を構成する細胞は，すべて骨髄に存在する造血幹細胞に由来し，骨髄中で分化・成熟してから末梢血，末梢組織，二次リンパ器官などへ移動する。

1.1　自然免疫（非特異的防御機構）

（1）第1段階の防御機構

　外界と接している皮膚，あるいは消化器官や呼吸器官の粘膜が，第1段階の防御機構である。皮膚は，角質層で物理的に異物の侵入を防ぐほか，その表面には**常在菌**がおり，有害な病原体が定着するのを防いでいる。粘膜は，物理的なバリア機能は弱いが，粘液層が表面を覆い病原体を洗い流している。さらに涙液や唾液には，**リゾチームやラクトフェリン**などの殺菌・抗菌物質が含まれている。腸管の粘膜にも常在菌がおり，病原体の定着を防いでいる。

（2）第2段階の防御機構

　第1段階のバリアを超えて組織内に病原体が侵入したとき，第2段階の防御機構が機能し始める。外界に最も近い細胞である上皮細胞は，病原体を認識する受容体を発現しており，これによって細菌・ウイルスなどを感知する。感知した細胞は，殺菌・抗菌物質や**I型インターフェロン**（インターフェロン-α，β：IFN-α，IFN-β）を放出して病原体の増殖抑制や排除を行う（本章1.2（3）参照）。また**サイトカイン**などの免疫細胞への活性化・遊走シグナルを分泌して炎症（次項参照）を誘導する。さらに，組織中に存在している**マクロファージ，好中球，ナチュラルキラー細胞（NK細胞），樹状細胞**などの自然免疫細胞なども初期応答にあたる。

① 　マクロファージは，病原体を貪食・殺菌しつつ，炎症を誘導するサイトカインや**ケミカルメディエーター**を分泌し始める。

② 　好中球は，サイトカインによって血液中から感染部位に移動し病原体を貪食する。

③ 　NK細胞は，ウイルスなどに感染した細胞にアポトーシスを誘導することで病原体の増殖を防ぐ（本章1.2（2）参照）。

④ 　樹状細胞は，病原体を細胞内に取り込むとともにリンパ節へ移動し，第3段階の防御機構である獲得免疫の誘導を開始する。

　これらの細胞に加えて**補体系**も機能し始める。補体系は，体内に侵入した微生物と結合する抗体を含む血清および細胞膜タンパク質で構成される。炎症，オプソニン化（マクロファージなどに貪食されやすくなること），細菌の細胞膜の破壊を誘導し，感染を抑制する機能をもつ。

（3）炎　　症

　炎症とは，異物や傷害因子を排除するための一連の反応のことである（図25-2）。自然免疫と獲得免疫のどちらによっても誘導される。感染などによってサイトカインやケミカルメディエーターが放出されると，近傍の血管の透過性の亢進や，血管

拡張による血流の増加が誘導
される。これらにより好中
球，単球・マクロファージの
感染部位への遊走が誘導さ
れ，血漿中の補体や凝固因子
も（獲得免疫発動後は抗体も）
損傷組織に浸出する。

　自覚症状としては，上記の
変化によって引きおこされる
腫脹，疼痛，熱感，発赤が特
徴的で，炎症の4徴とよば
れる（機能障害を含め5徴とよ
ばれることもある）。さらに全

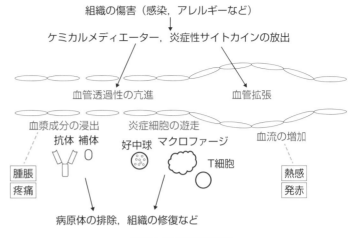

図25-2　炎症の特徴

身反応として，視床下部の体温調節中枢によって体温が上昇し，肝細胞からは急性
期タンパク質が分泌される。これらは免疫細胞の活性化と細菌等の増殖抑制に利用
され，最終的に異物は排除される。

1.2　獲得免疫（特異的防御機構）

（1）獲得免疫を担う細胞と分子

　獲得免疫は，T細胞とB細胞によって担われている。これらの細胞は，T細胞受
容体（TCR）とB細胞受容体（BCR）によって抗原を認識する。TCRとBCRの遺
伝子は，T細胞とB細胞の分化中，多数の遺伝子断片の中から2個あるいは3個ず
つを選んでつなぎ合わせてつくられる（（体細胞）遺伝子組換えあるいはVDJ組換えと
よばれる）。この個々の細胞のTCR，BCRが異なる抗原を認識するため，獲得免疫
全体としては膨大な数の異物に対応できる。

（2）獲得免疫の開始

　初期の自然免疫機構で異物を排除できなかった場合，獲得免疫機構が機能し始め
る。第2段階の防御機構で述べたとおり，末梢組織で異物を取り込んだ樹状細胞
は，リンパ管を通ってリンパ節へと遊走する。異物のタンパク質が分解されてでき
たペプチドが，MHC（主要組織適合遺伝子複合体）と結合し，樹状細胞の細胞膜上
に発現されることで，T細胞への抗原提示が行われる。T細胞は，TCRによって
このペプチド-MHC複合体を認識して活性化する。T細胞はいくつかのサブグル
ープから構成され，ヘルパーT細胞，キラーT細胞，制御性T細胞などが知られて
いる。ヘルパーT細胞は，B細胞，マクロファージやNK細胞そしてキラーT細胞
など，ほかの免疫細胞に対して活性化を制御する役割をもつ。抗原を特異的に認識
したヘルパーT細胞は増殖を開始し，樹状細胞からのサイトカインの種類によって
Th1，Th2などへとさらに分化する。Th1へと分化した細胞は主に下記に述べる
細胞性免疫を，Th2へと分化した細胞は同じく下記で述べる体液性免疫を誘導す

単球
　単球は末梢血中か
ら組織に侵入すると
マクロファージまた
は樹状細胞に分化す
る。

MHC
　クラスⅡは，樹状
細胞，マクロファー
ジ，B細胞が発現
し，クラスⅠは，ほ
ぼすべての細胞が発
現している。組織移
植する際には，この
MHCの型が一致し
ないとT細胞によっ
て異物として認識さ
れ，拒絶反応がおこ
ることからMHC
（major histo-
compatibility
complex; 主要組織
適合遺伝子複合体）
と名づけられた。

アポトーシス
　遺伝子によってプログラムされている細胞死のこと。小さな細胞断片の形成，核の凝縮などがおこり，マクロファージによって貪食される。事故的に死亡する場合の細胞死は，ネクローシスとよばれる。

る。キラーT細胞は，ウイルス感染した自己の細胞などに対して，**アポトーシス**を誘導することで感染の拡大を防ぎ，細胞性免疫の一部を担う。制御性T細胞は，自己組織を攻撃しないように免疫系を抑制する役割をもつ。

（3）細胞性免疫

　Th1やキラーT細胞によって担われる免疫応答を**細胞性免疫**という。マクロファージは，貪食によって取り込んだ異物をヘルパーT細胞（Th1）へ提示することができる。Th1がこれを認識すると，インターフェロン-γ（IFN-γ）などサイトカインを放出しマクロファージを活性化する。これによって，貪食殺菌能やサイトカイン産生能などの機能が高まり，マクロファージ単独では対処しきれなかった病原体に対して対応できるようになる。

（4）体液性免疫

　B細胞は，活性化によって細胞表面のBCRを分泌型に変え放出する。この分泌型の物質が**抗体**である。抗体は，血清中タンパク質のγグロブリン分画に含まれることから**免疫グロブリン**（Ig）ともよばれる。活性化によって抗体を産出することに特化したB細胞は，**形質細胞**とよばれる。抗体が，液体成分中（血液，リンパ液，組織外液，分泌液など）に存在する糖タンパク質であることから，**体液性免疫**ともよばれる。抗体は，病原体などの抗原に結合することで以下の作用をもつ。

①　好中球やマクロファージなどの食細胞の貪食を促す（オプソニン化）。

②　感染力や毒性を失わせる（中和）。

③　補体を活性化する。

抗体の基本構造
　L鎖（分子量約23,000）とH鎖（分子量約50,000）のそれぞれ2本ずつがジスルフィド結合によってY字型分子を構成している。

　抗体の基本構造は，抗原認識を担うFabと，オプソニン化や補体活性化を誘導するためのFc部分に分けられる（**図25-3**）。Fc部分には5種類あり（**クラス**とよばれる），IgM，IgD，IgG，IgE，IgAとよばれ，これらの抗体の性質は**表25-1**に示したとおりである。

（5）免疫記憶

　獲得免疫によって2度目以降の感染への免疫応答が強くなるのは，初回感染時に活性化したT細胞とB細胞の一部が増殖した後に長寿命となり，長く体内に存在す

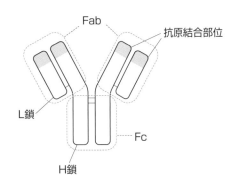

図25-3　抗体の基本構造

表25-1　抗体のクラス（Fc の種類）と性質

	オプソニン化	中和	補体活性化	その他
IgM	弱	弱	強	感染後初期に働く五量体として存在する
IgD	無	無	無	B細胞表面に存在し，抗体産生の誘導に関与する
IgG	中	中	中	血清中での濃度が高い胎盤を通過できる
IgE	無	無	弱	肥満細胞に結合I型アレルギーに関与
IgA	弱	中	弱	粘膜や母乳に分泌される二量体として分泌される

るからである。これらの**免疫記憶細胞**は，抗原に結合した際の増殖速度やサイトカイン，抗体の産生能力が非常に高い。さらにB細胞においては，前回の感染時にBCR・抗体の抗原結合部位に変異が入り，抗原との親和性が高まっている。これらにより，病原体排除の能力が高まる。

（6）免 疫 寛 容

T細胞やB細胞が自己抗原などの特定の抗原に対して反応しなくなることを，**免疫寛容**とよぶ。免疫寛容が誘導される段階によって，**中枢性免疫寛容**と**末梢性免疫寛容**に分類される。T細胞・B細胞の分化途中では，本章1.2（1）で述べたように，いくつかの遺伝子断片がつなぎ合わされてTCRまたはBCRがつくられる際にその個体自身に反応するものもできる。この場合，この細胞はその**自己抗原**による刺激によりアポトーシスをおこして排除され，自己の組織・細胞を攻撃することから免れる。これが中枢性免疫寛容とよばれる。この排除を免れて末梢組織に移動した細胞も，そこで自己抗原によって新たに刺激を受けると，抗原と結合しても活性化しない状態（アネルギー）になる。これが末梢性免疫寛容とよばれる。

（7）能動免疫と受動免疫

病原性の弱い病原体や，不活化した病原体，病原体の毒素を不活化したもの（トキソイド）を接種し，人工的に免疫記憶を誘導することで感染症を予防することができる。このように抗原で活性化して，免疫のある状態にすることを**能動免疫**という。無毒化・弱毒化させた抗原を**ワクチン**，ワクチンによって感染症を予防することを**予防接種**という。一方，特定の病原体や毒素に対して抗体をもつヒトや動物の血清から免疫グロブリンを分離し，それをヒトに投与することで免疫状態をつくり出すことを**受動免疫**という。母体から胎児へIgG抗体が胎盤を通して移行することで胎児側が得る免疫も，受動免疫の一種である。

ワクチン
結核，ポリオ，麻疹（はしか），風疹，インフルエンザ，破傷風など，多数の感染症に対するワクチンが知られている。

受動免疫
B型肝炎，ジフテリア感染やヘビ毒（咬傷）の予防などで行われる。血清療法などがある。

1.3 アレルギーと自己免疫疾患

（1）アレルギー

アレルギーは，何らかの抗原に対して過剰な免疫応答がおこり，その応答自体によって生体に障害が現れることである。アレルギーを誘発する抗原（アレルゲン）は，通常の量では無害な場合が多い。アレルギーは，その発生機序によりⅠ～Ⅳ型に分類されるが，狭い意味ではⅠ型のIgE抗体によるアレルギーを指す（**表25-2**）。一般的な抗体は，

表25-2 アレルギーの分類

	別　名	作用因子	反応時間	主な疾患・反応
Ⅰ型	即時型 アナフィラキシー型	IgE	15～30分	食物アレルギー，じんま疹，アレルギー性鼻炎（花粉症など），気管支喘息，アナフィラキシー，アトピー性皮膚炎
Ⅱ型	細胞傷害型	IgG, IgM, 補体	数分～数時間	不適合輸血
Ⅲ型	免疫複合体型 アルサス型	IgG, IgM, 補体	4～8時間	薬物アレルギー
Ⅳ型	遅延型 ツベルクリン型	T細胞	24～48時間	接触性皮膚炎，ツベルクリン反応，移植拒絶，移植片対宿主病（GVHD）

血清や体液中に遊離の状態で存在しているが，IgEは遊離状態のものは非常に少なく，**肥満細胞（マスト細胞）**や**好塩基球**の細胞膜上にあるIgE受容体に結合している。アレルゲンが体内に入ると，IgEを介して肥満細胞が活性化し，ケミカルメディエーターが放出され，炎症症状を引きおこす。この反応が，抗原刺激を受けた後短い時間（15～30分）で現れることから**即時型アレルギー**ともよばれる。

　この反応が全身で生じるのが**アナフィラキシー**であり，じんま疹，血管浮腫，喘鳴，動悸などがみられる。重症の場合には，呼吸困難，血圧低下，意識障害，循環不全などをおこし，死亡する場合もある。アナフィラキシーに対する第一選択薬として，気管拡張や血圧上昇作用などをもつ**アドレナリン**（エピネフリン）が使われている。

　食物アレルギーは，主にⅠ型アレルギーによる。特定の食物をとった後15～30分で，じんま疹，血管浮腫，消化器症状，口腔・咽頭のかゆみや違和感，咳嗽・喘鳴，アナフィラキシーなどの症状が現れる。通常，食物に対しては免疫寛容（本章1.2（6）参照）が誘導されるが，何らかの理由でその寛容が破綻した場合アレルギーが発症する。

　特に乳幼児では免疫寛容や食物の消化が未発達であるため，食物アレルギーとなる可能性が高い。卵，牛乳，小麦がアレルゲンとなることが多い。これらに加えて，そば，落花生（ピーナッツ），エビ，カニの7品目を含む食品は，特定原材料として表示が義務づけられている。学童期以降では甲殻類，そばが原因となる割合が高くなる。

　Ⅱ型アレルギーは，IgGやIgM抗体が自己の細胞に直接あるいは何らかの外来物質を介して結合し，さらにそれに対して補体やマクロファージが反応して，細胞を傷害することによって生じるタイプのものをいう。

　Ⅲ型アレルギーは，抗原–抗体複合体（IgGやIgM）が組織に沈着し，それらを介して補体などがその組織を傷害するタイプのものである。

　Ⅳ型は，抗体ではなくT細胞が抗原と反応し，細胞性免疫によって組織が傷害されるもので，反応が現れるまでに時間がかかるため（24～48時間），**遅延型アレルギー**ともよばれる。結核への感染歴（BCGワクチンを含む）の有無を調べる**ツベルクリン反応**はこのⅣ型である。

（2）自己免疫疾患

　自己免疫疾患とは，免疫系が自己の分子・細胞・組織などを異物として認識し，それを攻撃して傷害を引きおこす疾患である（**表25-3**）。アレルギーとの違いは，認識する物質が，外来の（無害な）物質か自分自身の体でつくられている物質かであり，それ以降のメカニズムは同様である。

表25-3　自己免疫疾患

疾患名	主な特徴	自己抗体	アレルギー型
橋本病	自己抗体などによる甲状腺組織に傷害がおこり，甲状腺機能が低下する	抗サイログロブリン抗体	Ⅱ
バセドウ病	甲状腺刺激ホルモン受容体（TSH）に対する抗体が甲状腺を刺激し，甲状腺ホルモンの産生が亢進する。眼球突出，頻脈などがみられる	抗TSH受容体抗体	Ⅱ（刺激型）
1型糖尿病	自己抗体やT細胞などによって膵臓β細胞が傷害を受け，インスリン量が極度に低下する	抗グルタミン酸デカルボキシラーゼ（GAD）抗体など	Ⅱ，Ⅳ
特発性血小板減少性紫斑病	抗血小板抗体により血小板が減少する	抗血小板抗体	Ⅱ
自己免疫性溶血性貧血	抗赤血球抗体により赤血球が減少する	抗自己赤血球抗体	Ⅱ
関節リウマチ	膠原病の1つで，最も頻度が高い。滑膜に炎症がおこり，関節が破壊される	抗自己IgG抗体	Ⅲ，Ⅳ
全身性エリテマトーデス	膠原病の1つで，さまざまな臓器病変がみられる。生命予後に関わるものとして，日和見感染，腎障害，神経症などがある。また，増悪因子の1つとして日光暴露があり，日焼け止め，帽子の着用などが必要となる	抗核抗体（抗DNA抗体）	Ⅲ
強皮症	膠原病の1つ。皮膚や内臓の線維化がおこる。食道も硬化し，嚥下障害を生じる	抗トポイソメラーゼⅠ抗体	Ⅲ
シェーグレン症候群	膠原病の1つ。唾液腺，涙腺の慢性炎症のため，唾液・涙が減少し，う歯（虫歯），ドライマウス，目の異物感などがおこる。関節炎など全身症状も出現する	抗核抗体，抗細胞質抗体	Ⅲ，Ⅳ

2. 栄養と免疫

2.1 栄養状態と免疫

（1）栄養障害と免疫能

　栄養障害は免疫系に多大な悪影響を及ぼす。開発途上国での幼児の死因は，栄養障害による感染症によるものが多い。栄養障害では，胸腺，リンパ節などの萎縮やリンパ球数の減少がみられ，特に細胞性免疫機能の低下がおこる。そのため，病原体への易感染や重症化がみられる。細胞性免疫以外の多くの免疫機能も低下する。

　栄養障害が免疫系に影響を与える疾患としては，乳幼児にみられるクワシオルコル（低栄養タンパク失調症）とマラスムス（消耗症）が知られている。クワシオルコルは，タンパク質不足による栄養失調症で，細胞性免疫系に障害がおこる。特にリンパ組織が萎縮し，リンパ球が減少する。このため感染に対する免疫能が全体に弱まっている。マラスムスは，エネルギー不足による重症な栄養失調症で，胸腺が萎縮し，ヘルパーT細胞の顕著な減少がみられるのが特徴であり，易感染性の状態と

なる。

　一方，思春期の女性にみられる神経性やせ症（神経性無食欲症），いわゆる拒食症では，ヘルパーT細胞が減少するものの，マクロファージのTNF，IL-1は維持（時に増強）されるので，ほかの低栄養失調症とは異なり，感染に対する抵抗力はそれほど衰えない。

　特定の栄養素の欠乏による免疫系への影響も知られている。亜鉛は，多くの酵素に必要とされるミネラルで，成長や皮膚代謝，生殖機能など多くの生理作用をもつ。亜鉛の欠乏は，乳幼児・小児では摂取量不足や吸収障害が，成人では摂取量不足や糖尿病・肝疾患などの慢性疾患がその原因となる。亜鉛欠乏症の症状の1つとして易感染性がみられるが，その原因としては細胞性免疫機能の低下，マクロファージ・好中球・NK細胞の機能低下，補体活性の低下などがある。

　セレンは必須ミネラルの1つであるが，その必要量は通常の食生活では欠乏することはない。しかし，**経腸栄養剤**や，治療用ミルク，特殊ミルクなどにはセレンが不足している場合があり，これらを使用している患者では欠乏症がおこる。セレンを含むタンパク質は，グルタチオンペルオキシダーゼ，チオレドキシンレダクターゼなど**酸化ストレス**の除去に関わるものが多い。その欠乏症では，易感染性や細胞性免疫の異常がみられる。

　レチナール（アルデヒド型ビタミンA）は，ロドプシンの構成分子として視覚作用に必要であるが，免疫系においても重要な役割をもっている。レチノイン酸（カルボン酸型ビタミンA）は，ヘルパーT細胞分化の誘導やリンパ球の腸管への移動に関与している。ビタミンA欠乏症では，抗体産生応答が十分でなく，易感染性（特に麻疹）となる。

（2）肥満と免疫

　過食による肥満も免疫系に多大な影響を与える。肥満は，インフルエンザウイルスへの易感染性および重症化と関係がある。ほかに，敗血症，肺炎，ピロリ菌，ナイセリアに対するリスクも高まる。細胞性免疫，抗体，自然免疫のいずれについても，病原体に対する応答が低下している。

　肥満は，2型糖尿病やアテローム性動脈硬化症などの生活習慣病のリスクを高めるが，これにも免疫系が深く関与している。肥満者では，脂肪組織において炎症性のサイトカインが増加し慢性炎症の状態になる。これは，脂肪組織には，正常な状態でもマクロファージやリンパ球などの免疫細胞が存在しているが，肥満によりそれらの細胞の数が増加するとともに，抗炎症型から炎症型に変化することによる。この炎症が体内の各所に傷害を与え，生活習慣病やがんのリスクを高めている。

経静脈栄養，経腸栄養
　口から栄養を摂取できない場合に，チューブを静脈や腸管に通して栄養を投与する方法のこと。

酸化ストレス
　生体内では，酸素がより他の物質と反応しやすい活性酸素種に変化する。酸化ストレスは，活性酸素種の除去が十分ではなく，細胞に傷害を与える状態をいう。

参考文献
・小川了，竹山廣光：がんと免疫栄養療法ならびにがん免疫と栄養療法．日本静脈経腸栄養学会雑誌，**32**（1），847-850，2017
・酒井徹，鈴木克彦編：改訂 感染と生体防御，建帛社，2018
・笹月健彦監訳：免疫生物学，南江堂，2010
・森尾友宏，谷口正実ほか監修：病気がみえる vol.6 免疫・膠原病・感染症，MEDIC MEDIA，2009
・矢田純一：医系 免疫学改訂14版，中外医学社，2016
・吉村慎一郎，祖父江和哉：免疫栄養素投与の是非．外科と代謝・栄養，**51**（6），347-354，2017
・Thirumala-Devi Kanneganti, Vishwa Deep Dixit：Immunological complications of obesity. Nature Immunology, **13**（8），707-712, 2012
・Yazan, ALwarawrah, Kaitlin Kieman, Nancie J. MacIver：Changes in nutritional status impact immune cell metabolism and function. Frontiers in Immunology, vol.9, Frotiers, 2018, Article 1055

■ 免疫 重要項目チェックリスト

以下の項目について，あらためて確認し，その構造，機構，作用等をまとめてみよう．

- ☐ 樹状細胞は，抗原提示を行う．
- ☐ 好中球は，自然免疫を担っている．
- ☐ 血球のうちリンパ球や単球は免疫担当細胞であるが，赤血球は免疫担当細胞ではない．
- ☐ 好中球は体内に侵入した細菌を攻撃して貪食する．
- ☐ リンパ球は，骨髄由来のB細胞と胸腺由来のT細胞に分類される．
- ☐ 抗体は，抗原の特定部位を認識する．
- ☐ 抗体の中には病原体や毒素と特異的に結合し，これを無害化するものがある．
- ☐ 抗体は，血清のグロブリン画分に属するタンパク質である．
- ☐ 免疫グロブリンは血清中に含まれ，抗体として働く．
- ☐ IgMは，感染の初期に上昇する．
- ☐ IgGは，血中免疫グロブリンの中で最も多く，胎盤を通過する．
- ☐ IgAは，分泌型の免疫グロブリンである．
- ☐ アレルギー反応に関与する免疫グロブリンはIgEである．
- ☐ IgEは，肥満細胞（マスト細胞）に作用して即時型アレルギー反応を起こす．
- ☐ アナフィラキシーショックには，アドレナリンが第一選択薬である．
- ☐ 全身性エリテマトーデスは，日光浴で増悪する．
- ☐ 橋本病では，甲状腺機能は低下する．
- ☐ バセドウ病は，甲状腺刺激ホルモン受容体に対する抗体により発症する．
- ☐ 強皮症では，嚥下障害がみられる．
- ☐ シェーグレン症候群では，唾液分泌が低下する．

第26章　老化と抗酸化

「加齢」と「老化」は，一般的には同義語として用いられているが，正確には意味が異なる。加齢とは，生まれてから死ぬまでの単なる時間的経過のことである。すなわち，加齢は全ライフステージを通した変化を意味する。一方老化とは，成熟期以降の退行性変化の過程を意味する。

退行性変化とは，臓器・組織の変化のうち，変性や萎縮によって，質的・量的に機能が低下することである。ヒトでは，生殖年齢に達した20〜30歳以降に老化が始まるとされている。加齢に伴って，胸腺，骨格筋，脳やネフロンなどの臓器・組織に不均一な退行性変化が生じる。生活習慣やストレス，疾病なども退行性変化を加速させる。したがって，老化は加齢の一部といえる。老化の特徴は不均一であるだけでなく，個人差，つまり，個人内や個人間での差異が大きい。同年齢でも老化の度合いは，個々に異なることが多い。つまり，加齢は「平等」，老化は「不平等」である。本章では，老化や加齢に伴う変化について説明する（図26-1）。

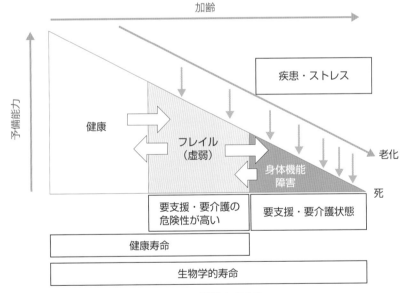

図26-1　加齢と老化[1]

1. 老化のメカニズム

老化のメカニズムについては，①遺伝子にすでに組み込まれているとする「プログラミング仮説」と，②細胞内物質の合成のエラーが蓄積しておこるとする「エラ

ー蓄積説」が知られている。

1.1　プログラミング仮説

　ヒトを含めて生物の細胞は，すべてエネルギー代謝などの働きが十分に作用することで，その機能が維持されている。しかし時間の経過とともに，その維持機構も弱まり，細胞機能が低下し，そのうち細胞は寿命を迎える。細胞は寿命を迎えると，細胞分裂によって，新しい細胞に置き換えられる。細胞の老化とは，細胞がもはや細胞分裂できなくなった状態のことをいう。

　細胞の老化が，あらかじめ遺伝子に組み込まれているという考え方が，プログラミング仮説である。一般的に，ヒトの細胞は50回程度しか細胞分裂することはできない。染色体の末端には，**テロメア**とよばれる一定の繰り返し配列のDNAが存在しており，それが細胞老化と関係している。このテロメアは，細胞分裂のたびに，その長さが短縮し，一定の長さまで短くなると，細胞分裂ができなくなる。

1.2　エラー蓄積説

　細胞は，活性酸素によってDNAや細胞膜が傷害を受けると，細胞内物質に酸化や糖化，アルキル化などがおこる。この結果，異常タンパク質の合成やDNAの翻訳エラーが発生し，代謝異常がおこる。その結果，異常な物質が細胞内に蓄積したり，細胞内小器官が変性したり，減少したりする。健常な状態では，これらの代謝異常は修復される。また異常な物質が沈着しても，細胞内の処理機構によって処理される。このようにして，異常な物質が，細胞に蓄積しないようにできている。

　加齢によって，代謝異常が原因で傷害を受けた細胞が修復されないと，異常な物質が蓄積することが多くなる。そうなると，細胞毒性を発揮し，細胞機能が徐々に低下することで，老化が進行するとされている。これを，エラー蓄積説という。

　その例となる老化物質に，AGEs（終末糖化物質）がある。AGEsは，タンパク質のアミノ基が糖化（アミノカルボニル反応，メイラード反応）したり，さまざまな複雑な反応をしたりすることで重合体となったものである。AGEsは，加齢に伴ってヘモグロビンや目の水晶体，結合組織に蓄積することで，老化の進行と関与していることが明らかになりつつある。また，AGEsは，生活習慣病とも密接に関係している。

2. 体の加齢変化（臓器の老化，代謝の老化）

2.1　臓器の老化

　高齢期では，臓器の実質の細胞数が減少し，各組織（特に脾臓や胸腺）の重量が低下する。体水分量も低下する。以下は，加齢による主な臓器の老化である。
（1）脳
　脳の神経細胞が細胞分裂することはほとんどない。したがって，加齢により神経

細胞が減少すると，脳回が萎縮し，脳溝や脳室が拡大する。このため，物忘れや性格の変化がおこるとともに，新しい情報の記憶能力や処理能力が低下する。しかし，神経細胞が減少しても，判断力や思考力まで低下することは少ない。

（2）腎　　臓

　腎臓では，加齢によって血流の減少，細胞数の減少，細胞修復機能の低下，間質の線維化の亢進がおこる。この結果，ネフロンが減少する。加齢が進んでも，健常な生活では腎機能が低下することは少ないが，脱水の際には腎不全をおこしやすくなる。一方，糖尿病などの生活習慣病では，腎臓の老化を加速化させ，慢性腎臓病を引きおこしやすくなる。

（3）心　　臓

　心臓では，加齢によって，収縮力や心拍数は減少するが，血流量（1回拍出量）は増加するので，結果として**心拍出量**は変化しない。しかし，運動などによる心拍数の上昇に対する心拍力は低下する。また，間質の線維化や，弁の変性，心筋細胞の減少，収縮能の低下が生じることで，心拍出量が低下する。加えて，心筋細胞が脱落すると，不整脈をおこしやすくなる。

> **心拍出量**
> 　心臓のポンプ機能を示す指標の1つ。左心室から拍出される1分間当たりの血液量(L/分)。成人で5L/分。

（4）生　殖　器

1）男性生殖器

　男性の場合，加齢による影響は女性よりも個体差が大きい。テストステロン（男性ホルモン）の分泌量が低下し，精巣が萎縮し，精子形成能，前立腺機能が低下する。性ホルモンのバランスが崩れると，前立腺肥大を引きおこし，それが残尿や閉尿の原因となる。

2）女性生殖器

　女性の場合，加齢に伴う卵巣機能の低下によりホルモン分泌が不安定となり，自律神経失調症のような**不定愁訴**がみられる。閉経前後でエストロゲン（女性ホルモン）の分泌量が急激に減少する。更年期を過ぎると，子宮内膜が萎縮をきたし閉経する。性腺刺激ホルモンの分泌は，閉経後しばらくは増加する。

（5）運　動　器

1）骨

　加齢により，腸管からの食物由来のカルシウム吸収能が低下する。そのため，血中カルシウム量を補塡するために，骨吸収が増大する。この結果，骨量が減少し，**骨粗鬆症**となり，骨折のリスクが高まる。

2）関　　節

　高齢期になると，関節の軟骨が減少することで弾性が低下するとともに，関節面の仮骨，線維化がおこり滑性も低下する。したがって，関節の疼痛，機能障害，変性がおこりやすくなる。

3）骨　格　筋

　骨格筋では，加齢により筋細胞の減少や萎縮がおこり，筋力が低下する。運動器の障害や衰えがみられ，次節で述べるロコモティブシンドローム（運動器症候群）

やフレイル（虚弱）などの概念とも密接に関連している。また，運動などにより，運動器の老化は遅らせることも可能である。

（6）消化管（摂食器官）

高齢期になると，咽頭反射が減弱し，飲み込む能力（嚥下能力）が低下する。このため，誤嚥をおこしやすくなり，**誤嚥性肺炎**のリスクが高まる。また胃では，壁細胞からの胃酸や主細胞からのペプシノーゲンの分泌が低下していくとともに，消化管の運動も低下する。それによって，消化不良や便秘，腸閉塞をおこしやすくなる。

2.2　代謝の老化

代謝レベルでは，加齢に伴い，筋肉などの除脂肪量の低下が原因で基礎代謝量が減少する。また，筋肉量の減少に伴い，筋タンパク質代謝（筋タンパク質の合成と分解のバランス）が変化する。ほかにも，耐糖能が低下したり，水・電解質代謝が異常になることも認められる。

3.　老年症候群

老年症候群は，加齢とともに高齢者に多くみられる，医師の診察や介護・看護を必要とする症状・徴候の総称のことである。老年症候群の症状・徴候としては，主に摂食・嚥下障害，体重減少，関節・体の痛み，圧迫骨折，歩行障害・転倒，易感染性，認知機能障害，うつ，せん妄，頻尿・失禁，難聴，視力障害，貧血，めまいなどがあげられる。

3.1　フレイル（虚弱）

高齢者において身体能力（筋力や活動）が低下している状態を**フレイル**（虚弱）という。加齢に伴っておこる心身の活力（運動機能と認知機能）や予備能力（身体が最大限発揮できる能力と通常の能力との差。つまり身体がもっている余力のこと）の低下によって，心身の健康障害に対応できなくなる状態である。実際に，フレイルは，体重減少や低エネルギー状態（易疲労性），活動性低下，歩行速度減少，筋力低下のうち3つ以上を併せもつ状態のことをいう（図26-2）。

3.2　サルコペニア

サルコペニアとは，加齢に伴って骨格筋量が減少することで筋力（機能）が低下し，握力や歩行速度などの動作能力が低下する病態のことである。サルコペニアが進行すると，転倒が生じやすく，同時にフレイルも進行して要介護状態につながる可能性が高くなる。サルコペニアによって，生命予後や生活の質を低下させる。すなわち，サルコペニアはフレイル発症の1つの重要な要因ともいえる。

フレイル
語源はFrailty（フレイルティ）で，高齢者におこりやすい虚弱のほか，老衰，脆弱などを意味している。しかし，正しく介入すれば回復するので「フレイル」が提唱されている。

サルコペニア
ギリシャ語の"sarco"（英語で"flesh"筋肉）と"penia"（英語で"loss"喪失）からなる比較的新しい造語で，Rosenberg, IHにより提唱された。
筋量の減少により，歩行障害や転倒を生じる。

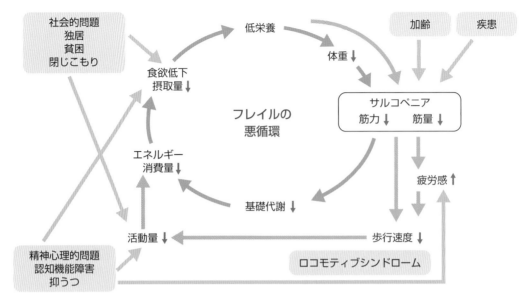

図26-2　フレイルの悪循環

3.3　廃用症候群

　廃用症候群とは，長期間寝たきり状態などが継続することによって，心身活動が低下した状態のことをいう。具体的には，筋萎縮や関節拘縮（関節が硬くなること），褥瘡（一般的に床ずれという），骨萎縮，起立性低血圧症，精神的合併症，便秘，尿・便失禁がみられ，心身機能が低下していく。

3.4　ロコモティブシンドローム（運動器症候群）

ロコモティブシンドローム
　ロコモティブは「運動の」「運動器の」という意味。運動器（locomotive organs）とは，骨・関節・靱帯，脊椎・脊髄，筋肉・腱，末梢神経など，体を支え，動かす役割をする器官の総称。

　近年，骨をはじめ筋肉，関節などの運動器の機能が衰えることによって移動機能が低下し，要介護や寝たきりのリスクが高まる状態のことを，**ロコモティブシンドローム**（locomotive syndrome：運動器症候群）という。メタボリックシンドロームや認知症とも関連しており，これらと並び重要な疾患概念になっている。

　サルコペニアと異なり，筋肉量のみでなく，骨，関節，神経などを含めたすべての運動器の障害を指している。

4.　アンチエイジング（抗加齢）と抗酸化

　老化による機能障害の発現には，遺伝的要因よりも生活習慣が大きく関与しているといわれている。老化は，可塑性があり可変的でもあるので，生活習慣の改善により予防したり，その進行を遅らせることができる。これをアンチエイジング（抗加齢）という。

　老化の大きな原因となっているのが，活性酸素である。したがって，活性酸素の異常な産生を抑えることが，アンチエイジングにとって重要となる。そこで，活性

酸素の特徴とともに，体内や食品栄養における抗酸化について解説する。

4.1 活性酸素

　ヒトを含む真核生物は，酸素を使う好気的代謝によって効率的にエネルギーを得ることができる（図26-3(a)）。しかし酸素は，酸素分子より反応性の高い活性酸素を産生する。これは生体内のタンパク質や核酸，脂質，糖質などを攻撃し，その機能を障害する（図26-3(b)）。活性酸素のことを活性酸素種（ROS：reactive oxygen species）とよんでいる。ROSに属する分子としては，スーパーオキシドアニオンラジカル（スーパーオキシド），ヒドロキシラジカル（·OH），過酸化水素（H_2O_2），**一重項酸素**（$^1O_2$）の4種類がある。広義には，強い酸化力をもち生体に有害であれば，酸素原子がなくとも，不対電子をもった分子や原子であるフリーラジカルをも含める。スーパーオキシドは一酸化窒素（NO）と反応すると作用が消滅する。

一重項酸素（$^1O_2$）
普通の酸素分子は三重項酸素（$^3O_2$）。

（1）活性酸素の生成

　ミトコンドリアにおいて，酸素は，①通常は電子伝達系における電子の受容体として働き，水分子を生成する（(a)）。しかし，電子伝達系において，電子の動きが完結せずに途中で酸素に電子を渡すと，活性酸素を生成する（(b)）。具体的には，②まずスーパーオキシドアニオンラジカル（O_2^-）が生成後，③電子と2分子の水素イオン（$2H^+$）を受け取り，**スーパーオキシドジムスターゼ（SOD）**により過酸化水素となる。④その後，再び電子と水素イオンを受け取ると反応性が高いヒドロキシラジカルが生じる。このようにミトコンドリアにおいて電子伝達系を動く電子のうち，数％ぐらいは活性酸素になっている。

スーパーオキシドジムスターゼ（SOD）
生体内で発生したスーパーオキシドアニオンを過酸化水素に代謝する抗酸化酵素である。

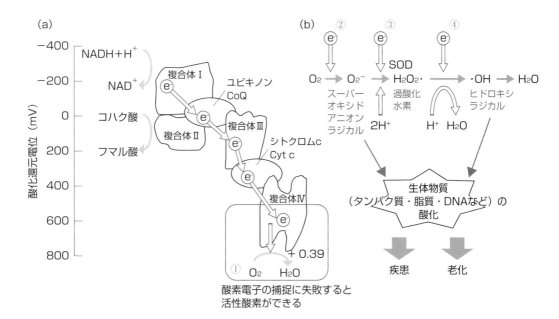

図26-3　電子伝達系における酸素の捕捉（通常の状態）(a) と活性酸素の産生 (b)

（2）活性酸素による生体損傷

　活性酸素のうち，ヒドロキシラジカルがきわめて反応性が高く，ROSによる生体損傷の多くに関与している。過酸化水素の酸化力は弱いが，体温付近では比較的安定的で，寿命が長く，膜を通過して拡散できる。しかし過酸化水素は，金属イオン（Fe^{2+}，Cu^+）や光により分解されて，ヒドロキシラジカルとなる。また一重項酸素は，強い酸化力をもち，不飽和脂肪酸を酸化して脂質ヒドロキシペルオキシドとなる。この脂質ヒドロキシペルオキシドの分解物が，生体毒性を示す。

　活性酸素は，白血球が細菌を貪食した際に白血球内で生成され，細菌を死滅させる。一方，各細胞で生成されたフリーラジカルによって，細胞膜を構成する脂質が過酸化されて傷害される作用もある。またフリーラジカルは，遺伝子にも傷害を与えて，変異をおこす。これががんなどのさまざまな疾患の原因となっている。

4.2　抗酸化作用

（1）抗酸化酵素

　活性酸素は，1つの細胞で1日当たり約10億分子生成されるが，細胞内の抗酸化酵素によって過度にならないように制御されている。この抗酸化酵素として，スーパーオキシドジムスターゼ（SOD），カタラーゼ，**グルタチオンペルオキシダーゼ**（GSH-Px）があげられる。

（2）抗酸化性を有する栄養素

　微量栄養素であるビタミンCやビタミンE，β-カロテン，ビタミンAなどは，抗酸化作用を有している。また，細胞が生成する活性酸素に対応している。食品や化粧品では，酸化防止剤として利用されている。

（3）ファイトケミカルとポリフェノール

　食品の中には，生体において抗酸化作用を有する成分が数多く存在している。これらの成分は，植物中に見出されることが多い。通常ヒトの身体維持機能には必要がないが，健康によい影響を与える。この植物由来の化合物を総称してファイトケミカル（フィトケミカル）という。ファイトケミカルの作用の中で最も多いのは，抗酸化作用である。その代表例としてポリフェノール類や**アスタキサンチン**があげられる。

　ポリフェノールは，**ベンゼン環**（芳香環）に複数の水酸基（-OH）あるいはメトキシ基（$-OCH_3$）をもつ化合物の総称である。元来ポリフェノールは，植物が紫外線による傷害を防いだり，病害虫などから防御するために生産される物質である。多くのポリフェノールは，植物の色素成分ともなっている。ポリフェノールは，日常食品では270万種類存在し，構造や機能もさまざまである。代表的なものを**表26-1**，**図26-4**に示す。

グルタチオンペルオキシダーゼ（GSH-Px）
　活性酸素消去酵素であり，グルタチオン（グルタミン酸，システイン，グリシンの3つのアミノ酸からなるペプチド）の還元型を利用して，過酸化水素を水へ代謝する。酸化型グルタチオンは，グルタチオン還元酵素の作用で，補酵素NADPHを利用して，還元型グルタチオンに戻される。

アスタキサンチン
　アスタキサンチンは，甲殻類の殻などに含まれているカロテノイドの1つであり，高い抗酸化作用をもっている。

ポリフェノール(例)

表26-1　ポリフェノールを含む代表的な日常食品

ポリフェノール	主な食品
アントシアニン	ブドウ，ムラサキイモ，ブルーベリー
カテキン	茶，ワイン，リンゴ
イソフラボン（ゲニステイン）	大豆，葛
リグナン	ゴマ（セサミン）
クルクミン	ウコン
クロロゲン酸	コーヒー

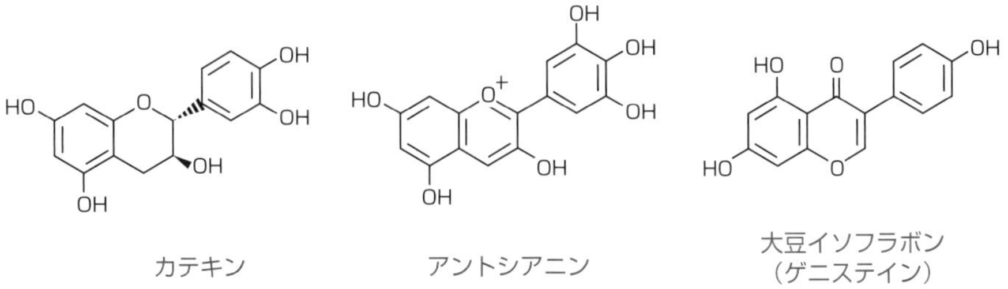

カテキン　　　　　アントシアニン　　　　大豆イソフラボン（ゲニステイン）

図26-4　主なポリフェノール（フラボノイド）の構造式

引用文献
1）佐竹昭介：長寿医療研究センター病院レター　第49号，p.2，2004

■ 老化・抗酸化　重要項目チェックリスト

以下の項目について，あらためて確認し，その構造，機構，作用等をまとめてみよう。
- □ 加齢に伴う臓器の萎縮は，生理的萎縮である。
- □ 老年症候群では，精神的諸症状もみられる。
- □ フレイルでは，身体機能が低下する。
- □ サルコペニアのリスク因子には，低栄養がある。
- □ サルコペニアは，フレイルの原因の1つである。
- □ 高齢期では，ほとんどの組織で実質細胞の数が減少する。
- □ ロコモティブシンドロームは，骨粗鬆症の原因となる。
- □ 電子伝達系から電子が逸脱すると，活性酸素が産生される。
- □ 電子伝達系では，酸素が電子を受け取る際に活性酸素を生じる。
- □ ゴマには，抗酸化物質が含まれている。

第27章 化学・生物学の基礎

　生化学とは，生物に関する現象を化学の言葉で説明しようとする学問である。このことから，生化学を学ぶためには生物学や化学の基本的な知識が必須となる。

1. 化学の基礎

　化学は，物質の構造や性質，相互作用に関する自然科学の一分野である。ヒトの身体や食品として摂取するものは物質でできており，それらの相互作用や反応によって生命が維持されている。したがって，生化学を理解するためには化学の基礎知識が必須となる。

```
            単体………1種類の元素からなる物質
                例）酸素・炭素・鉄など
                  （元素名と物質名が同じものが多い）
      純物質
            化合物……2種類以上の元素からなる物質
                例）二酸化炭素（酸素と炭素）
物                  水（水素と酸素）
質
      混合物……2種類以上の純物質が混ざり合ったもの
          例）空気（酸素と窒素）
```

図27-1　物質の種類

1.1 物質の種類

　物質は，純物質と混合物の2つに分類される。純物質は，さらに単体と化合物の2つに分類される。単体は酸素や鉄などのように，それ以上別の純物質に分解できないもの，化合物は二酸化炭素や水，グルコースなどのように，2種類以上の純物質に分解できるものである（図27-1）。私たちが日常目にする物質の多く，例えば食品や血液等は混合物である。

1.2 物質を構成する成分

　物質を分解していくと，もうこれ以上分解できない要素にたどりつく。この最小単位となる要素のことを元素という。

（1）元　　素

　物質を構成する最小単位である元素は，現在では110種類以上が知られている。それぞれの元素には，水素，炭素，酸素等の元素名と，H（水素），C（炭素），O（酸素），Na（ナトリウム）等で表される元素記号がつけられている。

（2）原　　子

　元素に相当する固有の粒子のことを原子という。原子は，さらに小さい3種類の粒子，陽子，中性子，電子からできている。陽子は正の電荷をもっており，電子は負の電荷をもっている。一方，中性子は電荷をもたない。原子は陽子と中性子から

なる正の電荷をもつ原子核の周囲を，負の電荷をもつ電子が飛び回っているという基本構造をとっている（**図27-2**）。

　元素の種類はそれぞれのもつ陽子数により決まる。この陽子数がそれぞれの元素につけられた**原子番号**に相当する。陽子数と中性子数の和を**質量数**という。

　陽子数は原子番号，つまり元素の種類を決定する。原子には質量数が異なるために同じ原子でも相対質量の異なるものが存在する。これを**同位体**という。

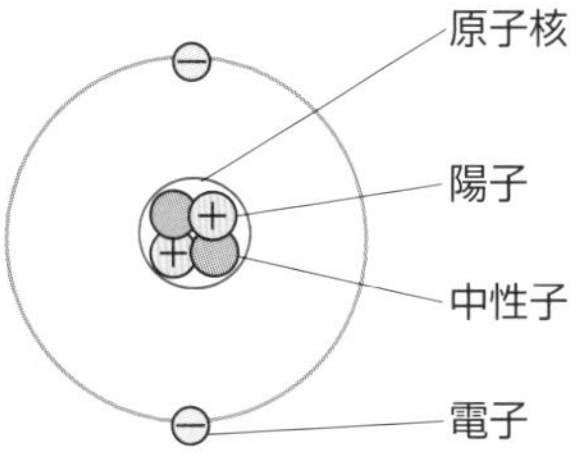

図27-2　原子の基本構造

（3）分　　子

　いくつかの原子が結合してできる粒子のことを**分子**という。1種類の原子からなるものとして，気体の水素分子（H_2）や酸素分子（O_2）がある。2種類以上の原子からできる分子として，水分子（H_2O）や二酸化炭素分子（CO_2）などがある。

　分子を構成元素の種類とそれぞれの原子数で表したものを**分子式**という。例えば水の場合，分子式はH_2Oとなる。

（4）電子配置と価電子

　原子核の周りを回っている電子は**電子殻**とよばれる層にある。電子殻は内側からK殻，L殻，M殻，N殻……とよばれる（**図27-3**）。

　原子がほかの原子と結合する場合，最も外にある電子殻にある**最外殻電子**が重要となる。このことから，この最外殻電子のことを**価電子**という。

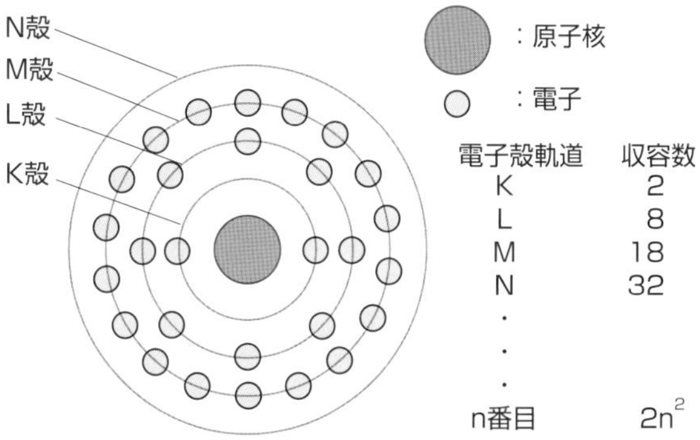

図27-3　原子の電子殻

（5）周　期　表

　元素を原子番号順に並べると元素の周期律を示す。**周期律**に基づいて表にしたものが周期表である。

（6）イ　オ　ン

　原子や原子団が電荷をもつ状態になったものを**イオン**という。イオンは電子を受け取る，あるいは放出することにより生成する。正の電荷をもったイオンを**陽イオン**，負の電荷をもったイオンを**陰イオン**という。イオンにはH^+やCl^-のように1つの原子からなる**単原子イオン**と，NH_4^+やOH^-のように複数の原子からなる**多原子イオン**がある。

周期律
　原子番号順に並べた場合，電子殻に電子が決まった個数入ることから，周期的に似た性質を示すものが現れる。

1.3　質量・物質量・濃度

　化学反応において，それぞれの物質の量や濃度は，反応の状態や進行に対して重要である。物質の重さを示す**質量**，数を示す**物質量**，および一定量の水などの液体中にどの程度の物質が溶けているかを表す**濃度**を理解することが必須となる。

（1）原子量・分子量

　原子は非常に小さい陽子，中性子，電子という粒子からできている。原子1つの質量は非常に小さい。そこで，^{12}Cの質量を12と規定して，それと比較した各原子の質量比が各原子の相対質量として用いられている。また，多くの元素には同位体が存在するので，各原子の相対質量は，それぞれの同位体の相対質量と存在比から求められる平均値となる。この値を各原子の**原子量**という。また，分子の相対質量は**分子量**という。

（2）物　質　量

　物質量は原子・分子の個数を表すものなので，以下の式が成り立つ。

　　物質量（mol）×原子量・分子量（g/mol）＝質量（g）

（3）溶　　　液

　液体の中に何らかの物質が溶けて均一に分散する状態になることを**溶解**という。このとき，溶かす液体のことを**溶媒**，溶かされている物質を**溶質**，均一に混ざった液体全体を**溶液**（溶媒＋溶質）という。溶媒が水であるときの溶液のことを特に**水溶液**という。

（4）濃　　　度

　一定量の溶液，または溶媒に含まれる溶質の割合を濃度という。主に使われる濃度としてパーセント濃度とモル濃度がある。

　パーセント濃度の代表的なものとして，質量（重量）パーセント濃度や体積（容量）パーセント濃度がある。これは，溶液に溶けている溶質の質量や体積の割合を百分率（％）で表したものである。溶質が固体である場合には質量パーセント濃度を使用する場合が多く，以下の式で求められる。

　　質量パーセント濃度（％（W/W））＝溶質の質量（g）／溶液の質量（g）×100

　溶質が液体である場合などには体積パーセント濃度を用いる場合もあるが，以下の式で求められる。

　　体積パーセント濃度（％（V/V））＝溶質の体積（mL）／溶液の体積（mL）×100

　水溶液である場合，比重がほぼ1g/mLである場合が多いことから，質量／体積パーセント濃度が用いられることもあり，以下の式で求められる。

　　質量／体積パーセント濃度（％（W/V））＝溶質の質量（g）／溶液の体積（mL）×100

　もう1つの重要な濃度として溶液1L当たりに溶けている溶質の物質量（mol）を表した**モル濃度**（mol/L）が用いられる。化学反応を考える場合には物質量の比で考えるほうが便利であるため，モル濃度が用いられる。以下の式で求められる。

　　モル濃度（mol/L）＝物質量（mol）／溶液量（L）

　しかし一般的には，溶質を溶媒に溶解する場合は物質量ではなく質量で溶質を秤量する。したがって，以下の式でモル濃度を求めるのが一般的である。

$$\text{モル濃度 (mol/L)} = \frac{\text{質量 (g) / 原子量・分子量 (g/mol)}}{\text{溶液量 (L)}}$$

（5）水の電離と水素イオン指数 (pH)

水は以下のようにわずかに電離する。

$$H_2O \rightleftarrows H^+ + OH^-$$

同時に水のイオン積は室温 (25℃) では $1.0 \times 10^{-14}(mol/L)^2$ である。そこで，以下のように表される。

$$[H^+] \times [OH^-] = 1.0 \times 10^{-14}(mol/L)^2$$

中性の場合，$[H^+] = [OH^-]$ であるので，以下のようになる。

$$[H^+] = 1.0 \times 10^{-7}(mol/L)$$

$$[OH^-] = 1.0 \times 10^{-7}(mol/L)$$

酸・塩基における水素イオン濃度を逆数の対数値で表したものがpHである。
つまり，$pH = -\log[H^+]$ で表される。

中性では $pH = -\log[10^{-7}] = -(-7) = 7$ となる。

pH ＜ 7 のときは酸性

pH ＝ 7 のときは中性

pH ＞ 7 のときは塩基性

になる。

生体の一般的なpHは7.35～7.45である。例えば，血液のpHはわずかに塩基性で，pH = 7.40 ± 0.05に保たれている。pHが7.35以下になった場合を**アシドーシス**，pHが7.45以上になった場合を**アルカローシス**という。

1.4　化学物質の構造の基礎

身体や食品は，原子や分子，イオンなどの物質からできている。それぞれの物質の構造的特徴からそれぞれの性質が決まり，その性質をうまく利用することで生命は成り立っている。

（1）原　子　価

原子価はある原子がほかの原子といくつ結合できるかを表す値である。

（2）親水性・疎水性

水は電気的に偏った物質や極性を有する基部分に結合し，**水和**することで水に溶解させる性質がある。このように，水和されやすい性質をもつことを親水性という。それに対して**炭化水素**の場合，極性があまりないため水和されにくい。その結果水には溶けにくい。このように，水和されにくい性質をもつことを疎水性という。

2.　生物学の基礎

生物学は，生命現象に関する自然科学の一分野である。生化学を学ぶためには，生物学の基礎知識を学んでおく必要がある。

生体のpH
　唾液：pH6.8，胃液：pH1.0～1.5，胆汁：pH8.3，膵液：pH8.5，尿：pH6.0（pH4.8～7.5）

アシドーシス，アルカローシス
　二酸化炭素 (CO_2) や炭酸水素イオン (HCO_3^-) の蓄積・排泄のバランスの変化によって生じる。

水和
　水 (H_2O) は，水素と酸素の間の電気陰性度の差から，各分子の電荷が偏った液体として存在する（極性溶媒）。この電荷の偏りから，電荷を有する溶質に結合する性質をもつ。このように水分子が溶質に結合することを水和という。

炭化水素
　炭素と水素からできた化合物の総称。鎖式炭化水素構造をもつ代表的なものは脂肪酸である。

2.1 細　　胞

　すべての生物は細胞からできている。細胞の大きさ，形，内容物などは生物種によって異なっている。

（1）原核細胞と真核細胞

　大腸菌などの真正細菌は，はっきりとした核をもたないことから**原核生物**といわれ，そのような細胞のことを**原核細胞**という。遺伝子DNAは有するが，核膜に包まれておらず，細胞内に存在する。

　動物や植物，酵母やカビ，キノコなどの真菌類，粘菌のような原生生物は遺伝子DNAを包み込む核膜をもつことから**真核生物**といわれ，その細胞は**真核細胞**といわれる。真核細胞は，ミトコンドリアや小胞体，ゴルジ体などの細胞小器官をもち，さまざまな細胞内の機能を担っている（**図27-4**）。

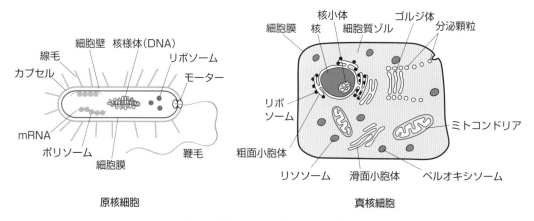

図27-4　原核細胞と真核細胞

（2）動物細胞

　動物細胞はリン脂質二重層で形成される細胞膜によって外界と隔てられている。細胞小器官も細胞内で膜に隔てられた構造をもっている。

（3）生体膜と細胞膜

　生体膜は，原核細胞，真核細胞，また細胞小器官を形づくる膜のことである。この中で，細胞内と外界を仕切る膜のことを細胞膜という。

　細胞膜はリン脂質二重層を基本構造とし，そのところどころに膜結合タンパク質が埋め込まれている。タンパク質や脂質の一部にはオリゴ糖や多糖からなる糖鎖が結合している。リン脂質のリン酸エステル部分は親水性であり，脂肪酸エステル部分は疎水性であることから，リン酸エステル部分を細胞の内外に当たる表面に向け，脂肪酸エステル部分をお互いに内側に向ける形で二重層を形成している。細胞膜は流動性があり，膜中に存在するタンパク質も比較的自由に動くことができる。細胞膜はこのような構造をとることで，細胞，あるいは細胞小器官の内外を隔離し，さまざまな物質の濃度差を維持している（**図27-5**）。

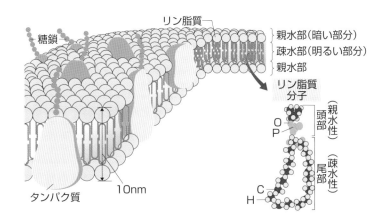

図27-5　リン脂質の構造と細胞膜の構造[1]

（4）核と染色体

　真核細胞には遺伝子DNAを包み込んだ核が存在する。核は，**無核細胞**である赤血球などの一部の例外を除き，ほとんどすべての細胞に1個ないしは複数個（**多核細胞**）存在する。核の中には染色体が入っている。染色体は遺伝子DNAがヒストンとよばれるタンパク質に巻きついたもので，それがさらに折りたたまれた状態になっている。ヒトの場合，23対の相同染色体からなる46本の染色体をもっている。23対のうち22対は完全な対になっており，これを**常染色体**という。残りの2本は**性染色体**とよばれ，女性ではX染色体1対，男性ではX染色体1本とY染色体1本からなる（**図27-6**）。

無核細胞
　核をもたない細胞で，ヒトなどの哺乳類の赤血球や血小板。

多核細胞
　核が複数個存在する細胞。多くの細胞では細胞当たり1つの核をもつが，例えば骨格筋細胞や破骨細胞では，複数の核を有する。

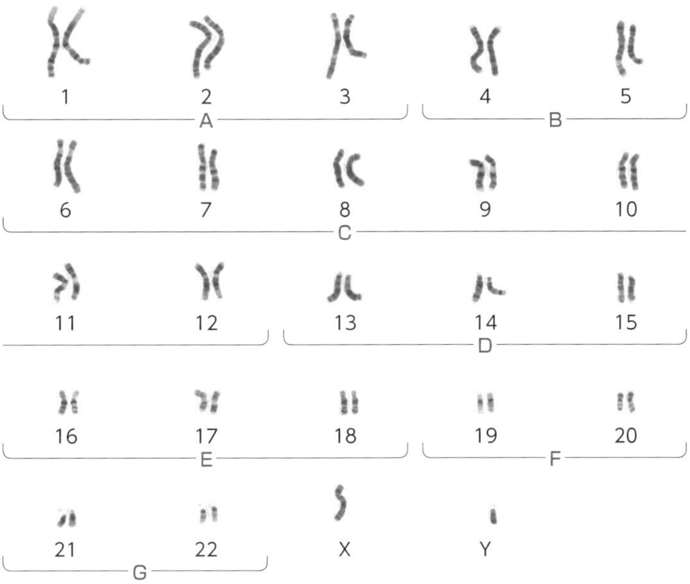

図27-6　ヒトの染色体

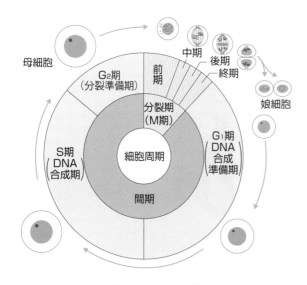

図27-7　細胞周期

（5）細胞の分裂・増殖

　細胞は細胞分裂により増殖する。細胞分裂は染色体が二分される**核分裂**と，母細胞が娘細胞2つに分かれる**細胞質分裂**の2つの段階に分けられる。細胞は分裂後から遺伝子DNAの複製を経て再び分裂するというサイクルを繰り返している（**図27-7**）。

　身体の中のほとんどの細胞は，分裂前の複製により遺伝子DNAの数は維持されたまま分裂する。これを体細胞分裂という。一方，精子や卵子などの配偶子は，受精後に元のDNA量になる必要があるため，遺伝子DNA量はそれぞれ半分である必要がある。このような細胞を形成する細胞分裂を減数分裂という。減数分裂では，第1分裂と第2分裂の連続する2回の分裂を経て，遺伝子DNA量が半分になる（**図27-8**）。

相同組換え
　染色体ゲノムが倍加して，第1分裂において相同染色体の同じ部位で組換え（入換え）をおこす。これの組換えによって，ゲノム，すなわち配偶子の多様性が生じる。

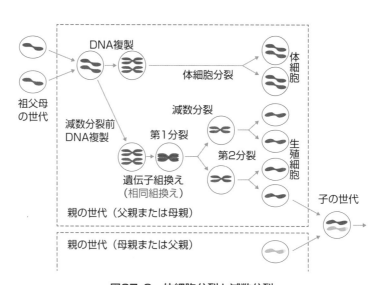

図27-8　体細胞分裂と減数分裂

引用文献
1）志村二三夫，石田均編著：カレント　人体の構造と機能及び疾病の成り立ち1—生化学—，建帛社，p.3, 2016

索　引

〔編著者〕 （執筆担当）

渡邊 敏明　大阪青山大学健康科学部特任教授　　第1章・第11章

〔著者〕（執筆順）

長井 薫　千里金蘭大学生活科学部教授　　第2章・第15章・第19章・第21章・第27章

榎原 周平　大阪青山大学健康科学部准教授　　第3章・第13章・第14章

奥 和之　川崎医療福祉大学医療技術学部教授　　第4章・第5章

倉貫 早智　神奈川県立保健福祉大学保健福祉学部教授　　第6章・第7章・第8章・第16章

小嶋 文博　仙台白百合女子大学人間学部教授　　第9章・第10章

小林 謙一　ノートルダム清心女子大学人間生活学部教授　　第17章・第18章・第20章・第26章

根來 宗孝　大阪青山大学健康科学部教授　　第12章

宮越 雄一　東洋大学食環境科学部教授　　第22章・第23章・第24章

九十九 伸一　徳島大学大学院医歯薬学研究部助教　　第25章

スタディ生化学

2021年（令和3年）8月20日　初版発行

編著者　渡邊 敏明

発行者　筑紫 和男

発行所　株式会社 建帛社 KENPAKUSHA

〒112-0011　東京都文京区千石4丁目2番15号
TEL（03）3944-2611
FAX（03）3946-4377
https://www.kenpakusha.co.jp/

ISBN 978-4-7679-0617-1　C3047
Ⓒ渡邊敏明ほか，2021.
（定価はカバーに表示してあります）

プロスト／愛千製本所
Printed in Japan